北京中医药大学特色教材

温病学基本技能实训

（第二版）

（供中医学、针灸推拿学、中西医临床医学等相关专业用）

主 编 宋乃光 赵岩松

全国百佳图书出版单位

中国中医药出版社

·北 京·

图书在版编目（CIP）数据

温病学基本技能实训 / 宋乃光，赵岩松主编 . -- 2
版 . -- 北京：中国中医药出版社，2024.5
北京中医药大学特色教材
ISBN 978-7-5132-8731-9

Ⅰ . ①温… Ⅱ . ①宋… ②赵… Ⅲ . ①温病学说—中
医学院—教材 Ⅳ . ① R254.2

中国国家版本馆 CIP 数据核字 (2024) 第 072534 号

中国中医药出版社出版

北京经济技术开发区科创十三街 31 号院二区 8 号楼
邮政编码　100176
传真　010-64405721
保定市中画美凯印刷有限公司印刷
各地新华书店经销

开本 787×1092　1/16　印张 12.75　字数 284 千字
2024 年 5 月第 2 版　2024 年 5 月第 1 次印刷
书号　ISBN 978 – 7 – 5132 – 8731 – 9

定价　49.00 元
网址　www.cptcm.com

服 务 热 线　010-64405510
购 书 热 线　010-89535836
维 权 打 假　010-64405753

微信服务号　zgzyycbs
微商城网址　https://kdt.im/LIdUGr
官 方 微 博　http://e.weibo.com/cptcm
天猫旗舰店网址　https://zgzyycbs.tmall.com

如有印装质量问题请与本社出版部联系（010-64405510）

北京中医药大学特色教材

《温病学基本技能实训》编委会

主　　编　宋乃光　赵岩松

副 主 编　于　河　刘　果

编　　委　（以姓氏笔画为序）

　　　　　于　河　王雪茜　白　辰　刘　果　刘铁钢　宋乃光

　　　　　张　楠　赵岩松　窦　豆

前　言

　　为进一步深化教育教学综合改革，依托学校一流学科和一流专业的优势与特色，全面推进适应国家发展战略需求，建设信息技术与教育教学深度融合、多种介质综合运用、表现力丰富的新形态高水平教材，北京中医药大学启动了"特色教材建设项目"。

　　本套特色教材以习近平新时代中国特色社会主义思想为指导，紧密结合高等教育发展和教育教学改革的新形势，按照"立德树人、以文化人"的宗旨，将教材建设与教学、科研相结合，以我校专业建设、课程建设、教育教学改革成果为依托，力争建设一批体现中国立场、中国智慧、中国价值及中医药优秀文化，符合我校人才培养目标和培养模式、代表我校学术水平的高质量精品教材，充分发挥教材在提高人才培养质量中的基础性作用。

　　本套特色教材从最初的立项到书稿的形成都遵循着质量第一、特色突出的原则。每一个申请项目都经过学校教学指导委员会初选，再由校内外专家组成评审委员会对入围项目进行评审，教材书稿形成后又由校内外专家进行审读，严把质量关。根据教学需要，先期推出十余本特色教材，内容涵盖中医学、中药学、中西医临床医学、针灸推拿学、护理学等专业，既有理论阐述，又有临床实践及实验操作。本套特色教材在编写过程中适度融入了课程思政的内容，并在融合出版方面进行了适当探索。

　　本套特色教材的建设凝聚了北京中医药大学多位中医药行业高等教育工作者的集体智慧，体现了他们齐心协力、求真务实、精益求精的工作作风。

谨此向全体组织人员和编写人员致以衷心的感谢。尽管所有组织者与编写者竭尽心智，精益求精，本套特色教材仍有进一步提升的空间，敬请广大师生提出宝贵意见和建议，以便不断修订完善。

北京中医药大学

2023 年 11 月

编写说明

　　温病学基本技能实训主要包括温病诊法、温病的辨证体系及各种温病中证型的辨治等实践技能的培训。实训课程是温病学理论课程的羽翼课程，不仅是对理论课程的补充和细化，还会使书本知识与临床实践相联系，是临床前的"热身"课程。

　　当今新发传染病、耐药感染性疾病不断出现，温病学作为中医药防治感染性疾病的学科，其教学尤其要以提高临床实践技能为首要培养目标，力求落实其实用性和实践性。

　　本教材由北京市优秀教学团队——温病学教学团队组织有关专家编写而成，强调以学生为本，以思维能力训练为目的的案例教学。《温病学基本技能实训》的特色主要体现在以下五个方面：一是力求突出温病学卫气营血和三焦辨证思维特色。二是基于《诊断学基础》课程重点强化外感热病中常见症状、体征及舌脉的诊断技能。三是以典型医案介绍温病常用方的临床应用。虽然有些方剂在《方剂学》或《伤寒论》《金匮要略》中亦有出现，药味虽同，而用意有别，本教材着意从温病思维特色角度诠释临证辨治过程。四是部分案例后附有相关知识点的经典原文，即增加"经典诵读"内容，夯实学生经典基础，理论贴合实践，使学生体悟理论对实践的指导价值。五是借鉴 PBL（problem based lecture）教学，针对案例中辨治的要点提出问题，以问题引导思考，训练学生临证逻辑性思考能力。本版教材在上一版的基础上增补了案例数量，对部分案例进行了更加详细的解释，其中三、四单元内容，进行了补充和强化，以便于课堂外自学。

　　本教材主要供高等中医院校中医学专业、中西医临床医学专业、针灸推拿学专业的学生在临床前基础课程学习阶段使用，也可作为广大从事中医和中西医、针灸教学、临床及科研工作人员的参考书籍。

　　编写组力求尝试以教材形式达到临床见习教学的成效，以文字形式扩展临床教学的广度和深度。尽管参加研究和编写的专家都本着对教学高度负责的态度，反复推敲，严格把关，但也难免有疏漏或欠妥之处，敬请广大师生多提宝贵意见，以促进中医临床基础技能和思维培训体系研究的发展和完善。本教材编写受到北京中医药大学教务处的支持和资助，在教师相互协作和专业研究生同学的大力协助下完成，在此一并致以诚挚谢意。

《温病学基本技能实训》编委会

2024 年 4 月

目　录

第一单元　温病常用诊法 ………… 1

第一节　辨舌 ……………… 2

一、舌苔 ……………… 2

附：白苔之特殊苔 ……… 3

二、舌质 ……………… 10

三、舌态 ……………… 15

四、舌象的动态变化 …… 20

附：察咽喉 ……………… 21

第二节　辨斑疹、白痦 …… 25

一、斑疹 ……………… 25

二、白痦 ……………… 29

第三节　辨常见症状 …… 32

一、发热 ……………… 32

二、汗出异常 …………… 34

三、口渴 ……………… 37

四、神志异常 …………… 38

五、痉 ………………… 40

六、厥脱 ……………… 41

第二单元　温病的辨证 …… 44

第一节　卫气营血辨证 …… 44

一、卫分证 …………… 44

二、气分证 …………… 46

三、营分证 …………… 47

四、血分证 …………… 48

第二节　三焦辨证 ……… 50

第三单元　温热性证候 ……… 54

第一节　卫分证治 ……… 54

一、邪袭肺卫 …………… 54

二、燥热犯卫 …………… 57

第二节　气分证治 ……… 60

一、邪热壅肺 …………… 60

二、燥热伤肺 …………… 64

三、肺热腑实 …………… 67

四、热郁胸膈 …………… 69

五、阳明热炽 …………… 72

六、热结肠腑 …………… 77

七、肠热下利 …………… 82

八、热郁胆腑 …………… 84

九、热盛动风 …………… 85

第三节　营分证治 ……… 92

一、热灼营阴 …………… 92

二、热陷心包 …………… 96

三、内闭外脱 …………… 100

第四节　血分证治 ……… 102

一、热盛动血 …………… 102

二、热与血结 …………… 105

第五节　气营（血）同病证治 … 108

一、肺热发疹 …………… 108

二、气血两燔 …………… 109

第六节　后期证治 ……… 114

一、余热未清，气阴两伤 …… 114

二、阴虚火炽 ·············· 117
三、邪留阴分 ·············· 118
四、真阴耗竭 ·············· 120
五、虚风内动 ·············· 123

第四单元　湿热性证候 ·············· 129

第一节　卫气分证治 ·············· 129
一、湿遏卫气 ·············· 129
二、邪阻膜原 ·············· 134
三、卫气同病 ·············· 136

第二节　气分证治 ·············· 140
一、湿重热轻，困阻中焦 ······ 140
二、湿热并重，困阻中焦 ······ 143
三、热重湿轻，蕴阻中焦 ······ 146
四、湿热蕴毒 ·············· 148
五、暑湿积滞，郁结肠道 ······ 149

六、暑湿郁阻少阳 ·············· 151
七、暑湿弥漫三焦 ·············· 154
八、暑湿伤气 ·············· 155
九、湿热酿痰，蒙蔽心包 ····· 158

第三节　营血分证治 ·············· 162
一、暑湿内陷心营 ·············· 162
二、热闭心包，郁阻血脉 ····· 165
三、湿热化燥，伤络便血 ····· 167

第四节　后期证治 ·············· 171
一、肾虚失固 ·············· 171
二、余湿留恋 ·············· 173
三、余邪留扰，气阴两伤 ····· 175
四、余热未清 ·············· 176

思考题参考答案 ·············· 179

附录　现代温病医案选 ·········· 183

第一单元　温病常用诊法 ▷▷▷▷

【实训内容】

温病常用诊法。

【实训要求】

1. 了解辨舌在温病诊断中的意义。掌握温病发展过程中常见舌苔、舌质变化及其临床意义。

2. 熟悉斑疹、白痦成因，掌握它们在形态、色泽、分布等方面的变化及临床意义。

3. 掌握温病过程中常见症状的鉴别诊断。特别是发热、神志异常、痉、厥脱等症的形成机理、类型及鉴别要点。

【重点和难点】

温病辨证中相似症状的鉴别及其临床意义。

【实训方法】

以教师讲解为主，结合相关图片如舌诊图谱，重点介绍温病的特有诊法。

温病的常用诊法也不外望、闻、问、切四诊范围。温病学在自身发展过程中形成了辨舌验齿、辨斑疹、白痦及发热、汗出异常、痉、厥脱等一套较为独特的诊断方法。熟练而正确地应用温病常用诊法，可以为确定温病病因、病证性质、病变部位、邪正消长、治疗等提供依据，故其是进行温病卫气营血辨证、三焦辨证的基础。例如在温病发展过程中所出现的典型舌苔和舌质变化，可反映出病变阶段、病情轻重、病证性质、病势进退等情况。又如大头瘟或烂喉痧的诊断，主要是依据头面肿胀或肌肤出现丹痧等特殊征象而确立的。正确的诊断是进行正确治疗的前提，所以掌握温病的常用诊法具有极其重要的意义。同时，在温病传统诊法的基础上，结合现代诊法，对提高临床疗效具有重要的意义。

第一节　辨舌

辨舌，又称舌诊，是温病诊断中的一种非常重要的方法。舌为心之苗，又与肝、肾、脾、膀胱、三焦等许多经络相通，使舌与全身形成了一个整体，许多内在病变可以从舌象上反映出来。尤其在温病过程中，舌的变化既迅速又明显，凡脏腑虚实、气血盛衰、津液盈亏、邪正消长、病情轻重、病位深浅、预后好坏等，都能较客观地反映在舌象上。由于舌象变化快、较敏感，所以在温病诊断中尤为重要，故有"杂病重脉，温病重舌"之说。舌象的变化主要包括舌苔和舌质两个方面，舌诊则主要观察它们的形态、色泽、润燥以及动态的变化。

一、舌苔

舌苔是由胃气熏蒸而形成的。在温病过程中，由于发热、伤津和脾胃功能失常等原因，舌苔可以有许多不同的表现，临床上主要观察其色泽、厚薄、润燥等情况。舌苔的变化主要反映卫分和气分的病变，尤其能反映出病邪的性质和津液的盈亏。

（一）白苔

【实训要求】

1. 掌握白苔在温病辨证中的临床意义。
2. 了解特殊白苔的辨证价值。

【知识要点】

白苔有厚薄润燥之分，总的来说，薄者主表，病属卫分，一般见于温病初起，病变尚轻浅；厚者主里，病属气分，多见于湿热为患，如湿温之湿重热轻证。润者主津伤不甚，燥者则提示津液已伤。

温病的主要白苔有以下几种：

1. 苔薄白欠润，舌边尖略红

［临床表现］指舌苔薄而色白，近似常人之苔，唯欠滋润，舌的两边及尖部比正常舌质略红。

［临床意义］为温病初袭人体，邪在肺卫，多见于风温初起。

［鉴别］风寒表证之薄白苔质地润泽，舌色正常。

2. 苔薄白而干，舌边尖红

［临床表现］较之薄白欠润苔更为干燥，舌边尖之色更红。

［临床意义］温病邪未解，肺津已伤。可由苔薄白欠润、舌边尖略红发展而来，反映风热之邪较盛而津液已耗；或素体津液亏损而又外感风热者；或外感燥热而邪在肺

卫者。

3. 苔白厚黏腻

[临床表现] 多伴口吐浊厚涎沫，其苔白厚布满全舌，垢腻润泽，紧贴于舌面，其上多有黏涎附着。

[临床意义] 湿热相搏、浊邪上泛，见于湿温湿阻气分而湿浊偏盛者。

4. 苔白厚干燥

[临床表现] 指苔积较厚，色白干燥。

[临床意义] 脾湿未化而胃津已伤；或胃燥肺气受伤之证，即胃津不足不能上乘，而肺气又伤，气不化液。

5. 苔白腻，舌质红绛

[临床表现] 指舌苔板贴腻垢，而舌质红绛。

[临床意义] 湿遏热伏，一般属气分病变，即湿热性质的温病邪在气分，湿邪阻遏而致热邪内伏；或热毒入营而兼湿邪未化。

6. 苔白腻厚如积粉，舌质紫绛

[临床表现] 舌苔如白粉堆积，满布无隙，滑润黏腻，刮之不尽，舌质则成紫绛色。

[临床意义] 湿热秽浊郁闭膜原，病多凶险，多见于疫病。

[现代研究] 据文献报道，积粉苔在临床上可见于慢性胃炎、病毒性脑膜炎、代谢综合征、艾滋病、不明原因发热等。

7. 苔白如碱

[临床表现] 舌上苔垢白厚粗浊而板滞，有如石碱状。

[临床意义] 胃中宿滞夹秽浊郁伏。见于湿热疫兼胃中宿有积滞者。

附：白苔之特殊苔

1. 白砂苔（又名水晶苔）

[临床表现] 舌苔白厚燥裂如砂石，扪之粗糙。

[临床意义] 邪热迅速化燥入胃，苔未及转黄而胃津液已大伤，是阳明腑实的特殊舌象，白苔中之可下者，若舌苔变黄则病情加重，证非轻浅。如吴又可所言："舌上白苔，干硬如砂皮，一名水晶苔。乃自白苔之时，津液干燥，邪虽入胃，不能变黄，宜急下之。"曹炳章亦言："舌苔燥白砂者，此温邪过重，宜急下之。"

2. 白霉苔

[临床表现] 舌满生白衣，有如霉状，或生糜点，或如饭粒样附着，或如豆腐渣样，刮之易去。多先从咽喉而起，继则延及满舌，甚至满口唇均有白色糜点。

[临床意义] 秽浊之气内郁而胃气衰败，预后多属不良。常见于湿温、伏暑等湿热性质的温病，或温病久治不愈，胃气大伤者。

[现代研究] 据文献报道，白霉苔在临床上可见于艾滋病及其并发的真菌感染、白血病霉菌感染等。

【经典诵读】

"又有舌上白苔黏腻,吐出浊厚涎沫者,其口必甜,此为脾瘅。乃湿热气聚与谷气相抟,土有余也,盈满则上泛,当用佩兰叶,芳香辛散以逐之。若舌上苔如碱者,胃中宿滞,夹浊秽郁伏,当急急开泄,否则闭结中焦,不能从募原达出矣。"

"再舌苔白厚而干燥者,此胃燥气伤也,滋润药中加甘草,令甘守津还之意。舌白而薄者,外感风寒也,当疏散之。若薄白而干者,肺液伤也,加麦冬、花露、芦根汁等轻清之品,为上者上之也;若苔白而底绛者,湿遏热伏也,当先泄湿透热,防其即干也,此可勿忧,再从里而透于外,则变润矣。初病舌即干,神不昏者,宜急养正,微加透邪之药;若神已昏,此内溃,不可救药矣。"

"若舌白如粉而滑,四边色紫绛者,温疫病初入募原,未归胃腑,急急透解,莫待传入而为险恶之症。且见此舌者,病必见凶,须要小心。"(《温热论》)

【小结】

（二）黄苔

【实训要求】

掌握黄苔在温病辨证中的临床意义。

【知识要点】

黄苔多由白苔转化而来,为邪热进入气分的重要标志。黄苔也有厚薄润燥之分。温病的主要黄苔有以下几种:

1. 苔薄黄不燥

［临床意义］邪热初入气分，热邪未盛，津伤不重。

2. 黄白相兼苔

［临床意义］邪热初传气分，卫分证未罢；邪热入于少阳亦可见到。

3. 黄腻或黄浊苔

［临床意义］湿热类温病湿渐化热，蕴蒸气分的征象，多见于湿温。

4. 苔黄干燥

［临床意义］气分热盛津液已伤。

5. 老黄苔

［临床表现］舌苔老黄，焦燥起刺，或中有裂纹。

［临床意义］为热结肠腑、阳明腑实的征象。

［现代研究］据文献报道，老黄苔在临床上可见于胃癌、婴幼儿重症腹泻、急性心肌梗死、乙型脑炎、糖尿病、大面积灼伤等。

【经典诵读】

"再人之体，脘在腹上，其位居中，按之痛，或自痛，或痞胀，当用苦泄，以其入腹近也。必验之于舌，或黄或浊，可与小陷胸汤或泻心汤，随症治之。若白不燥，或黄白相兼，或灰白不渴，慎不可乱投苦泄。其中有外邪未解，里先结者，或邪郁未伸，或素属中冷者，虽有脘中痞痛，宜从开泄，宜通气滞以达归于肺，如近世之杏、蔻、橘、桔等，轻苦微辛，具流动之品可耳。"

"前云舌黄或浊，当用陷胸、泻心，须要有地之黄。若光滑者，乃无形湿热，已有中虚之象，大忌前法。其脐以上为大腹，或满、或胀、或痛，此必邪已入里，表证必无，或存十之一二，亦须验之于舌。或黄甚，或如沉香色，或如灰黄色，或老黄色，或中有断纹，皆当下之，如小承气汤，用槟榔、青皮、枳实、元明粉、生首乌等皆可。若未现此等舌，不宜用此等药，恐其中有湿聚太阴为满，或寒湿错杂为痛，或气壅为胀，又当以别法治之矣。"

"再黄苔不甚厚而滑者，热未伤津，犹可清热透表。若虽薄而干者，邪虽去而津受伤也，苦重之药当禁，宜甘寒轻剂养之。"

"再有不拘何色，舌生芒刺者，皆是上焦热极也，当用青布拭冷薄荷水揩之，即去者轻，旋即生者险矣。"（《温热论》）

【小结】

黄苔 ┳ 润 ┳ 薄黄不燥——邪热初入气分，津伤不甚
　　　┃　　┣ 黄白相兼——邪热入气分，表邪未尽
　　　┃　　┗ 黄腻或黄浊——湿热内蕴
　　　┗ 燥 ┳ 苔黄干燥——气热炽盛，津液已伤
　　　　　　┗ 老黄苔——热结肠腑，阳明腑实

（三）灰黑苔

【实训要求】

掌握灰黑苔在温病辨证中的临床意义。

【知识要点】

温病的灰苔有润燥两大类。其灰而燥者多从黄燥苔转化而来，主热盛阴伤；其灰而润滑者多从白腻苔或黄腻苔转化而来，主痰湿或阳虚。黑苔，大多数由黄苔或灰苔发展而来，往往是病情危重的标志。

温病的主要灰黑苔有以下几种：

1. 黑苔焦燥起刺，质地干涩苍老

［临床表现］苔黑而干，中心较厚，焦燥起刺，扪之燥涩无津。

［临床意义］阳明腑实，肾阴耗竭。见于热结肠腑，应下失下，而致阴液耗竭的危重病证。

2. 黑苔薄而干燥或焦燥

［临床表现］苔黑干燥无津，但较薄而无芒刺。

［临床意义］舌体色绛而枯萎不鲜者，为温病后期，邪热深入下焦，肾阴耗竭；苔黑干燥舌质红，兼有心中烦不得卧者，为真阴欲竭，壮火复炽，即"津枯火炽"。

3. 舌苔灰黑黏腻

［临床意义］温病兼夹痰湿，见于胸膈素有伏痰而复感温邪者。

4. 舌苔干黑，舌质淡白无华

［临床意义］见于湿温病热入营血，灼伤阴络，大量下血，气随血脱。

5. 灰黑苔润滑，舌淡不红

［临床表现］舌苔色黑润滑多津，舌淡不红。

［临床意义］为湿温病后期湿盛阳微，转化为寒湿。

【经典诵读】

"舌无苔而有如烟煤隐隐者,慎不可忽视。如口渴烦热而燥者,平时胃燥也,不可攻之,宜甘寒益胃;若不渴,肢寒而润者,乃夹阴病,宜甘温扶中。此何以故?外露而里无也。"

"舌黑而滑者,水来克火,为阴证,当温之。若见短缩,此肾气竭也,为难治,唯加人参、五味子,或救万一。舌黑而干者,津枯火炽,急急泻南补北。若黑燥而中心厚者,土燥水竭,急以咸苦下之。"(《温热论》)

【小结】

		遍舌灰黑而腻——夹痰湿	实
	润	灰黑滑润——温病后期,湿从寒化,阴寒内盛	实
灰黑苔		灰黑焦燥起刺——阳明腑实,津液大伤	虚实夹杂
		薄黑干燥或焦枯——肾阴耗竭	虚
	燥	苔黑燥舌红——肾水竭而心火炽	虚实夹杂
		苔干黑而舌淡白无华——湿温后期,湿随热化,伤络动血,气随血脱	虚

【实训医案】

案例1 许某,男,30岁。就诊日期:1997年6月23日。
主诉:持续低热2月余。

患者2个月前因淋雨后全身困倦,不欲饮食,发热,体温在38℃左右波动,曾肌注青霉素钠、复方奎宁,口服银翘散、藿朴夏苓汤等,无明显效果。刻下症:发热,体温38.2℃,微恶寒,四肢乏力,口涎黏腻,不欲食,面色萎黄,大便不畅,小便短涩。舌质淡红,苔白腻,脉弦滑。

〔李鳌才.宣清导浊汤临证验案举隅.山西中医,1999,(1):47.〕

问题

请写出病名、辨证、治法、处方用药。

参考答案

中医病名:湿温。
辨证:湿阻肠道,传导失司。
治法:宣通气机,清化湿浊。
处方用药:宣清导浊汤加味。

蚕沙12g,皂荚子10g,茯苓20g,猪苓15g,寒水石30g,泽兰12g,佩兰10g,

青蒿 12g，薏苡仁 30g（炒）。每日 1 剂，水煎服。

案例 2 范某，男，34 岁。就诊日期：2020 年 1 月 26 日。

主诉：发热，咳嗽 10 天。

患者于 10 天前无明显诱因出现发热，体温最高 39.5℃，伴乏力、咽痛、咳嗽，于山东省某医院就诊，给予左氧氟沙星注射液静滴 3 天，仍发热，遂于省内另一医院就诊，给予奥司他韦口服，阿奇霉素静滴，仍反复发热，并出现活动后胸闷，痰中带血丝。2020 年 1 月 24 日于山东省某医院发热门诊就诊，门诊拟"新型冠状病毒肺炎"遂收入院隔离治疗。入院后给予抗病毒、抗感染、化痰、护胃及高流量氧疗等。1 月 26 日复查胸部 CT 示肺部病变较前进展，仍反复发热，体温最高 38.5℃。遂请中医介入治疗。刻下症：咳嗽，痰中带血，胸闷气短，纳差，舌红苔黄腻。暂无发热，无胸痛，无尿频、尿急、尿痛，无头痛，无肌肉酸痛，食欲差，精神状态欠佳，大小便正常。

主要体征：体温 36.6℃，心率 84 次/分，呼吸 26 次/分。

辅助检查：2020 年 1 月 24 日新型冠状病毒核酸检测阳性。胸部 CT 示双肺外带多发斑片灶，病灶边缘模糊，部分可见晕征。血气分析 pH 7.41，PO_2 60.2mmHg，PCO_2 39.3mmHg。N 73.7%，L 0.51×10^9/L，NK 6.0%，辅助/抑制淋巴细胞比值 0.71，B 淋巴细胞 6.1%。

西医诊断：新型冠状病毒感染（重型）。

西医治疗：抗病毒、抗感染、化痰、护胃及高流量氧疗等。

中医病证：湿毒疫。

证候诊断：湿毒郁肺困脾证。

治则治法：透邪解毒，运脾化湿。

处方用药：升降散加减。

炒僵蚕 10g，蝉蜕 9g，酒大黄 6g，姜黄 9g，苍术 12g，厚朴 12g，陈皮 12g，炙甘草 10g，柴胡 15g，姜半夏 9g，黄芩 9g，生姜 10g。颗粒剂，水冲服，日 1 剂，早晚分服，共 3 剂。

1 月 29 日二诊：患者热势渐退，胸闷症状缓解，仍有咳嗽，改为低流量吸氧，中药上方加川贝母 6g，炒苦杏仁 10g。

2 月 3 日三诊：患者体温正常，胸闷气喘明显减轻，偶有咳嗽，饮食少进，感体重乏力。上方减僵蚕、蝉蜕、大黄、姜黄，加豆蔻 9g，砂仁 6g，广藿香 12g，茯苓 15g，白术 15g，白扁豆 20g。

2 月 9 日复查胸部 CT 示病灶较前明显吸收好转。连续 2 次核酸检测转阴，于 2 月 13 日出院。

［张珊，岳森，马君．升降散合柴平汤治疗重型新型冠状病毒肺炎探讨．实用中医药杂志，2021，37（3）：501-504.］

问题

1. 黄腻苔的临床表现和意义是什么？
2. 升降散的功效和适应证是什么？为什么在此案中需要用到升降散？如何加减的？

参考答案

1. 舌面黄苔满布，板贴细腻，润泽多津，为气分湿热内蕴之象。

2. 升降散的功效是升清降浊，透泄里热，主治邪郁三焦，杨栗山用本方治"表里三焦大热，其证治不可名状者"。本案体现出宣气化湿，辟秽解毒的治疗特色，倘若治疗中一味使用苦寒清热、苦温燥湿，必然冰伏气机，或热助火势，变证百出。升降散辟秽化浊，宣降气机，以透热外出以保肺。然升降散散热有余，祛湿不足，本例又用平胃散健脾燥湿，小柴胡汤和解枢机，兼能清透邪热。药后气通湿化，热势渐退，后以芳香醒脾，恢复胃气而善后。

案例3 苟某，35岁。就诊日期：农历四月。

主诉：精神疲乏2个月，加重伴神昏半个月。

患者因于农历二月，感受风邪，自觉精神疲乏，食欲不振，头晕，微恶寒，午后微热，面潮红，咳嗽，咳中带血。以清燥救肺汤治疗，重用阿胶、二冬、二地、百合、沙参、二母、地骨皮、牡丹皮之类。至四月初，病情加重，卧床不起，神志渐渐不清，言謇，仅能吞进稀粥，每日中午排青黑色水样便，量少。为求进一步治疗，请中医来家诊治，刻下症：卧床不起，神昏，面色青，目睛能转动，齿枯，口不闭，呼吸不便，胸腹部不满，触之柔软不硬，肌肤甲错，无痉厥、肢冷、少尿，每日中午仍排青黑色水样便，舌苔薄黑而干，脉沉数。

(《蒲辅周医案》)

问题

1. 为何初起以清燥救肺汤治疗后加重？
2. 请写出本案辨证、立法、处方、用药。

参考答案

1. 本案初起患者咳中带血、面色潮红，阴虚之体，形似肺痨，以清燥救肺汤为主方，却重用阿胶、二冬、二地、地骨皮、牡丹皮等滋阴润燥之品，而不疏散表邪，以致邪陷入里，乃至热势深入营血分，热扰心神，神识异常，谵语神昏。

2. 中医病名：春温。

证候诊断：真阴亏损证。

治则治法：滋补肝肾，润养阴液。

处方用药：加减复脉汤。

炙甘草18g，白芍12g，生地黄18g，麦冬18g，阿胶15g，牡蛎30g，西洋参9g。

水煎服，每日 1 剂，分 3 次服，每次 150mL，白天 2 次，夜晚 1 次。

二、舌质

【实训要求】

掌握舌质对临床辨别温邪的性质、病位的深浅、津液存亡等的指导意义。

【知识要点】

舌质由血液荣养，在温病过程中，当邪热深入营血、耗血动血时，舌质必有变化。所以，通过对舌体的色泽、形态等方面的观察，可以辨热入营血的病候，也能反映出邪热的盛衰和脏腑、营血、津液的盈亏。

（一）红舌

红舌指比正常人舌色稍深且满舌红赤之舌，多为邪热亢盛或渐入营分的标志。温病邪在卫分、气分时，舌质亦可变红，但多局限于舌的边尖，罩在苔垢之下，与热入营分后全舌发红而内无苔者不同。

温病的主要红舌有以下几种：

1. 舌尖红赤起刺

［临床意义］心火上炎，见于红绛舌之早期。

2. 舌红中有裂纹如人字形，或舌中生有红点

［临床表现］舌红出现裂纹，或现红星点点。

［临床意义］心营热毒极盛。

3. 舌质光红柔嫩，望之似润，扪之干燥

［临床意义］邪热初退，津液未复。

4. 舌质淡红而干，其色不容

［临床表现］特殊的红舌，比正常舌色更淡。

［临床意义］心脾气血不足，气阴两虚。见于温病后期，邪热已退，气阴未复。

【经典诵读】

"舌若淡红无色，或干而色不荣者，乃是胃津伤而气无化液也，当用炙甘草汤，不可用寒凉药。"（《温热论》）

【小结】

红舌 {
  实 {
    舌尖红赤起刺——心火上炎
    舌红中有裂纹如人字形，或舌中生有红点——心营热甚
  }
  虚 {
    舌光红柔嫩，望之似润，扪之干燥——热退津未复
    舌淡红而干，色不荣——气血不足，气阴两虚
  }
}

（二）绛舌

绛是深红色。绛舌多由红舌发展而来，病变更为深重，标志邪热已入心营。绛舌出现于舌的部位不同，反映的病变有异，如舌尖绛而干，为心火上炎；舌独中心绛干，为胃热而心营受劫等。

温病的主要绛舌有以下几种：

1. 舌质纯绛鲜泽

[临床意义] 热入心包。

2. 舌绛而干燥

[临床意义] 邪热入营，营阴耗伤。

3. 舌绛上有大红点

[临床意义] 心火炽盛，热毒乘心。

4. 舌绛有黄白苔

[临床意义] 邪热初传入营，气分之邪未尽。

5. 绛舌上罩黏腻苔垢

[临床意义] 热在营血，兼有痰湿或秽浊之气。

6. 舌绛光亮如镜（镜面舌）

[临床表现] 舌上无苔，色绛而光亮如镜面，干燥无津。

[临床意义] 胃阴衰亡。

7. 舌绛不鲜，干枯而痿

[临床意义] 肾阴耗竭，病多危重，见于温病后期。

【经典诵读】

"再论其热传营，舌色必绛。绛，深红色也。初传，绛色中兼黄白色，此气分之邪未尽也，泄卫透营，两和可也；纯绛鲜泽者，包络受邪也，宜犀角、鲜生地、连翘、郁金、石菖蒲等清泄之。延之数日，或平素心虚有痰，外热一陷，里络即闭，非菖蒲、郁金等所能开，须用牛黄丸、至宝丹之类，以开其闭，恐其昏厥为痉也。"

"再论舌绛而干燥者，火邪劫营，凉血清血为要。色绛而舌心干者，乃心胃火燔，劫烁津液，即黄连、石膏亦可加入。"

"其有舌心独绛干者，亦胃热而心营受灼也，当于清胃方中加入清心之品，否则延

及于尖，为津干火盛之候矣。舌尖独绛而干，此心火上炎，用导赤散泻其腑。"

"若烦渴，烦热，舌心干，四边色红，中心或黄或白者，此非血分也，乃上焦气热烁津，急用凉膈散，散其无形之热，再看其后转变可也，慎勿用血药，反致滋腻留邪。至舌绛望之若干，手扪之原有津液，此津亏湿热熏蒸，将成浊痰蒙闭心包也。"

"舌色绛而上有黏腻，似苔非苔者，中夹秽浊之气，急加芳香逐之；舌绛而抵齿难伸出口者，痰阻舌根，有内风也。舌绛而光亮者，胃阴亡也，急用甘凉濡润之品。舌绛而有碎点黄白者，当生疳也；大红点者，热毒乘心也，用黄连、金汁。其有虽绛而不鲜，干枯而痿者，此肾阴涸也，急以阿胶、鸡子黄、地黄、天冬等救之，缓则恐涸极而无救也。"（《温热论》）

【小结】

$$
绛舌\begin{cases}
实\begin{cases}
纯绛鲜泽——热入心包\\
舌绛干燥——邪热入营，营阴耗伤\\
舌绛，上有大红点——热毒乘心\\
舌绛，苔黄白——邪初传营，气分之邪未尽\\
舌绛，上罩黏腻苔垢——热在营血而夹痰湿或秽浊
\end{cases}\\
虚\begin{cases}
舌绛光亮如镜——胃阴衰亡\\
舌绛不鲜，干枯而痿——肾阴衰亡\quad 危重舌
\end{cases}
\end{cases}
$$

（三）紫舌

紫舌比绛舌其色更深而暗。温病过程中，紫舌多从绛舌发展而来。
温病的主要紫舌有以下几种：

1. 舌焦紫起刺（杨梅舌）

[临床表现] 舌体紫红而有点状颗粒突出于舌面，状如杨梅。

[临床意义] 血分热毒急盛。常为热盛动血或动风的先兆。

2. 舌紫晦而干，色如猪肝（猪肝舌）

[临床意义] 肝肾阴竭。属危重病候，预后多不良。

3. 舌紫而瘀暗，扪之潮湿

[临床意义] 内有瘀血。见于素有瘀伤宿血而又感受温邪者，可伴胸胁或腹部刺痛等症状。

【经典诵读】

"再有热传营血，其人素有瘀伤宿血在胸膈中，夹热而搏，其舌色必紫而暗，扪之湿，当加入散血之品，如琥珀、丹参、桃仁、丹皮等。不尔，瘀血与热为伍，阻遏正气，遂变如狂、发狂之证。若紫而肿大者，乃酒毒冲心。若紫而干晦者，肾肝色泛也，

难治。"(《温热论》)

【小结】

紫舌 { 热甚——舌焦燥起刺——血分热毒极盛
阴竭——舌紫晦而干——肝肾阴竭
瘀血——舌紫瘀暗，扪之潮湿——内有瘀血

温病过程中见红舌大多为邪热内盛之征象，或为气分热盛，或为心营火毒。若舌红而苔燥则属邪热在气分；若红赤鲜明而无苔垢者则属邪热深入营分。若热邪初退，津伤失布，或失血伤气，舌多红嫩或淡红而不荣。舌绛多为邪热深入营血分的标志。热极、阴竭、温邪夹瘀等可致紫舌。色深紫、质干枯者属热，为热毒内壅、津枯血络瘀滞之征象；淡紫青滑者属寒，为寒凝血滞、阳气外脱之象。紫舌在温病中出现，多属危重病证。

【实训医案】

案例1 某女，20岁。就诊日期：2004年11月1日。

主诉：咽喉不适伴高热3日。

患者3日前无明显诱因出现咽喉不适伴高热，前往某医院住院治疗，经过各种检查，病因不明。刻下症：发热，面部潮红，咽喉干红不适，喉壁布满暗红色颗粒，偶有干咳，无头痛，无汗，无其他感冒症状，大便已3日未解，平日大便常干结，舌红而干，脉疾。(此时已久晴无雨，气候干燥)

主要体征：体温39.8℃，脉搏140次/分。

中医病证：喉痹。

[《我是铁杆中医——彭坚学术观点与临床心得集（增订本）》]

问题

1.伏邪温病的发病特点是什么？请结合此案进行分析，治疗上应注意什么？

2.请写出本案辨证、立法、处方、用药。

参考答案

1.伏邪温病发病特点是：初起病多在里，以灼热、烦渴、溲赤、舌红苔黄，或身热夜甚、斑疹、舌绛等热郁于里的证候为主要表现。此案为伏邪温病，内热潜伏甚久，一旦发病，则舌红、咽红而干，此为热伏少阴，酿成喉痹。治疗上应注意清透里热，同时注意滋养阴液。

2.证候诊断：热伏少阴证。

治则治法：清热透邪。

处方用药：黄芩加豆豉、玄参方加减。

生地黄 60g，玄参 30g，淡豆豉 30g，黄芩 10g，麦冬 30g，五味子 6g，桑白皮 10g，地骨皮 15g，白薇 10g，紫菀 10g，百部 10g，芥子 5g，甘草 6g。水煎服。

案例 2 某女，6 岁，广东籍。就诊日期：1989 年 9 月 14 日。

主诉：持续性低热伴耳聋 1 个月。

患者于 1 个月前出现发热，体温 39℃，头痛，口渴，恶心，呕吐等不适，西医诊断为散发性病毒性脑炎，经中西医结合治疗，病情逐渐稳定，高热减退，但仍低热（体温在 37.5～38℃之间），并出现耳聋，故来诊。刻下症：耳聋，低热不退，手指蠕动，神疲，颧红，口腔溃烂，有糜点，舌红绛无苔，脉细数。

主要体征：体温 38.0℃，脉搏 110 次 / 分，呼吸频率 20 次 / 分，血压 110/70mmHg。

西医诊断：散发性病毒性脑炎。

中医病名：暑温。

证候诊断：真阴亏损，虚风内动证。

治则治法：滋阴潜阳息风。

处方用药：三甲复脉汤加减。

牡蛎 15g（先煎），鳖甲 12g（先煎），龟甲 12g（先煎），青蒿 6g（后下），白芍 10g，生地黄 12g，麦冬 10g，知母 8g，牡丹皮 6g，太子参 12g，五味子 6g，炙甘草 6g。

3 剂，水煎服，每日 1 剂，分 2 次服，每次 150mL。

二诊：服药 3 剂后，患者手指蠕动消失，两耳听力好转，口腔溃烂减轻，仍有低热，守上方去牡丹皮，加白薇 8g，板蓝根 15g。继服 3 剂。

三诊：服药 3 剂后，患者诸症好转，守上方治疗。

四诊：服药 15 剂后，患者诸症渐除而病愈。

［史志云 . 温病耳聋治验 3 则 . 河南中医，2000（2）：64.］

问题

请简述此案耳聋的病机，首诊、二诊用药的区别及原因。

参考答案

肾开窍于耳，暑温后期，肾精亏损，阴液枯涸，不能上滋于耳，故见耳聋。此属虚证，故首诊用三甲复脉汤为核心处方治疗。方中三甲（生牡蛎、生鳖甲、生龟板）滋阴潜阳息风，生地黄、白芍、麦冬滋养肝肾阴液，太子参、炙甘草扶正养阴，知母、牡丹皮清解阴分邪热。五味子与炙甘草配用，酸甘化阴，补阴敛阳。青蒿与鳖甲相配，滋阴透邪而降虚火。治疗过程中诸症好转，唯独低热不减，故二诊处方中加入白薇退热除蒸，板蓝根加强清热力度。诸药相伍，以达到滋阴潜阳息风之功。

案例 3 王某，女，3 岁。

患儿 5 天前无明显诱因出现发热，体温高达 39.7℃，伴流涕，无恶心呕吐及腹泻，本单位医务室予青霉素、对乙酰氨基酚无效，后静点头孢菌素、利巴韦林 3 天。患儿前胸后背泛起多形性红斑，遂改用林可霉素、红霉素，患儿仍高热不退。查体温 39.5℃，脉搏 120 次/分，精神欠佳，皮肤潮红，面色萎黄，眼睑轻度浮肿，双眼球结膜充血，口唇干燥皲裂，杨梅舌，咽部充血，扁桃体 I 度肿大，颈部淋巴结肿大、压痛，指关节红肿。血常规：WBC $21.7×10^9$/L、N 86%、L 13%、M 1%、HB 96g/L、RBC $3.54×10^{12}$/L、PLT $124×10^9$/L，细胞形态未见异常，ESR 104mm/h，抗链"O"阴性。纳差，大便干，舌红少苔，脉细数。

西医诊断：皮肤黏膜淋巴结综合征。

中医诊断：热痹。

［刘翔川．张贵印治疗儿科疑难病验案举隅．陕西中医，1999，（7）：312–313.］

问题

1. 杨梅舌的临床表现和意义？

2. 请写出本案辨证、治法、处方、用药。

参考答案

1. 舌紫而干，有点状颗粒突起于舌面，状如杨梅。杨梅舌为血分热毒极盛的征象，常为动风、动血的先兆。

2. 中医辨证：热毒炽盛。

治法：清热解毒，凉血通络。

处方：羚羊角 3g（冲服），金银花、芦茅根各 15g，连翘 20g，牛蒡子 8g，薄荷 4g（后下），桔梗、黄芩、牡丹皮各 6g，蝉衣 5g，生地黄、玄参、麦冬、竹叶各 10g。7 剂，水煎服，日 1 剂。

三、舌态

【实训要求】

掌握舌态在温病临床辨证中的指导意义。

【知识要点】

舌态即舌的形态，其变化可以反映出邪正虚实情况，在温病的辨证中具有重要的参考价值。

1. 舌体强硬

［临床意义］舌质干绛者，热邪亢盛，气液不足，脉络失养，为动风惊厥之兆；若并见舌苔垢腻，多为湿热痰浊郁于心脾，蒙蔽清窍之象；若伴见神昏，为邪陷心包的征象。

2. 舌体短缩
［临床意义］热盛动风，内夹痰浊阻于舌根，阴液失养。

3. 舌卷囊缩
［临床表现］舌体卷曲，兼有阴囊陷缩。
［临床意义］病深入手足厥阴的危重征象。

4. 舌体痿软
［临床表现］舌体痿弱无力，不能伸缩或伸不过齿。
［临床意义］为肝肾阴液将竭之象。

5. 舌斜舌颤
［临床意义］热入厥阴肝经，动风发痉之候。

6. 舌体胀大
［临床意义］色赤为热毒侵犯心脾，络血沸腾、气血壅滞之象；兼黄腻苔垢满布者，为湿热蕴毒上泛于舌之象；舌体胀大、色紫晦者，为酒毒冲心之象。

【经典诵读】

"舌苔不燥，自觉闷极者，属脾湿盛也。或有伤痕血迹者，必问曾经搔挖否，不可以有血而便为枯证，仍从湿治可也。再有神情清爽，舌胀大不能出口者，此脾湿胃热，郁极化风，而毒延于口也，用大黄磨入当用剂内，则舌胀自消矣。"（《温热论》）

【实训医案】

案例 1 某男，41 岁，已婚。就诊日期：1975 年 7 月 6 日。
主诉：高热、神昏、抽搐 4 天。
现病史：1 周前因结肠窥镜检查不慎造成肠穿孔合并急性腹膜炎。在某医院急诊，行结肠造瘘术。术后 3 天出现壮热、谵语、腹胀等症。服增液承气汤加桃仁、红花 1 剂，药后出现痉厥、撮空等危候。西医诊断为急性脑炎，经西药治疗病情无好转，故来我院就诊。
既往史：1974 年始患泄泻至此次入院前未愈，诊断为过敏性结肠炎。
刻下症：灼热夜甚，体温波动在38.5～40℃之间。昏聩不语，痰鸣肢厥，两手撮空引线，循衣摸床，时有抽搐，两颧潮红，目陷睛迷。舌体短缩，舌质红绛而光，散在数点米粒大小白霉苔。脉象右部洪大，左部弦滑，轻取数急，按之空豁。
辨证：邪入手足厥阴，内闭外脱。
治法：辛凉开窍，益气扶正。
处方：党参30g，苍术10g，茯苓10g，甘草6g，生地黄15g，白芍10g，当归10g，川芎6g，金银花30g。送服安宫牛黄丸 2 粒。
二诊：患者灼热、神昏、谵语、肢冷、颈项强直、手足抽搐频作，舌象如前。脉象弦细数，应指坚硬不和。

辨证：手足厥阴俱病，热在营分，邪实正虚。

治法：清肝凉营息风，佐以益气开窍。

处方：羚羊角 6g（另煎），钩藤 15g，麦冬 15g，生地黄 30g，莲子心 6g，太子参 30g，牡丹皮 12g，牡蛎 30g，金银花 30g，连翘 15g，甘草 5g。3 剂，每日 1 剂，送服安宫牛黄丸 1 粒。

三诊：患者神识渐清，厥回痉止，午后热升，体温 38℃左右，汗热而黏，心中动悸，形消神倦，手足蠕动，舌绛干瘪，脉细而促。

辨证：邪少虚多，气液俱损，虚风内动。

治法：滋液息风，佐以益气。

处方：党参 30g，麦冬 15g，五味子 10g，生地黄 30g，酸枣仁 15g，沙参 30g，鳖甲 30g，玄参 15g，金银花 30g，甘草 6g。3 剂，每日 1 剂。

四诊：患者灼热肢厥，午后热重，脉细弦数。前方去五味子、鳖甲，继服 3 剂。

五诊：患者昨日战汗 2 次，汗后身热复升，夜热早凉，神倦肢冷，手足蠕动，舌颤语涩，舌红绛少苔，脉弦细数，应指虽觉弦硬而按之少力。

辨证：气阴俱虚，热留阴分，风阳未靖。

治法：益气透热，养阴息风。

处方：太子参 60g，黄芪 30g，白芍 15g，沙参 15g，地骨皮 15g，牡丹皮 12g，牡蛎 60g，鳖甲 30g，青蒿 10g，知母 15g，白薇 15g，芦根 30g，佛手 10g，陈皮 10g，甘草 15g。3 剂。

六诊：患者于昨晨战汗后热退厥回，精神转佳，能进饮食，唯午后略有低热。舌红少苔，脉细无力。邪去正虚，法当益气养阴和胃。方以沙参麦冬汤加减。

七诊：患者神清气爽，面色转佳，语言清晰，能下床活动，唯感食后腹胀，气力不济。舌质淡红，舌苔薄腻，脉象虚缓。以调理脾胃之剂善后。药用党参、茯苓、白芍、陈皮、白蔻、鸡内金、佛手、沉香曲、大豆黄卷、花粉、甘草等味加减。

半年后患者体质恢复，行结肠造瘘吻合术。康复出院，至今健在。

［吴林鹏．张先伍暑温救治验案辨析．天津中医，1995，（1）：4-5.］

问题

1. 舌体短缩的临床表现和意义？

2. 透热转气的意义及具体运用方法。

3. 战汗的临床表现、意义及在此案中的特点。

参考答案

1. 舌体短缩，不能伸出口外。为痰阻舌根、内风扰动之征象，多见于痉厥之中。

2. "透热转气"是指邪热入营，治宜清营热，滋营阴，施以轻清透泄之品，使营分邪热透转至气分而解。可以使用犀角、玄参、羚羊角等药物，再配合金银花、连翘、竹叶等清泄之品，以达透热转气之目的。

3.战汗为温病发展过程中突见肢冷爪青、脉沉伏，继而全身战栗、大汗淋漓的表现。多为热邪留连气分日久，邪正相持，正气奋起，鼓邪外出的表现。本案战汗发于营分，此时气津俱损、真阴已伤，故治疗以大剂太子参、黄芪、沙参等益气、生津，配合青蒿鳖甲汤扶正祛邪。

案例2 张某，男，35岁。就诊日期：1988年11月7日。

主诉：患者2个月前骑车摔伤，头部着地，头鸣胀痛，昏沉眩晕，视物模糊，记忆力减退，口干不欲饮。CT检查示颅骨骨折、亚急性硬膜下血肿。核磁共振检查示左侧额顶、颞部慢性硬脑膜下血肿，占据1/4左侧颅腔。因畏惧开颅手术而前来求治。

诊查：神清，脉弦，舌颤少苔。系外伤瘀血。

处方：柴胡10g，天花粉30g，当归30g，炮甲片10g（先下），桃仁12g，红花15g，川大黄6g，生甘草10g，蟅虫12g，花蕊石15g（先下），桔梗10g，赤芍30g，泽兰15g，水蛭10g，丹参30g，续断12g，骨碎补12g，自然铜18g（先下）。

12月12日二诊：患者头胀疼减轻，眼胀消失，视物清晰，记忆力恢复。核磁共振复查示颅内血肿明显减少。仍以原方继续治之。

1989年2月27日三诊：患者除轻度头痛耳鸣外，其余症状基本消失，核磁共振复查，颅内血肿基本吸收。

前后服药3个月，痊愈。

［王诗雅，陈庆平.印会河教授医案选（二）.实用中医内科杂志，1994，（3）:5-6.］

问题

1.舌颤的临床表现和意义？

2.结合此例，阐述外伤证出现热象的病机。

参考答案

1.舌颤的临床表现为舌体发生颤抖，为热入厥阴肝经，动风发痉之征象。

2.外伤之证，其核心在于外伤，但是外伤势必兼见瘀血。血不行则气不行，气不行则津液输布不利，可见燥象、热象出现，如口干不欲饮、舌颤、少苔等。

案例3 许某，男，21岁，菜农。

1946年夏秋间，苏北霍乱流行。患者上吐下利，吐如柏汁，利如米泔，口渴引饮，旋饮旋吐，越吐越渴，输生理盐水两天症状未见好转，并见四肢冰凉。某医投四逆、理中，温阳救逆剂，入口便吐。家人惶惶，已备棺木，第三天邀黄老诊视，以决死生。

一诊：患者面红唇赤，目眶陷下，声音嘶哑，舌缩不伸，手指螺纹皱瘪，腓腨拘挛，胸闷懊恼，烦躁不安，昼夜不寐，身不挂缕还需拂扇吹风，口渴欲饮温水，时有呕吐，小溲极少，肢冷青紫无汗，脉细若绝，舌苔黄腻堆厚，体温不升。此乃暑热蕴伏，肠胃紊乱，阴液涸竭，阳郁不宣，病属内真热外假寒。症情险笃，难许救治，勉力用药，成败不计。

川雅连，淡黄芩，晚蚕沙，西茵陈，生石膏，寒水石，金银花，天花粉，福泽泻，梗通草，赤茯苓，六一散（荷叶包煎），鲜竹叶，另以飞朱砂吞服。

上方以阴阳水加少量食盐煎成一碗，头二煎混合，多次少量温服。2剂，一昼夜服完。

二诊：患者服药后脉渐起，口渴渐减，并有小便一次，色深黄。但仍面红肢凉，音嗄心烦，裸体欲卧凉地。邪毒内伏，痰火扰乱，上方虽未获大效，但药症相符，不必改弦易辙。

原方去茵陈、蚕沙、金银花、竹叶、通草，加鲜石斛、九节蒲、炒竹茹、扁豆衣、鲜芦根，2剂，服法如前。

三诊：患者服药后脉起而数，肢体转温，呕吐控制，心烦稍宁，欲饮凉水，均属佳象。然一波未平，一波又起，气喘呛咳，肘弯、膝盖、足踝等处，皮烂肉露，状如火烫，触之疼痛，脐旁发出紫斑。热毒郁于营血，外发肌肤，转清热凉血法。

生石膏，粉丹皮，生山栀，淡黄芩，六一散，金银花，净连翘，桑皮叶，炒竹茹，葶苈子，冬瓜子，赤茯苓，鲜芦根，鲜枇杷叶（去毛）。

四诊：患者苔腻渐化，舌尖边淡红，脉数而细，两手皮色发红，气喘口干，昨晚吐蛔虫两条。邪热内踞，蛔虫不安，上窜于胃，藉吐而出，方兼安胃驱蛔。

大生地，胡黄连，代赭石，旋覆花，川椒，生山栀，桑皮叶，乌梅肉，净连翘，炒竹茹，葶苈子，赤茯苓，鲜芦根，鲜枇杷叶（去毛）。

五诊：患者诸恙皆平，神静不烦，夜能安卧。唯胃纳未展，舌体短缩，语言不利，肌肉消瘦，脉象细弱。大病初平，阴液未复，气血衰少。恙经旬余，阴血枯涸，气血虚弱，舌体无力舒展，拟方养阴益气以图康复。

北沙参，大麦冬，川石斛，生甘草，生黄芪，橘络，冬瓜子，另以参须代茶。

上方连服5剂，后以饮食调养复原。

[陈趾麟，于格.黄星楼诊治危重病证验案（上）.江苏中医，1990，（6）：1-3.]

问题

结合此病例，阐释"热深厥甚"。

参考答案

热厥指四肢厥冷，但胸腹灼热。伴有烦躁、气息粗大、汗多、尿短赤、便秘等热盛于里的症状，或伴有神昏谵语，喉间痰鸣，牙关紧闭，舌红或绛，苔黄燥，脉沉实或沉伏而数等表现。为热毒炽盛，郁闭于里，气机逆乱，阴阳气不相顺接，阳气不能外达四肢所致，往往具有热深厥甚的特点，即热毒越重，厥冷表现越重。

该患者首诊除脉细若绝、肢冷青紫外，多为一派热伏之征，面红唇赤，胸闷懊恼，身不挂缕还需拂扇吹风等，属内真热，外假寒，热深厥深。

四、舌象的动态变化

【实训要求】

掌握舌象的变化在温病临床辨证中的指导意义。

【知识要点】

临床上灵活运用上述舌苔、舌质、舌态知识来分析病情，应掌握舌象的动态变化。

(一) 舌苔的动态变化

1. 苔色的变化

舌苔从白色变为黄色，进而转化为灰黑色，标志着病变从表入里，邪热由轻转重。温热性疾病：薄白苔转为黄白相兼苔，表明病变已从卫分发展到气分；表现为薄黄苔，邪热虽在气分而未炽盛，进而变为黄燥苔，表示气分邪热已盛。灰苔是苔色从黄转黑过程中的一种中间型苔色，苔色从黄转灰，表示邪热进一步深重，再转为黑色，则邪热更甚。湿热性温病：初起时苔多薄白腻，进一步发展成湿热困脾而湿邪偏盛，苔转为白厚黏腻；湿从热化，则白腻苔可转为黄腻苔或黄浊苔；湿邪进一步化燥，则变为黄燥苔，标志着湿热困脾转为邪热入胃；湿邪久延不愈，或过用寒凉或误投攻下，伤及阳气，可衍化为中焦寒湿证候，舌苔由白腻转为灰滑或黑滑。

2. 苔厚薄变化

舌苔由薄变厚或由厚变薄，与病情进退有直接关系。凡厚浊之苔变薄，板贴之苔化松，都是邪退的征象。其中也有真退和假退之别，正如俞根初所言："凡舌苔由腻化松，由厚退薄，乃里滞逐渐减少之象，是为真退。即有续生薄白新苔者，尤为苔真退后，胃气渐复，谷气渐进之吉兆。"如满舌厚苔，突然退去，舌底仍见朱点，一二日后即续生厚苔，就属于假退。另外有一种厚浊苔垢突然退净，舌质显示光亮如镜，手扪之干燥无津，则属胃阴衰亡，主预后不良。

3. 苔润燥变化

从苔润燥变化可以反映温邪伤阴或温邪化燥的程度。病变初起，津液未受大伤，则苔多润泽；邪热已盛而津液明显受伤，舌苔就会由润转燥；舌苔焦燥起刺，中生芒刺，多为阳明腑实，津液大伤；耗及肾阴，就会出现舌体干瘪枯萎。湿浊偏盛，舌苔多黏腻多津；也有因湿浊中阻而导致津液不布、苔见干燥者，与阴伤所引起的舌苔干燥不同。

(二) 舌质的动态变化

1. 苔色的变化

在卫分阶段，多表现为舌之边尖部变红；当发展到气分阶段时，虽然舌质的红色转深，但因舌上的苔垢较多，所以仍表现为舌之边尖部红赤；邪热传入营分，全舌变红而舌上苔垢甚少；营热沸腾，营阴耗伤，则红舌变绛；邪热深入血分，血热炽盛，舌色可转为深绛，甚至紫红；病已到后期，舌色转为光红而嫩，多为肺胃阴伤；舌色绛而不鲜，干枯而痿，则为肝肾阴竭之象。以上是温病过程中舌象变化的一般规律，但也有例外者。如热闭心包时，舌色可表现为纯绛鲜泽，而当由于邪热内闭而导致心神涣散、阳气外脱时，舌质就会由绛变浅，甚至淡白无华。又如在热甚动血时，舌质深绛，甚至舌紫赤无苔，但动血耗血过甚而血出不止，气随血脱，则舌可变为淡白干瘪。

2. 舌荣枯的变化

舌质的荣枯可以反映体内阴液的盈亏情况。在温病发展过程中，初期时，舌质较润泽；而在邪入气分时，邪热虽重，舌质仍较荣润；邪热内传营分，营阴耗伤不甚时，舌质尚荣润光泽，但邪热化火、耗伤营阴较甚时，舌质较干燥乏津；邪热深入下焦而耗竭肾阴，舌质就会变得干枯痿瘪。

以上是温病发展过程中舌象的一般变化规律，但如属伏气温病，舌质和舌象的变化会有一些特殊之处。例如邪热从血分到达气分，起病之初往往就得以见到舌润而无苔垢，当转出气分时，才逐渐有舌苔分布。当伏热深重时，初起舌质即可见红绛，如营热得以透达，绛舌之色变淡，同时舌苔渐生。如透转气分之邪复陷于营血分，舌质又会变干绛。

此外，在辨舌象时，应注意病变舌象与染舌相鉴别。例如：吃枇杷常使白苔染成黄色；吃乌梅、橄榄能将舌苔变成黑色。染上的假色，大多能拭去，与真正的苔色不难鉴别。常见吸烟多的人，舌苔黄浊微带黑晕；嗜好饮酒者，苔多黄浊。这些均应与病变舌象区别。

【小结】

在温病过程中，舌苔与舌质往往有较快的变化，通过观察其动态的变化，就能有效把握其邪正的进退和气血、津液的盛衰。如舌苔从薄白苔变黄再转为灰黑，表示病邪从表入里，邪势渐甚；如舌苔、舌质由润转燥，提示津液已伤，或湿邪逐渐化燥；如舌苔从厚浊变薄，或由胶滞板结而转浮罩松散状，多为病邪消退之象；如原有舌苔突然退净而光洁如镜，则预示胃阴已经衰亡。如伏气温病初起舌红无苔而渐显舌苔，多为内伏邪热由营血分外转气分之象；如舌质由红绛而突然转为淡红，多为阳气暴脱所致。

附：察咽喉

咽喉亦在口腔之中，可与望舌同时进行。咽喉为肺胃之门户，咽通胃腑，喉通于肺，足厥阴肝脉循咽喉之后，足少阳胆上循咽出于口，足少阴肾脉循喉咙，其他诸经亦多布络于咽喉部。可见，咽喉的异常，可反映诸多脏腑的病变，而尤多反映肺、胃、肾的变化。

1. 咽部漫红充血

[临床意义] 温病初起，邪尚留于卫分，可见双侧咽部漫红充血；单侧咽部漫红充

血为久病；咽部漫红上罩薄黏痰液为湿热征象。

2. 咽部鲜红

［临床意义］温热之邪久居，内传气分。咽不干燥，津伤不甚；咽部干燥，津液已伤。

3. 咽部紫红

［临床意义］气分之邪不解入于营分，咽部颜色由鲜红转为紫红；春温病则不经传变直中营血，咽部颜色初期即为紫红，且疼痛较重。

4. 咽喉红肿疼痛

［临床意义］伴有发热咳嗽，多属风热袭肺，风温初期最常见到，秋燥病燥热上干者亦可出现。若咽喉肿痛伴有发热，胸痞腹胀，苔黄腻，为湿热蕴毒上壅。

5. 咽喉红肿疼痛溃烂

［临床意义］为肺胃热毒上冲，是烂喉痧必有见症，温疫病热毒上攻亦见此症。若咽喉腐烂而颜色紫黑，为热毒极盛，属危证。

6. 咽干色淡红，不肿微痛

［临床意义］多为气液两虚、虚热上扰而致，常伴喉痒、干咳等症。若咽喉色红色娇嫩，为肾阴亏损，虚火上炎。咽后壁有颗粒状突起，色暗红，为阴液耗损，气血瘀滞。

7. 咽喉上覆白膜

［临床意义］若擦之不去，重剥出血，剥后旋而复生，伴咳嗽声嘶者，为白喉，由肺胃热毒伤阴所致。伪膜久经不退，或自行脱落，喘息痰鸣，咳如犬吠，或直视抽搐，脉绝，属白喉凶证，为疫毒攻心，痰浊郁闭咽喉。

【小结】

咽喉为肺胃门户，温邪从口鼻而入，首犯肺胃，因此观察咽喉局部的颜色、形态、分泌物等变化，对温病的辨证有重要意义。

【实训医案】

案例1 某男，6岁。2018年8月17日首次就诊。

主诉：发热3日，体温38.5～39.5℃，口服退热药热退，后又热起，咽痛。刻下症见咽喉肿痛，发热，体温38.9℃，纳差，大便2日未行，舌红苔黄腻，脉滑略数。查体示咽部充血，口腔溃疡，扁桃体Ⅱ度肿大，密集存在数个灰白色脓点，颌下淋巴结肿大，双肺听诊呼吸音粗糙。患儿近1年来急性化脓扁桃体炎发作10次，予以抗生素治疗缓解后，短期内再次发作。患儿平素多食膏粱厚味，手足心热，口中异味，夜寐汗多，小便黄，大便黏腻。

西医诊断：急性化脓性扁桃体炎。

中医诊断：乳蛾（湿热证）。

治法：清热祛湿，利咽止痛。

方药：泻白温胆汤加减。

桑白皮 10g，地骨皮 10g，半夏 6g，陈皮 6g，竹茹 6g，枳实 6g，茯苓 10g，桔梗 6g，玄参 6g，浙贝母 8g，焦山楂 3g，焦神曲 6g，焦麦芽 6g，苍术 6g，漏芦 3g，甘草 3g。

5 剂，每日 1 剂，早、中、晚 3 次分服，饭前口服。同时嘱患儿食清淡易消化食物，减轻肠道负担。

8 月 22 日二诊：患儿咽喉肿痛明显减轻，热已退，咽部充血，舌红苔黄腻，颌下淋巴结肿大，心肺听诊无著征，脉滑略数，大便不爽。患儿症状明显缓解，当效不更方，仍用前方 7 剂。

8 月 29 日三诊：患儿咽不痛，食欲可，二便调。查体示咽部轻度充血，舌红苔薄黄，心肺听诊无著征，手足心热，脉略滑。在原方基础上去焦三仙、苍术，加射干、胖大海缓解咽部症状。

予以上方服用 7 剂，再次复诊时患儿咽部不适症状消失。随访半年，患儿急性化脓性扁桃体炎未再次发作。

［谷胜男，刘璐佳，王有鹏．王有鹏从湿热辨治小儿急性化脓性扁桃体炎经验．中医药临床杂志，2021，33（6）：1075-1078.］

问题

1. 请分析本案患儿的咽喉症状有何特点，说明其病机为何？
2. 本案诊疗如何体现了中医的"整体观"和"标本观"？

参考答案

1. 本案患儿咽部充血，口腔溃疡，扁桃体Ⅱ度肿大，密集存在数个灰白色脓点，为急性化脓性扁桃体炎表现，伴有平素大便黏腻，舌红苔黄腻，脉滑略数，说明为湿热蕴毒上壅。且患儿近 1 年来急性化脓性扁桃体炎发作 10 次，说明湿热缠绵反复，如油入面难解难分，又经抗生素寒凉之品冰敷湿邪，更加蕴结难愈。

2. 该患儿化脓性扁桃体炎发作时高热，咽痛，纳差，追溯病史了解到该患儿家长喂养方式不当，多食膏粱厚味，滥用滋补之品，损伤脾胃，结合患儿舌红苔黄腻，脉象滑数等舌脉表现，诊断为化脓性扁桃体炎，证型为湿热证，虽然病位在咽喉，但其根本在于患儿体内素有湿热，加之感受外邪，邪气入里，与湿热相搏，蕴结于肺，循经上熏咽喉，以致患儿化脓性扁桃体炎发作。故治疗不能单以咽喉及肺经论治，应考虑肺胃同调，标本兼顾，在泻肺中伏火、清三焦湿热的同时，加用消导、运脾药焦三仙、苍术等运脾和胃，消积化滞，体内湿热祛则不易感邪发病。

案例 2　王某，男，30 岁，本丹阳人，客居沪上。

患烂喉丹痧甚重，丹痧显布，壮热不退，烦躁不寐，汤饮难咽，且是新婚之后，阴液早伤，疫火充斥，延余诊治。病已 7 天，诊脉弦洪而数，舌红绛起刺。

［李笑然，郝丽莉，阎忠红．试析丁甘仁对时疫喉痧病的治疗．中医药信息，2004（1）：43-44.］

问题

1. 请补充描述烂喉丹痧的咽喉部典型表现如何？其基本病机为何？
2. 请写出本案患者诊断，病机分析，治法，方药。

参考答案

1. 喉丹痧必有之见症为咽喉红肿、疼痛、溃烂，为肺胃热毒上冲之象。
2. 诊断：烂喉丹痧。

病机分析：温疫之邪，化火入营，伤阴劫津，内风欲动，势将痰涌气喘而危。

治法：清解疫毒，生津透热，养阴凉血。

方药：犀角地黄汤合竹叶石膏汤，加陈金汁竹沥、珠黄散。

用药分析：烂喉痧中期，壮热、口渴、烦躁，咽喉肿痛腐烂，舌边尖红绛，中有黄苔，丹痧密布，甚则神昏谵语，此时疫邪化火，渐由气入营。即当生津清营解毒，佐使疏透，仍望从气分而解。轻则用黑膏汤、鲜石斛、淡豆豉之类，重则犀豉汤、犀角地黄汤。本案丹痧显布，壮热不退，烦躁不寐，瘟疫之邪，化火入营，伤阴劫津。故烦躁不寐，脉弦洪而数，舌红绛起刺，提示痧火已由气分隐入营血，故用药应清解疫毒，生津泄热，养阴凉血。

案例 3 林某，女，5 岁。

初起恶寒发热，头痛，咽喉肿痛，吞咽困难，流涎，咳唾，面红，烦躁不安已 3 日。检查：双侧扁桃体肿大，表面附有白色脓点样渗出物，悬雍垂、软腭充血红肿，双侧颈前淋巴结肿大，耳后部、颈部、胸背部有大量猩红色痧疹，两腋下、肘窝及腹股沟等处有较明显的线状疹，舌质红绛，苔灰白，脉浮数。WBC 13×10^9/L，N 0.80，L 0.20；尿蛋白（＋）；C 反应蛋白（＋）。

［张福荣．普济消毒饮在某些急性传染病中的应用．中国中医急症，1994，（2）：74-75.］

问题

请写出本案患者诊断、治法、方药。

参考答案

中医诊断：烂喉疫痧（热毒壅聚证）。

西医诊断：猩红热。

治法：疏散透邪，清化热毒。

方药：普济消毒饮（儿童剂量），水煎服，日 1 剂。外用锡类散吹喉，扫痰腐、消恶毒。

用药分析：猩红热与中医"烂喉疫痧"相似。在治疗上初起宜透邪外达，毒邪入里宜泻火解毒。本例咽肿痧疹较密，故崇陈耕道"疫痧重者，宜疏散清化并进"，选用普济消毒饮，果能切中病机。连服5剂，热退、咽利，痧疹依次脱屑，复查血、尿均恢复正常。后继用养阴清肺汤巩固疗效而告痊。

第二节　辨斑疹、白㾦

【实训要求】

掌握斑疹、白㾦在对温病辨证中的指导意义。

【知识要点】

斑疹、白㾦是温病过程中较常见的体征，观察其色泽、形态、分布等并结合全身表现，有助于了解感邪的轻重、病变的深浅、气血津液的盛衰、预后的顺逆等，对于温病的辨证与指导临床治疗有积极的意义。

一、斑疹

斑疹是在温病过程中出现的皮疹。斑与疹的形态和成因有所不同，诊断意义也有别。因斑与疹每可伴随出现，所以前人经常举斑以赅疹，或名疹而实指斑，也有统称为斑疹者。

1. 形态

斑是指皮疹点大成片，有触目之形，而一般无碍手之质，压之色不退者；疹是皮疹中点小成琐碎小粒，形如粟米，突出于皮肤之上，抚之碍手者。另一种丹痧与疹相类，其形态为肌肤潮红，其上密布细小如针尖状之痧点高于皮肤，抚之碍手，压之退色。疹与丹痧在消退时常有皮肤脱屑，尤以丹痧为甚。

2. 分布

斑的外发，多先起于胸腹，继而分布于四肢；疹的外发有多种形式，其中如麻疹，一般先起自上腭、口腔，继而分布于耳后、头面及背部，再则布于胸腹四肢，3～4日以手足心见疹为出齐；丹痧则多先见于颈项，渐及胸、背、腹部及四肢，一日之内可蔓延全身。

3. 成因

斑疹的发生与邪热波及营血有关，但二者的成因不同。斑多为热郁阳明，胃热炽盛，内迫营血，营血热甚而迫血妄行，血从肌肉外溃所致；疹为邪热郁肺，内窜营分，从肌肤血络而出所成。故陆子贤言："斑为阳明热毒，疹为太阴风热。"可见斑与疹的形成，在病位上有肺胃之异，在病变上有浅深之别。至于丹痧，亦是由气分热毒壅滞，窜于营分，弥漫肌肤所致。

4. 诊察要点

叶天士言："斑疹皆是邪气外露之象。"斑疹透发的色泽、形态、分布状况与邪正盛衰消长有密切的关系，所以透过斑疹状况的诊察，有助于对治疗提供依据。斑疹的诊察及治疗意义包括以下几个方面：

（1）观察色泽

凡斑疹色泽红活荣润者为顺，标志着血行较流畅、正气尚充盛、邪热有外透之机；如斑疹色红如胭脂，为血热炽盛之象；如斑疹色赤如鸡冠花，为热毒深重的表现；如斑疹色紫黑，则为火毒极盛所致，病多凶险，然而斑色黑而光亮者，虽属热毒亢盛，但气血尚充，治疗得法，尚可救治；如斑色黑而隐隐，四旁赤色，为火郁内伏，气血尚活，大用清凉透发之际，也有专为红色而成可救者；但若黑色而晦暗，则为元气衰败而热毒锢结之征象，预后甚差。所以总的来说，斑疹色泽越深，其病情越重，正如雷少逸所言"红轻、紫重、黑危"。但也必须结合临床的其他见证作综合分析。此外，若见斑疹色淡红，多为气血不足、无力透发之象，病情也多较危重。

（2）辨别形态

斑疹的形态与病情轻重、预后好坏有一定的关系，尤其能够反映热毒能否外泄的姿态。如见斑疹松浮色鲜，洒于皮面，为邪毒外泄之象，预后大多良好，属顺证；如见斑疹紧束有根，从皮里钻出，如履透针，如矢贯的，则为热毒深伏、锢结难出之象，属逆证，预后大多不良。

（3）注意疏密

斑疹分布的疏密情况反映了热毒的轻重与正气的盛衰。如斑疹分布稀疏均匀，为热毒轻浅，一般预后较好；如斑疹分布稠密，甚至融合成片者，为热毒深重之象，预后不佳，故叶天士称斑疹"宜见不宜多见"。所谓"宜见"是指斑疹的透发提示邪热得以外透；所谓"不宜多见"是指斑疹过于稠密，为热毒深重的表现，提示病情危重。

（4）结合脉证

辨别斑疹应与全身的脉证表现结合起来。在发斑前每见身壮热、烦躁不安、舌红绛、手足发冷、闷瞀、耳聋、脉伏等症状，在出疹前每见发热、烦躁、面红目赤、胸闷、咳嗽等症状。斑疹透发之后，热势每随之而下降，神情转为清爽，这是邪热通过斑疹透发而外达，属外解里和的佳象；如斑疹透发后热势不退，或斑疹甫出即隐、神志昏聩、四肢厥冷、脉微或伏者，为正不胜邪、毒火内闭的凶兆，其证属逆，预后多不良。

（5）重视动态变化

在温病过程中，斑疹的色泽、形态、分布与全身状况随着病情的演变而有动态的变化，从这一变化就可以推断出邪正的消长、病机的进退。如斑疹的色泽由红变紫，甚至变为紫黑，提示热毒逐渐加重，病情转笃，反之则为病情渐轻之象；如其形态由松浮而变得紧束有根，为热毒深重、毒火郁闭之兆，反之则为热毒外达之象；斑疹分布由稀疏朗润而转为融合成片，为热毒转盛之象，如即现即隐，或甫出即隐，亦为热毒内陷之兆。

5. 斑疹的治疗

斑多属于阳明邪热内迫血分，故治斑当清胃泄热，凉血化斑。疹多属于风热袭肺，内窜血络，故治疹当宣肺达邪，清营透疹。若斑疹并见，治以化斑为主，兼以透疹。斑疹的治疗，当注意一忌妄用辛温发表升提药，以防助热动血；二忌壅补，以免恋邪；三为斑疹初透之际，不可早用寒凉，以防邪热遏伏，变生他证。以上禁忌，临床又不可拘泥，如斑疹之发，因表闭重而出不畅者，可酌用辛温发表。又如斑疹因里实壅盛而蔽伏不透者，也可苦寒通下腑实，里气通畅，表气亦舒，其热自可随之外透。

此外，临床上还有一种"阴斑"，其斑色淡红，隐而不显，分布稀疏，胸背微见数点，伴见四肢厥冷、口不甚渴、面赤足冷、下利清谷、脉不洪数等症。温病中见此阴斑，多为过用寒凉，或误用吐下，导致中气亏虚，阴寒下伏，致无根失守之火载血上行，溢于肌肤所致。阴斑在临床上较罕见，其与实火发斑迥然不同，应注意鉴别。

【小结】

温病过程中出现斑疹，均提示热邪深入营血。斑多为热毒炽盛，郁于阳明，胃热炽盛，内迫血分，灼伤血络，血从肌肉外溢而致；疹为风热伏郁于肺，内窜营分，达于肌肤血络而成。如章虚谷言："斑从肌肉而出属胃，疹从血络而出属肺。"可见，斑疹在病位上有肺胃之别，在病变上有浅深不同，故陆子贤言："斑为阳明热毒，疹为太阴风热。"

斑疹的治疗原则：斑宜清胃泄热，凉血化斑。疹宜宣肺达邪，清营透疹。若斑疹并见，治以化斑为主，兼以透疹。斑疹的治疗，一忌妄用辛温发表升提药，恐助热动血；二忌壅补，以免恋邪；三忌在斑疹初透之机，过用寒凉，以使邪热遏伏，发生变证。

【经典诵读】

"凡斑疹初见，须用纸捻照看胸背两胁，点大而在皮肤之上者为斑，或云头隐隐，或琐碎小粒者为疹，又宜见而不宜多见。按方书谓斑色红者属胃热，紫者热极，黑者胃烂，然亦必看外症所合，方可断之。春夏之间，湿病俱发斑疹为甚，且其色要辨。

如淡红色，四肢清，口不甚渴，脉不洪数，此非虚斑，即属阴斑，或胸前微见数点，面赤足冷，或下利清谷，此阴盛格阳于上，当温之。若斑色紫而点小者，心包热也；点大而紫，胃中热也。斑黑而光亮者，热毒极炽，虽属不治，若其人气血充者，依法治之，或有可救。若黑而晦者，必死。黑而隐隐，四旁赤色，乃火郁内伏，大用清凉透发，间有转红而可救者。

又有夹斑带疹，皆是邪之不一，各随其部而泄。然斑属血者恒多，疹属气者不少。斑疹皆是邪气外露之象，发出之时，宜神情清爽，方为外解里和。如斑疹出而昏者，此正不胜邪而内陷，或胃津内涸之候矣。"（《温热论》）

【实训医案】

案例 1 杨某，男，45 岁。就诊日期：1991 年 8 月 5 日。

患者以发热头痛 7 日，少尿 2 个月，按流行性出血热收住院。入院时患者发热，头痛，腹胀，恶心呕吐，口渴不欲饮，大便不畅，血压 150/105mmHg，颜面潮红如酒醉貌，上腭颈胸及注射部位可见点片状瘀血斑，眼睑高度水肿，双肾区压叩痛均著。舌红苔厚腻，脉濡数。

［解新科，王静．夏令时方甘露消毒丹临床应用．陕西中医学院学报，1996，（2）：21-22.］

问题

1. 请写出本案患者中医病名及证候诊断、治法、方药。

2. 患者上腭颈胸及注射部位可见点片状瘀血斑，有何临床意义，治疗应注意什么？

参考答案

1. 中医诊断：癃闭。证属暑湿疫毒之邪壅积膀胱，气化失调。

治法：清热解毒，利湿化浊。

方药：甘露消毒丹化裁。

滑石 30g，茵陈、黄芩、木通各 15g，连翘、射干、贝母各 10g，石菖蒲、白豆蔻、藿香、薄荷各 9g，黄连 10g，白茅根 30g，枳实 10g，桃仁 20g。

用药分析：湿热疫毒阻滞，三焦气化不利，致小便点滴难下，用本方清热利湿解毒，复振三焦之气化，水自高源而下，小水遂畅。

2. 点片状瘀血斑为流行性出血热的常见表现，结合本例患者脉症，属于疫毒暑热扰动营血，以致络伤血出。治疗注意有二：其一，疫毒伤络，说明其热较盛，因此清热解毒力量应加强，如滑石重用 30g，黄连 10g 等。其二，虽然整体病情阶段尚属气分，但要在清热解毒利湿化浊之方中酌情加入凉血活血之品，如白茅根 30g，桃仁 20g。既可凉血止血，控制出血进一步发展，又可避免热瘀互结、病情深入营血分。

案例 2 田某，女，35 岁，太原市住宅开发公司职工。1987 年 9 月 3 日初诊。

患者 1 个月前外出参加集体劳动，经烈日曝晒，归来后突然高热，四肢关节疼痛，面部起红斑，疲倦乏力，不思饮食。经化验检查：ESR 50mm/h，尿中可见蛋白、管型，血中红斑狼疮细胞阳性。诊断为系统性红斑狼疮，曾服用大量肾上腺皮质激素，症状无明显好转。

就诊时患者身热未退，体温 38.5℃，两颊有蝶形红斑，四肢关节疼痛，口干欲饮，大便秘结，舌红苔黄，脉数。

辨证：阳明郁热，内迫营血。

治法：透热泻火，凉血止血。

方用：白僵蚕 10g，蝉蜕 8g，金银花 10g，薄荷 8g，姜黄 8g，生大黄 8g（后下），栀子 10g，赤芍 10g，生地黄炭 15g，白茅根 20g。3 剂，水煎服。

9 月 6 日二诊：患者身热渐降，大便已行，余症仍在，乃以前方减大黄为 5g，与他药同煎，继服 1 个月。

10 月 8 日三诊：患者体温已趋正常，舌红苔白，脉象细数。经化验检查，肝功能恢复正常，ESR 12mm/h，尿常规正常，泼尼松已减至每日 10mg，遂以前方去薄荷，加麦冬，配成丸药，连续服用。

2 年后患者恢复工作，病已痊愈。

［乔模，王笈 . 升降散治疗疑难急症体会 . 中国医药学报，1992，（2）：42-44.］

问题

1. 请分析本案患者为何辨证为"阳明郁热，内迫营血"？
2. 请分析本案选方及用药有何独到之处。

参考答案

1. 本例病由盛夏冒日劳作而起，夏日曝晒，毒热内侵，郁于阳明，则见身热便秘、口干欲饮、舌红苔黄；热毒壅滞，阻塞经络，又见四肢关节疼痛；患者两颊面现红斑，正如陆子贤所云"斑为阳明热毒"，故辨证为阳明郁热。又因其面部发斑，判断其邪热已窜伤脉络、内迫营血，又有出血上溢于面。综合四诊，断为阳明郁热，内迫营血之证。

2. 本案首诊方选升降散加味。方中白僵蚕、蝉蜕、金银花、薄荷清热宣透；大黄、栀子泄热降火，直折火势；更佐生地黄炭、白茅根、赤芍养阴凉血，散瘀止血；复配姜黄理气解郁，调畅气机。诸药合方，辛凉苦寒并用，宣透清泻兼施。二诊大便通行，大黄减量且将后下改为同煎，去大黄泻下之力，而存其清热解毒、活血化瘀、推陈致新之功。此外，充分考虑到系统性红斑狼疮病势缠绵、难以速愈的特点，在疾病渐愈、病情平稳的情况下，没有直接停药，而是改服丸剂，久服数载，缓治其本，终获痊愈。

二、白㾦

白㾦是在湿热性质温病的发展过程中，皮肤上出现细小白色疱疹。诊察白㾦对于辨别邪正的盛衰有一定的参考价值，所以为清代以来温病学家所重视。

1. 形态和分布

白㾦为皮肤上出现的一种小粒疱疹，形如粟米，色如珍珠，突出于皮肤，内含白色透明浆液，一般多分布于颈、胸、腹部，头面部和四肢较少见。白㾦在消退时有细小的皮屑脱落。

2. 成因

白㾦是湿热郁阻气分，蕴蒸于卫表所造成的。其虽发生于肤表，病变部位并不在卫分而在气分。

白㾦每随发热与出汗而透发，因湿热之邪黏腻滞浊，非一次所能透尽，所以常随着身热增高、汗出而即透一批，如此反复透发多次。一般在透发之前，每因湿热郁蒸而有胸闷不舒等症，白㾦透发之后，病邪有外达之机，胸闷等症状也可解除。

3. 临床意义

（1）辨病证性质

在温病过程中见白㾦透发，即可作为诊断湿热病的重要依据，因而白㾦有助于诊断病证的性质。临床上白㾦多见于湿温、暑温、伏暑等湿热性质温病，尤其在对这些病证误用滋腻，或失于轻清开泄时更为多见。

（2）辨津气盛衰

如白㾦晶莹饱满、颗粒清楚，透发后热势递减、神情清爽，为津气充足，正能胜邪，邪却外达之佳象；如㾦出空窍无浆，如枯骨之色，并见身热不退、神志昏迷等症，则为津气俱竭，正不胜邪，邪气内陷的危险征象。

正如叶天士所言："枯白如骨者多凶，气液竭也。"

【小结】

白㾦是湿热病证的重要体征，观察白㾦有助于辨别病证的性质及津气盛衰的情况。水晶㾦分布均匀，颗粒清晰，透出后热势渐减，神清气爽者，为津气俱足，正能胜邪的佳象。白㾦色如枯骨，空壳无浆，或透发后身热不退，甚则神昏谵语者为津气俱竭的危象。

【经典诵读】

"再有一种白㾦，小粒如水晶色者，此湿热伤肺，邪虽出而气液枯也，必得甘药补之。若未至久延，气液尚在未伤，乃为湿郁卫分，汗出不彻之故，当理气分之邪。枯白如骨者多凶，气液竭也。"（《温热论》）

【实训医案】

案例 1　李某，男，29 岁。1956 年 7 月 28 日入院。

初诊：患者自诉因被雨淋后出现发热，微汗出，每日服药热未退净，无怕冷、头痛，胸闷腹胀，便秘，尿短赤，呕吐心烦，略有咳嗽，口渴咽干引饮，鼻干有灼热感，在外治疗未效而入院。

检查：神志清，急性高热病容，皮肤未见皮疹，胸腹有水晶㾦，西医称为汗疹。心肺无特殊，腹软，肝脾未触及，脉濡数，舌红苔干微黄，WBC $4.95×10^9$/L，N 70%，L 30%，血培养及肥达均为阴性。

［俞豪民，张桂珍 . 湿温病 20 例的临床观察 . 江西中医药，1960，（6）：32–34.］

问题

1. 请说明水晶㾦的症状特点和临床意义，并分析本患者病机。

2.请针对此案予以诊断、立法、处方。

参考答案

1.白㾦是肌肤上细小的白色疱疹，其中晶莹饱绽、颗粒清楚者称为"水晶㾦"。白㾦说明湿热病邪留恋气分，而"水晶㾦"说明津气尚充、正能胜邪。本案患者在长夏季节淋雨后起病，症见发热微汗出、呕吐、腹胀、白㾦、脉濡数，为外感湿热病邪引起湿温，邪在气分，而便秘尿赤、心烦口渴、鼻咽干燥、舌红苔干微黄为热盛于湿之象。

2.诊断：湿温（热偏胜，邪在气分）。

治法：清热解毒，淡渗化湿，芳香化浊。

方药：生石膏30g，知母12g，天花粉12g，玄参9g，连翘6g，黄连4.5g，葛根9g，山栀6g，茵陈9g，郁金6g，蝉衣6g，金银花12g。每日1剂。

用药分析：湿温是夏秋季常见疾病，一般发于大暑白露之间，病程较长，缠绵难愈。因湿为重浊阴邪，与暑热交结，内蕴脾胃，弥漫三焦，故为全身性疾病，病程中变化亦多。其中一部分病例即是现代的肠伤寒，但并不尽然。本例患者即非肠伤寒，但从中医辨证确属湿温，尤其胸腹见水晶白㾦，更为湿热蕴结气分之典型表现。

案例2 吴某，男，20岁。夏季发病。

患湿温，纠缠多日不解，刻下症见患者舌紫如猪肝色，脉至如雀啄，两手撮空，神识时明时昧，时发谵语，而热势起病至今，未曾减轻。审视其颈下、胸胁等部，有白如枯骨之㾦数十粒。病势到此危险阶段，恐亦难以回生。未及服药，寻即告殁。

[李培生.浅谈晶㾦与枯㾦的证治体会.新中医，1990，（8）：46.]

问题

1.请结合脉证分析本案患者见"白如枯骨之㾦"的原因。

2.本案患者如有机会服药，可考虑如何救治？

参考答案

1.此是湿热久延之坏证。邪未透泄，正已大伤，故脉证出现此种败象（猪肝舌为肝肾阴竭之象，雀啄脉为脾绝之象），并见㾦出空壳无浆，色如枯骨，即为"枯㾦"，伴见身热不退、神志昏迷，为津气俱竭、正不胜邪、邪气内陷的危象，正如叶天士所言："枯白如骨者，多凶，气液竭也。"

2.遵叶天士"气液竭"之说，揆其语意，似当治用甘凉以滋养气液。然病势到此危险阶段，还需综合考虑：一方面，患者身热不退，神识时明时昧，并见白㾦，为湿热之邪蒙蔽心包，治宜清热化湿，豁痰开窍，可用菖蒲郁金汤合苏合香丸或至宝丹。另一方面，患者肝脾肾三脏阴竭，两手撮空，时时欲脱，可考虑合用血肉有情之品填补真阴，虽然吴鞠通有云"壮火尚盛者，不得用定风珠、复脉"，但临证亦可变通。

第三节　辨常见症状

【实训要求】

掌握温病过程中常见症状的鉴别诊断。特别是发热、神志异常、痉、厥脱等症的形成机理、类型及鉴别要点。

【知识要点】

在温病过程中，由于卫气营血和脏腑的病理变化，可以产生多种症状。而同一症状可由不同的病因、病机引起，认真辨识温病中常见的临床症状，有助于探求温病的病因、病机，是准确辨证的一个重要环节。

一、发热

发热是各种温病必具的症状。一般说，凡口腔温度超过 37.3℃，腋下温度超过 37.0℃，或肛门温度超过 37.6℃者，即属发热。温病的发热是由于感受温邪后，机体对温邪的一种全身性反应，为正气抗邪、邪正相争的表现。如正能胜邪则热退而邪却；正邪俱盛，则热势持续；发热过甚，可耗气伤津，甚至导致阴竭阳脱而危及生命。

某些内伤杂病也可出现发热，其原因是脏腑功能紊乱，气血失和，阴阳失调，阳气偏盛而致，其起病较缓，病程较长，热势多不甚，或时断时续，伴有脏腑、气血病变。温病发热则起病急骤，初期以发热恶寒多见，或见寒战壮热，热势较盛，具有卫气营血各阶段的证候变化，病程相对较短。温病发热与伤寒发热均为外感热病发热，但伤寒发热系外感风寒所致，初起属表寒证，发热较轻而恶寒较重，病变过程多按六经传变，故与温病发热也有所不同。

温病发热有虚实之分。一般而言，温病初起，正气较盛，病变尚轻浅，多属实证发热。温病中期，正盛邪实，邪正剧争，证虽属实，但阴液已有耗伤，其阴伤较甚者，已属虚实相兼之证。温病后期，肝肾阴伤，多属虚证发热，其中有余邪未尽者，多为虚多实少之证。

温病卫气营血各阶段皆可见发热，但其发热表现及伴见症状各不相同，发生的病机也各异，因而对发热的诊断有助于判别病邪之深浅、病情之轻重及病机之进退。温病的发热类型主要有以下几种：

1. 发热恶寒

［临床表现］发热的同时有恶寒。

［临床意义］见于温病初起，发热重而恶寒轻，伴见口微渴、咳嗽、咽痛、苔薄白边尖红、脉浮数者，为邪在肺卫之征象。

［鉴别］伤寒也可见发热恶寒，但一般表现为恶寒重、发热轻，伴见口不渴、舌色

正常、脉浮紧，与温病初起的表热证有别。如王学权所说"热邪首先犯肺，肺主皮毛，热则气张而失清肃之权，腠理反疏，则凛冽恶寒，然多口渴、易汗，脉证与伤寒迥别"，说明温病的恶寒不同于伤寒。

暑热炽盛于阳明，里热蒸迫而逼津液外出，汗大出则气随汗泄而致腠理疏松时，亦可有背微恶寒，与表证之发热恶寒不同。邪热在半表半里时，可见发热与恶寒交替而作，与表证之恶寒和发热并见者亦不同。

2. 寒热往来

［临床表现］恶寒与发热交替出现，定时或不定时发作。

［临床意义］热郁半表半里，少阳枢机不利之征象。

［鉴别］另有表现为寒热起伏，即恶寒与发热此起彼伏，连绵不断，多为湿热秽浊郁闭膜原之征象，其寒热之势多呈恶寒重而热势相对不显著。

3. 壮热

［临床表现］热势炽盛，通体皆热，不恶寒但恶热。

［临床意义］邪入气分，邪正剧争，里热蒸迫之征象。热入阳明，多呈现壮热。阳明为十二经脉之海，多气多血，抗邪力强，热入阳明，邪正相争，里热蒸腾，外而肌肉，内而脏腑，无不受其熏灼，故壮热而不恶寒反恶热。如吴鞠通所言："温邪之热，与阳明之热相搏，故但恶热也。"

4. 日晡潮热

［临床表现］发热于下午为甚。日晡即申时，相当于午后 3 ～ 5 点。

［临床意义］日晡潮热是热结肠腑、阳明热结的标志，多伴便秘、苔焦黄等腑实证。潮热伴见口干而嗽水不欲咽，下腹部硬痛，舌见瘀斑或青紫，脉细涩，属瘀热蓄积于下焦；午后低热较著，手足心热，心烦盗汗，舌红而光，脉细数者，当属阴虚而虚热内生。

5. 身热不扬

［临床表现］身热稽留而热象不显，即自觉热势不盛，初扪体表不觉很热，但扪之稍久则觉灼手。亦可表现为下午热势稍盛，并伴有汗出热不解、渴不欲饮、胸闷脘痞、身重纳呆、苔白腻、脉濡缓等症状。

［临床意义］湿温病邪在卫气，湿重于热，热为湿遏，湿蕴热蒸之征象。

6. 发热夜甚

［临床表现］发热入夜更甚。

［临床意义］热灼营阴之征象：入夜阴气盛，营阴得天气之助，与邪相争，故身热夜甚。此外，热入血分，血瘀亦可见发热夜甚。如吴又可所言："至夜发热者，热留血分……至夜独热者，瘀血未行也。"

7. 夜热早凉

［临床表现］至夜发热，天明时热退身凉，多伴见热退无汗。

［临床意义］温病后期，余邪留于阴分之征象：卫气夜行于阴分，与邪相争则发热；日行阳分，邪正分离不争，故无身热汗出。此外，蓄血证可见夜热昼凉。如吴鞠通

言："少腹坚满，小便自利，夜热昼凉，大便闭，脉沉实者，蓄血也。"

8. 低热

［临床表现］热势低微，持续难退。

［临床意义］兼见口渴欲饮，不欲食，舌绛光亮者，为胃阴久伤、胃阳独亢的征象。如吴鞠通言："温病愈后，或一月，至一年，面微赤，脉数，暮热，常思饮，不欲食者，五汁饮主之。"此由"中焦胃用之阴不降，胃体之阳独亢"所致。兼见手足心热甚于手足背，舌质枯萎者，为肝肾阴虚、邪少虚多之证。

【小结】

一般认为，用体温计测得的结果大致上可以反映温病患者热势的高低，但不是唯一依据。有的患者体温虽高，热象却不显著，以手抚之初觉不甚热，患者也无烦渴表现，故不属于壮热而是身热不扬。又如温病后期，有些患者体温正常而自觉五心烦热，手足心热，小便短赤，此时仍诊断为虚热之象。因此体温的测定虽有参考意义，但须结合患者的其他临床表现进行综合分析。在临床上还可以利用肛趾温差来诊断热厥证。如有报道对感染性中毒性休克患者进行肛趾温的测定，并与其他患者和正常人对照，认为可以较客观地反映真寒假热的本质，较准确地判断厥逆的程度，避免主观感觉可能造成的误诊。其诊断热厥的指征为肛温高，趾温低，构成显著的肛趾温差。在低温季节肛趾温差大于 7.5℃者，高温季节大于 6.0℃者，结合病史及临床表现等可诊断为热厥，为阳盛于内而阴隔于外的表现。肛趾温差增大说明病情加重，反之则表示病情好转，因而可以作为指导抗休克治疗及判断预后的重要标准。

温病各阶段发热特点：

1. 卫气营血热型

（1）初起卫分证：发热，微恶风寒（同时存在，亦与风寒束表不同）。

（2）气分证：但热不恶寒，反恶热，或壮热。

（3）营分证：发热夜甚（灼伤营阴）。

（4）血分证：灼热，兼热盛迫血妄行表现。

2. 后期虚热类型

（1）低热不退：肝肾阴虚，邪少虚多。

（2）夜热早凉：余邪留伏阴分。

二、汗出异常

汗液为水谷精微所化生。正常人在天气温暖时，气血趋向体表，腠理疏泄，故常有汗；而当天气寒冷时，阳气内藏，气血趋于里，故少汗或无汗。在正常情况下，汗出具有润泽肌肤，调和营卫，发散多余阳热而调节体温，排除有害物质的作用。在温病过程中，由于感受外邪而致腠理开合失司，或阳热亢盛而迫津外泄，或阴液亏损而致汗源不足等原因，均可出现汗出之异常。临床上通过对温病过程中汗出异常的辨查，有助于了解邪热的轻重浅深和津液正气的盛衰。正如章虚谷所言"测汗者，测之以审津液之存亡、气机之通塞也"。

1. 无汗

[临床意义]见于温病初起，伴有发热、恶寒、头痛、苔薄白等症状，为邪在卫分，邪郁肌表，闭塞腠理所致。见于温病极期，伴有身热夜甚、烦躁、舌绛、脉细数等症状，为邪在营血，劫烁营阴，津液不足，无作汗之源所致。此外，在温病初起时，也有卫气同病或卫营同病者，此时虽可见气分或营分证表现，但其无汗必伴有恶寒、头痛等其他表证表现，仍属邪郁肌表、闭塞腠理所致。

2. 时有汗出

[临床表现]汗随热势起伏而时出。一般表现为汗出热减，继而复热，为湿热郁蒸之象。

[临床意义]多见于湿温病和暑湿之证。

[鉴别]体虚外感风寒所致的中风也可见时有汗出，但中风兼有恶风、周身酸楚、苔薄白、脉浮缓等症状，而湿热郁蒸则有湿热蕴郁中焦的气分见证，两者的表现和病机各不相同。正如吴鞠通所言："若系中风，汗出则身痛解而热不作矣；今继而复热者，乃湿热相蒸之汗，湿属阴邪，其气留连，不能因汗而退，故继而复热。"

3. 大汗

[临床表现]全身大量汗出。

[临床意义]温病过程中每可见大汗，如伴有壮热、大渴、脉洪大等症状，为热盛阳明而兼有气阴不足。如表现为骤然大汗、淋漓不止，并见气短神疲，甚则喘喝欲脱、唇干齿燥、舌红无津、脉散大等症状，为津气外脱的亡阴征象。如表现为冷汗淋漓不止，并见肤冷肢厥、面色苍白或青惨、神气衰竭、语声低微、舌淡无华、脉微欲绝等症状，为气脱亡阳征象。

4. 战汗

[临床表现]先全身战栗，继之热甚，并见全身大汗，汗出后热势骤降。

[临床意义]邪气留连气分，邪正相持，正气奋起鼓邪外出之征象。在战汗欲作时，常可见四肢厥冷、爪甲青紫、脉沉伏等先兆。

温病过程中发生战汗往往是疾病发展的转折点。如战汗后，热退身凉，脉象平和，为正能胜邪，病情向愈之佳象；如战汗后，身热不退，烦躁不安，为病邪未衰；如战汗后，身热骤退，但冷汗淋漓，肢体厥冷，烦躁不宁或精神委顿，脉急疾而微弱，此为正不胜邪，病邪内陷而阳气外脱之象。此外，还有全身战栗而无汗出者，多因中气亏虚，不能升发托邪所致，预后甚差。正如吴又可所言："但战而不汗者危，以中气亏微，但能降陷，不能升发也。"

【实训医案】

某男，42 岁。2002 年 5 月 14 日入院。

高热 10 余日，体温波动在 39℃上下，咽干，微咳，无痰，于外院静点青霉素等药物，发热未减，现仍发热，体温 39.2℃，不恶寒，咽干口渴，无汗，既往有消渴病史 2 年余。面红目赤，心率 106 次 / 分，余查体无异常。舌红，苔黄，脉数，WBC 8.9×10⁹/L，N 0.75，L 0.25，ESR 20mm/h，尿常规正常，血糖 6.8mmol/L，心肌酶、肝肾功能、胸片、B 超检查未见异常。

中医诊断：风温病（气分热炽）。

治法：疏风清热。

处方：银翘散合白虎汤加减。

金银花 15g，连翘 15g，板蓝根 30g，白茅根 30g，芦根 20g，知母 10g，石膏 30g，甘草 10g，蝉蜕 10g，牛蒡子 10g。水煎取汁 300mL，分 2 次服，并针刺十宣、大椎放血，予清开灵等药物静脉滴注。

次日凌晨 2:00 时，患者突然烦躁，胸闷，气喘，连呼烦热，赤足奔出病房，旋即战抖磕牙，卧于病床，体温 40.3℃，虽加棉被，仍抖衣而战栗，更加烦躁，异常不安，呼吸急促，其家属惊慌失措。值班医生到时，见其头上蒸蒸汗出，继而周身汗彻，约 10 分钟后患者神色转安，高热亦去，脉静身凉。未予特殊处理，患者安然入睡，晨起未在发热，病即痊愈。后予降糖药控制血糖在理想范围而出院。

[田立军.战汗治验 1 则.中医药临床杂志，2004，（3）：218.]

问题

1. 中医学如何解释该患者治疗后次日的表现？

2. 患者发生战汗后，通常用何治法支持善后？

参考答案

1. 该患者治疗后次日的表现属于战汗，即战栗后大汗出，是正邪交争的一种临床表现，多出现在持续发热的证候中。本例患者素有消渴之疾，素体阴虚，复外感热证，留连于气分，高热不退，得药后正气渐起而发生战汗。《温热论》云："若其邪始终在气分流连者，可冀其战汗透邪……令邪与汗并，热达腠开，邪从汗出……此时宜安舒静卧以养阳气来复，旁人切勿惊惶，频频呼唤，扰其元气。"

2. "法宜益胃"，即补充胃中津液，补充汗源，如益胃汤、沙参麦冬汤、热米汤等。

【小结】

1. 无汗

（1）温病初起，伴发热、恶寒、头痛、苔薄白——邪在卫分，邪郁肌表，闭塞腠理。

（2）温病极期，伴身热夜甚、烦躁、舌绛、脉细数——邪在营分，劫烁营阴，津液不足，无作汗之源。

2. 时有汗出

汗随热势起伏而时出，汗出热减，继而复热，为湿热郁蒸之象，多见于湿温和暑湿。

3. 大汗

（1）壮热，大渴，脉洪大——气分热炽。

（2）兼背微恶寒，脉洪大而芤——兼气阴不足。

（3）骤然大汗，气短神疲，舌红无津，脉散大——亡阴。

（4）冷汗淋漓不止，肤冷肢厥，面色苍白，舌淡无华，脉微欲绝——亡阳。

4. 战汗

邪气流连气分，邪正相持，正气奋起鼓邪外出之征象，是疾病发展的转折点。

（1）热退身凉、脉象平和——正能胜邪。

（2）身热不退，烦躁不安，脉象急疾，神情萎靡——邪胜正衰。

（3）全身战栗而无汗出——正气亏虚。

三、口渴

口渴是温病常见症之一，或为津液耗损，或为阴津不布引起。通过对口渴程度、喜饮不喜饮、喜热饮或喜冷饮等的辨别，可判断热势盛衰、伤津多少以及津液不能正常敷布的原因等。

1. 口渴欲饮

［临床意义］为热盛津伤的表现。邪在卫表时，伤津不甚，口渴很轻，饮水少；邪入气分，津液受伤较重，口大渴喜凉饮，并见壮热、汗大出等症，多为阳明热盛，胃津受损引起。

2. 口渴不欲饮

［临床意义］为湿郁不化、脾气不升、津液不布所致。薛生白言："热则液不升而口渴，湿则饮内留而不引饮。"并见身热不扬，胸脘痞满，舌苔白腻等，多见于湿温初起湿邪偏盛之时。温病兼夹痰饮，亦渴不欲饮，或渴喜热饮，但所饮不多，或饮下不舒。至于邪热传营，口干反不甚渴饮，系邪热蒸腾营阴上升所致。

3. 口苦而渴

［临床意义］为邪热化火，津液受伤之象，主要见于胆火内炽或里热亢盛而化火、热毒亢盛之证，同时可伴见心烦、尿赤、脉弦数等症状。

4. 口淡乏味

［临床意义］多为湿邪偏盛、脾气受困之证，多见于湿温病后期脾胃之气未复时。

5. 口黏发干

［临床表现］口中黏腻而有甜味，可伴有吐出浊厚涎沫，又称为脾瘅。

［临床意义］湿热蕴于脾胃，湿浊上犯之证。

6. 口渴而臭

［临床表现］口中有秽浊而口渴，甚至口中有秽气喷人。

［临床意义］多为胃中有积热上冲，根据邪热性质不同，可分别择用清胃热之白虎汤，或通腑实之承气汤，或用清热解毒泻火的清瘟败毒饮。

【 小结 】

1. 口渴欲饮

为温病热盛津伤的表现。

（1）邪在卫分，津伤不甚。

（2）热入气分，胃津大伤。

（3）肠热下利，津液受伤。

（4）温病恢复期，肺胃阴液受伤。

2. 口渴不欲饮

多见于湿热病证的气分和温热病证的营血分。

（1）湿温病初起，湿邪偏盛时。

（2）兼夹痰饮。

（3）热入营分。

（4）瘀热搏结。

3. 口苦而渴

（1）胆火内炽，津液受伤，常伴见寒热如疟、心烦、苔黄腻、脉弦数等。

（2）湿热郁阻少阳。

四、神志异常

在温病过程中出现神志异常是邪犯心神所致，多属病情危重的表现。因其产生的原因较复杂，来势急骤而变化迅速，故必须细查明辨。

心藏神，主神明思维，而心包络代心行令，所以一般认为温病过程中的神志异常其病位在心包络。如叶天士所言："吸入温邪，鼻通肺络，逆传心包络中，震动君主，神明欲迷。"而心神又赖血液滋养，与心主血脉的功能密切相关，正因为心主血属营，所以当邪热入侵营血分时，必然会扰乱心神，而导致神志异常。此外，明代的医家李时珍又提出"脑为元神之府"，其与人的神志活动有着直接的关系，这与"心藏神"的理论可以互参。正如何廉臣所言："盖以脑为元神之府，心为藏神之脏，心主神明，所得乎脑而虚灵不昧，开智识而省人事，具众理而应万机。"所以温病患者神志异常的病理基础实与心脑受邪热侵犯直接相关。由于邪热之性暴烈，攻窜升腾，易内陷犯及营血、内脏，若犯及心脑，必损及神明而致神志异常。此外，温病的神志异常还每与湿、痰、瘀等病理因素有关。因湿为阴邪，其性重浊黏滞，湿与温相合蒙蔽于上，浊邪害清，也可以使神明失用而神志异常。

1. 神志昏蒙

［临床表现］表情淡漠，神呆寡言，意识模糊，时清时昧，似醒似寐，时有谵语，时可见嗜睡如昏，但呼之能应。可伴见苔厚腻等痰浊症状。

［临床意义］湿热酿痰蒙蔽心包，扰及心神之征象。

2. 神昏谵语（简称昏谵）

［临床表现］神志不清，意识丧失，语无伦次或胡言乱语。

［临床意义］多为热扰心包或邪热内闭于心包之征象。如见心烦不安，时有谵语，而身热夜甚，或斑疹隐隐，舌绛无苔者，为营热扰心所致；如见昏谵似狂，身灼热，斑疹显露，吐血、便血者，则为血热扰心所致；如见神昏而体热肢厥，舌謇语涩，舌纯绛鲜泽者，为热陷心包、扰乱神明所致。此外，如见神昏谵语，语声重浊，身潮热，便秘或热结旁流，腹满硬痛，舌苔黄燥焦厚者，则为热结肠腑、胃热扰心的气分病变；若伴见肢厥，舌謇语涩，神昏较甚者，亦须注意有热结肠腑而伴热陷心包之证。

3. 昏聩不语

［临床表现］意识完全丧失，沉迷不语，呼之不应，甚至对外界各种刺激全无反应，是神志异常中昏迷程度最深者。

［临床意义］多为热闭心包，或邪热夹痰闭阻心包，或瘀热闭阻心包之象。其中有属于内闭而兼外脱者，则可见肢体厥冷，面色灰惨，舌淡无华，脉微欲绝等症，此种神昏又称神散，系心神失养、神无所倚而致神志异常。本证除了可见于内闭外脱证外，在汗、泻、亡血太过时，均可因阴竭阳脱而致神散，属于危笃之证。

4. 神志如狂

［临床表现］神志昏乱，躁扰不安，妄为如狂。

［临床意义］多为蓄血证的表现，但有膀胱蓄血、肠腑蓄血之分。

吴又可指出，温病胃肠蓄血多，膀胱蓄血少。胃肠蓄血，除神志如狂外，兼见喜忘，大便色黑；膀胱蓄血则兼见小腹硬痛，小便自利。热入血室，亦多有谵语如狂的表现，然系月经中受邪，兼寒热往来，胸胁硬满疼痛等，可与膀胱蓄血或胃肠蓄血做出鉴别。

5. 瘥后神昏

［临床表现］温病瘥后，神志始终不清。

［临床意义］病后正气已虚，余邪陷于经脉，与营血搏结，气钝血滞，心主阻遏，灵气不通，而致神志不清，昏迷默默；其次是余邪留伏心包，扰乱心神所致。

正如余师愚所言："言者心之声也，病中谵妄，乃热扰于心。瘥后多言，余热未净，譬如灭火，其火已熄，犹存余焰也。"何廉臣言："凡温热症新瘥后，十余日或半月渐至昏沉者，皆缘发汗未尽，余邪在于心包故也。"

【小结】

证候类型	热郁（灼）胸膈	湿热痰蒙	热结肠腑	热入营血	热陷心包	热入血分	蓄血	瘥后神昏
病机	邪郁膈中，热逼心包	气分湿热，酿蒸痰浊，蒙蔽心神	阳明有形热结，胃热扰心	营热扰心	热邪内陷包络，机窍阻闭	血热扰心	瘀热扰心	余邪未尽，邪犯心包；或余邪与营血相搏，心主阻遏
神志状况	心烦懊侬，起卧不安	神志昏蒙，时清时昧，似醒似寐，时有谵语	昏谵，语声重浊	心神不安，时有谵语	昏谵或昏聩不语	神昏，躁扰不安，谵语如狂	谵语如狂	神志不清，喃喃自语，或沉昏默默不语
伴见症状	身热，苔微黄	身热，苔黄腻，脉濡滑而数	潮热便秘，或热结旁流，舌苔老黄，脉沉实有力	身热夜甚，斑点隐隐，舌绛，脉细数	身热肢厥，舌謇，舌绛	身热，斑疹显露，多部位急性出血，舌深绛	膀胱蓄血：少腹硬满疼痛，小便自利；肠腑蓄血：大便色黑而易，脉沉实	

五、痉

痉是指肢体拘挛强直或手足抽搐，在温病过程中出现痉证，多为肝风内动所致，也是一种病情危重的标志。此外，在动风发痉时每伴有神志不清、四肢厥冷，即厥的表现，所以痉厥又常并称。

肝为风木之脏，主筋脉，当温病邪热炽盛熏灼筋脉，或阴液亏损而致筋脉失养时，均可造成筋脉拘急或抽搐而成痉证，即所谓肝风内动。根据痉证产生的原因不同，温病痉证有实风与虚风之不同。

1. 实风内动

[临床表现] 痉证发作急骤，抽搐频繁有力，可表现为手足抽搐，两目上视，牙关紧闭，颈项强直，甚至角弓反张，同时可见壮热、神昏、脉洪数或弦数有力等症状。

[临床意义] 为邪热炽盛，热极生风，筋脉受邪热燔灼所致。实证动风可见于气、营、血分邪热盛阶段，如伴见壮热、渴饮、有汗、苔黄燥者，多为阳明热盛引动肝风；如伴见身高热、咳喘、汗出者，为肺金邪热亢盛，肝火无所制而肝风内动所致，即所谓"金旺木囚"；如伴见身灼热，发斑疹或吐血、便血，神昏谵语者，则为心营热盛或血分热盛而引动肝风。

邪热内陷足厥阴肝经而致肝风内动，往往也同时伴有邪热陷于手厥阴心包经而出现神昏谵语，此时痉厥并见，每统称其病机为热陷厥阴。

2. 虚风内动

［临床表现］多表现为抽搐无力，或仅为手足、手指徐徐蠕动，或口角微微颤动、抽搐，同时可伴见低热、颧红、五心烦热、消瘦、神疲、口干、失语、耳聋、舌绛枯萎、脉细无力等症状。

［临床意义］其痉证多见于温病后期，为邪热耗伤肝肾真阴，筋脉失于荣养所致的水不涵木、虚风内动之证。

【 小结 】

1. 实证动风

（1）阳明热盛，引动肝风。

（2）肺热炽盛，引动肝风。

（3）营分热盛，引动肝风。

（4）血分热盛，引动肝风。

（5）热陷厥阴。

2. 虚证动风

水不涵木，虚风内动。

六、厥脱

厥脱是温病发展过程中较为常见的危重证候之一。厥脱实际上包括了厥与脱两种证候。

厥证，一是指突然昏倒、不省人事，即为昏厥；二是指四肢清冷不温，即为肢厥。其原因正如《伤寒论》中所言："凡厥者，阴阳气不相顺接，便为厥。"

脱证则是指阴阳气血严重耗损后，元气不能内守而外脱。在温病过程中，发生脱证的原因较为复杂。有的是由热毒炽盛，灼耗阴液，阴竭而元气无所依附而致；有的是因邪闭太甚而素体正虚，以致邪陷正脱；或由大汗、剧泻、亡血而致阴竭阳脱或气随血脱，形成脱证。

1. 热厥

［临床表现］胸腹灼热而四肢清冷，并伴有烦躁谵语，气息粗大，汗多，尿短赤，便秘，或有神志昏迷，喉间痰鸣，牙关紧闭，舌红或绛，苔黄燥，脉沉实或沉伏而数。

［临床意义］热毒炽盛，郁闭于内，气机逆乱，阴阳气不相顺接，阳气不能外达四肢。

2. 寒厥

［临床表现］身无热，通体清冷，面色苍白，汗出淋漓，或下利清谷，气短息微，精神萎靡，舌质淡，脉沉细微欲绝。为阳气大伤，虚寒内生，全身失于温煦所致。

3. 阴竭（脱）（亡阴）

［临床表现］身热骤降，汗多气短，肢体尚温，神情疲倦或烦躁不安，口渴尿少，

舌光红少苔，脉散大无力或细数无力。

[临床意义] 邪热耗伤阴液，或因汗、泻、亡血太过而致阴液大伤，阴竭而元气无所依附，也称为气阴外脱。本证可与热厥并见，或由热厥发展而来，也可在温病过程中由大汗、剧泻或大出血后而造成。

4. 阳脱（亡阳）

[临床表现] 四肢逆冷，全身冷汗淋漓，面色苍白，神情淡漠或神识朦胧，气息微弱急促，舌淡而润，脉微细欲绝。

[临床意义] 阳气衰竭不能内守而外脱。本证可与寒厥并见，或由寒厥发展而来；也可由阴竭而致阳气外脱，从而形成阴阳俱脱之证。

【小结】

厥脱是温病过程中的危重症之一。

厥一般指昏厥和肢厥。前者指突然昏倒、不省人事；后者指四肢逆冷或不温，重者逆冷到膝、肘，轻者到踝、腕。脱证为阴阳耗损至极行将离决的表现。由于脱证常伴有神志异常和四肢厥冷，故合称"厥脱"。

1. 热厥

为热毒炽盛，气机郁滞，阴阳气不相顺接，阳气不能外达四肢所致。

2. 寒厥

为温病后期阳气大伤，无以温煦全身，虚寒内生所致。

3. 亡阴

多为热毒炽盛，阴津耗竭不能内守，正气耗散太过不能固摄于外所致。

4. 亡阳

主要为热毒炽盛，阴精耗竭，阴竭则阳无所附，阳气暴脱所致。

【思考题】

1. 白苔主表、主湿怎样辨别？
2. 温病中见到动风之象可见舌态出现什么变化？
3. 温病的诊断为何强调要舌苔舌质互参？
4. 如何从舌象的动态变化判断病机的转归？
5. 温病哪些证型可见到咽喉红肿疼痛？
6. 斑疹的治疗原则和禁忌是什么？
7. 如何根据白㾦的不同形态辨证施治？
8. 试述温病常见热型及其主病意义。
9. 何谓战汗？温病中出现战汗有何临床意义？
10. 温病大汗的病机及表现有哪些？
11. 温病口渴不欲饮的病机有哪些？表现如何？

12. 何谓神志昏蒙?

13. 试述温病实证痉的表现及其病机。

14. 分别论述温病热厥和寒厥的表现及其病机。

第二单元　温病的辨证 ▷▷▷▷

【实训内容】

1. 卫气营血的病理变化、证候表现及相互转变和转归。
2. 三焦的病理变化、证候表现及相互转变和转归。
3. 卫气营血辨证与三焦辨证的关系。

【实训要求】

通过对临床温病病例的分析，重点掌握卫气营血、三焦辨证纲领的内容和各阶段主要证候的特点，熟悉其病理变化、病位浅深和传变。

【重点与疑难点】

1. 注意重点对临证中的思辨进行讲解。
2. 注重症状鉴别和证候分析，以提高学生的临床思维能力。

【实训方法】

以教师讲解为主，结合案例讨论，学生提问，教师答疑。

第一节　卫气营血辨证

一、卫分证

【实训要求】

1. 掌握卫分证相关知识要点。
2. 掌握常见证型的辨证要点。

【知识要点】

1. 定义

卫分证是指温邪入侵，邪正斗争于卫分，引起卫气功能失常所表现出的证候。

2. 临床特点

发热，微恶风寒，头痛，无汗或少汗，咳嗽，口渴，苔薄白，舌边尖红，脉浮数。

3. 病机分析

卫气与邪气抗争——发热、微恶风寒；

卫气被阻，开阖失司——无汗或少汗；

经气被郁，阳热上扰清窍——头痛；

卫气郁阻，肺气失宣——咳嗽；

温为阳邪，易伤津液——口渴。

4. 病位及转归

卫分证一般是邪初入侵，为病变之最浅层，病情较轻，持续时间较短，如治疗无误，邪可从卫而解，不复传里。若感邪过重或治疗不及时，则邪入气分或逆传心包。但也有个别患者虽治疗适宜，却未能阻其进展，这可能与病邪的特性有关。

5. 临床主要类型

（1）风热在卫

发热微恶风寒，鼻塞流涕，咽痛，咳嗽，口微渴，头痛，舌边尖红，脉浮数。

（2）燥热在卫

发热微恶风寒，头痛少汗，咳嗽痰少，咽干鼻燥，口渴，舌红苔白，右脉数大。

（3）湿热在卫

恶寒少汗，身热不扬，头重如裹，身重肢倦，胸脘痞闷，苔白腻，脉濡缓。

（4）夏月冒暑

头晕，发热恶寒，咳嗽，心烦，苔薄微腻。

【小结】

卫分证辨证表

证型	病理	常见证候	辨证要点
风热在卫	风热袭表，肺卫失宣	发热微恶风寒，鼻塞流涕，咽痛，咳嗽，口微渴，头痛，舌边尖红，脉浮数	发热重恶寒轻，咳嗽，口微渴
燥热在卫	燥热伤卫，津液被耗	发热微恶风寒，头痛少汗，咳嗽痰少，咽干鼻燥，口渴，舌红苔白，右脉数大	口干咽燥，干咳少痰
湿热在卫	湿热阻遏卫气，脾胃气机失调	恶寒少汗，身热不扬，头重如裹，身重肢倦，胸脘痞闷，苔白腻，脉濡缓	恶寒少汗，身热不扬，胸脘痞闷
夏月冒暑	暑湿上袭肺卫，卫气闭郁	头晕，发热恶寒，咳嗽，心烦，苔薄微腻	头晕，发热恶寒，苔薄微腻

二、气分证

【实训要求】

1. 掌握气分证知识要点。
2. 掌握气分证常见证型辨证要点。

【知识要点】

1. 定义

凡病变不在卫分，又未入营血者，皆属气分证范围。

2. 临床特点

发热重，不恶寒，但恶热，汗多，渴喜凉饮，便秘，溺赤，苔黄，舌红，脉洪大有力。

3. 病机分析

热入气分，正邪剧烈抗争——发热重，不恶寒，但恶热；

里热蒸腾，逼津外泄——汗多；

热盛消烁津液——口大渴喜凉饮；

热盛于里——舌苔由白转黄；

里热沸腾——脉洪大有力。

4. 病位及转归

气分证病情虽然较重，多见于温病的中期或极期，但邪虽盛而正不衰，因此必须把住气分关，抓紧时机，正确治疗，以达治愈之目的。若治疗失误就可内陷营血，出现昏谵、痉厥、阴枯液涸等危重证。

5. 临床主要类型

（1）邪热壅肺

身热，汗出，口渴，咳喘，或胸痛，苔黄厚腻，脉滑数。

（2）阳明热炽

壮热，不恶寒反恶热，脉洪大，多汗，口渴甚，喜冷饮。

（3）热结肠道

潮热，便秘或稀水旁流，秽臭异常，腹胀痛，烦躁不安，甚或谵语，苔黄厚干燥或灰黑起刺，脉沉有力。

（4）热郁胸膈

身热，心烦懊恼，坐卧不安，舌苔微黄，脉数。

（5）热灼胸膈

发热不退，烦躁不安，胸膈灼热如焚，唇焦口燥，口渴，便秘，苔黄，脉滑数。

（6）热郁胆腑

身热，口苦而渴，干呕心烦，小便短赤，舌红苔黄，脉弦数。

（7）湿热困脾

发热汗出不解，口渴不欲多饮，脘痞呕恶，心中烦闷，便溏，小溲短赤，苔黄滑腻，脉濡数。

【小结】

气分证辨证表

证型	病理	常见证候	辨证要点
邪热壅肺	热壅肺经气分	身热，汗出，口渴，咳喘，或胸痛，苔黄厚腻，脉滑数	身热，口渴，咳喘，苔黄
阳明热炽	无形邪热燔炽阳明之经	壮热，不恶寒反恶热，脉洪大，多汗，口渴甚，喜冷饮	壮热，口渴，自汗
热结肠道	气分邪热与肠中积滞相结	潮热，便秘或稀水旁流，秽臭异常，腹胀痛，烦躁不安，甚或谵语，苔黄厚干燥或灰黑起刺，脉沉有力	潮热便秘，苔黄黑而燥，脉沉有力
热郁胸膈	热在胸膈，气机不宣	身热，心烦懊憹，坐卧不安，舌苔微黄，脉数	身热，心烦懊憹
热灼胸膈	里热燔灼上焦，阳明腑气不利	发热不退，烦躁不安，胸膈灼热如焚，唇焦口燥，口渴，便秘，苔黄，脉滑数	发热，胸膈灼热如焚，口渴，苔黄
热郁胆腑	邪郁胆腑，里热内蕴	身热，口苦而渴，干呕心烦，小便短赤，舌红苔黄，脉弦数	身热，口苦，干呕，心烦
湿热困脾	湿困中焦，脾胃升降失司	发热汗出不解，口渴不欲多饮，脘痞呕恶，心中烦闷，便溏色黄，小溲短赤，苔黄滑腻，脉濡数	发热汗出不解，口渴不欲多饮，脘痞呕恶，苔黄滑腻

三、营分证

【实训要求】

1. 掌握营分证相关知识要点。
2. 掌握营分证常见证型的辨证要点。

【知识要点】

营分证是指邪热炽盛于营分，劫烁营阴，扰乱心神所致之证候类型。

1. 临床特点

身热夜甚，口干但不甚渴饮，心烦不寐，时有谵语，斑疹隐隐，舌质红绛，脉细数。

2. 病机分析

热灼营阴——灼热夜甚，脉细数；

营热蒸腾——口干但不甚渴饮，脉细数；

热窜血络——斑疹隐隐；

热扰心神——心烦不寐，时有谵语。

3. 病位及转归

营分证较气分证为深，较血分证为浅，一般见于温病的极期或后期，多为危重阶段，若治疗及时、正确可邪转气分而病减；若失治、误治则邪传血分，病情加重。

4. 临床主要类型

（1）热灼营阴

身热夜甚，口不渴或不甚渴，或口干不喜饮，烦躁不安，斑疹隐隐，舌质绛。

（2）热闭心包

在温病过程中，突然出现神昏谵语或昏聩不语、舌謇肢厥的表现。可由卫分证逆传、气分证、营血分证发展而来。

【小结】

营分证辨证表

证型	病理	常见证候	辨证要点
热灼营阴	营阴被灼，热扰心神	身热夜甚，口不渴或不甚渴，或口干不喜饮，烦躁不安，斑疹隐隐，舌质绛	身热夜甚，口干但不甚渴饮，舌质绛
热闭心包	邪热夹痰蒙蔽心窍	在热灼营阴的见症上，突然出现神昏谵语或昏聩不语，舌謇肢厥	神昏谵语或昏聩不语，舌謇肢厥

四、血分证

【实训要求】

1. 掌握血分证相关知识要点。
2. 掌握血分证常见证型的辨证要点。

【知识要点】

血分证是热邪深入血分，引起耗血动血的病变。

1. 临床特点

身热烦躁不安，或神昏谵狂，舌质深绛，吐血、衄血、尿血、便血，斑疹密布。

2. 病机分析

热毒过盛，迫血妄行——口鼻、二便出血，或斑疹密布；

热毒耗血，血热相搏——脉络瘀阻而窍闭、神昏、肢厥；

热毒入血，扰神或闭窍——烦躁不宁，神昏谵语；

热逼厥阴，熏灼筋膜——发痉。

3. 病位及转归

血分证多危重，如经过积极正确的治疗，正气得复，则病邪可转出营、气分而解；若邪势不减，正气大衰，则病情可迅速恶化以致危殆。

4. 临床主要类型

（1）热盛迫血

灼热躁扰，甚或昏狂谵妄，吐血、衄血、便血、溲血，斑疹紫黑成块或成片，舌质深绛或紫绛。

（2）血热动风

灼热神昏，手足抽搐，颈项强直，甚则角弓反张，两目上视，牙关紧闭，舌绛或紫，脉弦数。

（3）热瘀交结

少腹坚满，按之疼痛，小便自利，神志如狂，舌紫绛或有瘀斑，脉沉实而涩。

（4）气血两燔

壮热口渴，舌黄脉数，烦躁舌绛，发斑，吐衄便血。

【小结】

血分证辨证表

证型	病理	常见证候	辨证要点
热盛迫血	血分热毒炽盛，迫血妄行	灼热躁扰，甚或昏狂谵妄，吐血、衄血、便血、溲血，斑疹紫黑成块或成片，舌质深绛或紫绛	身灼热，口鼻、二便出血，斑疹密布
血热动风	血热炽盛，引动肝风	灼热神昏，手足抽搐，颈项强直，甚则角弓反张，两目上视，牙关紧闭，舌绛或紫，脉弦数	灼热神昏，手足抽搐，脉弦数
热瘀交结	热毒内陷，与瘀血阻于下焦	少腹坚满，按之疼痛，小便自利，神志如狂，舌紫绛或有瘀斑，脉沉实而涩	少腹坚满，按之疼痛，舌紫绛或有瘀斑
气血两燔	热毒亢盛，充斥气血	壮热口渴，舌黄脉数，烦躁舌绛，发斑，吐衄便血	壮热口渴，舌绛，发斑，吐衄便血

卫气营血辨证表

证型	病理	常见证候	辨证要点
卫	温邪袭表，肺卫失宣	发热，微恶风寒，头痛，无汗或少汗，咳嗽，口渴，苔薄白，舌边尖红，脉浮数	发热，微恶风寒，口微渴
气	邪入气分，热炽津伤	壮热，不恶寒但恶热，汗多，渴喜凉饮，便秘，溺赤，苔黄，舌红，脉洪大有力	壮热，不恶寒，口渴，苔黄

续表

证型	病理	常见证候	辨证要点
营	热灼营阴,心神被扰	身热夜甚,口干但不甚渴饮,心烦不寐,时有谵语,斑疹隐隐,舌质红绛,脉细数	身热夜甚,心烦谵语,舌深绛
血	热盛迫血,热瘀交结	身热烦躁不安,或神昏谵狂,舌质深绛,吐血、衄血、尿血、便血,斑疹密布	斑疹,出血,舌深绛

第二节　三焦辨证

【实训要求】

1. 掌握三焦辨证相关知识要点。
2. 掌握三焦辨证常见证型的辨证要点。

【知识要点】

1. 上焦证

包括手太阴肺与手厥阴心包的病变。

（1）手太阴肺

临床特点：

肺卫证——发热,微恶风寒,头痛,口微渴,咳嗽,脉浮数,苔薄白等。

肺热证——身热汗出,口渴,咳嗽,气喘,苔黄,脉数。

病机分析：肺合皮毛而气通于卫,邪犯上焦,卫气郁阻而发病,故上焦手太阴证可以表现为肺卫表证。肺主气,热邪郁肺,肺气壅塞而宣降失常,其见症相当于上焦气分证。

（2）手厥阴心包

临床特点：舌质红绛,神昏谵语,或昏聩不语,舌謇肢厥等。

病机分析：心居胸中,心包为心之外衣,代心用事,且心为一身之主宰,不受邪犯,而心包代之,出现心窍闭塞、神明被扰之见症。

2. 中焦证

包括足阳明胃、手阳明大肠、足太阴脾的病变。

（1）足阳明胃

临床特点：发热,不恶寒反恶热,面红目赤,汗出,口渴,气粗,苔黄燥,脉洪大等。

（2）手阳明大肠

临床特点：潮热便秘,溺涩,语声重浊,苔黄黑焦燥,脉沉有力等。

（3）足太阴脾

临床特点：身热不扬，有汗不解，胸脘痞闷，泛恶欲吐，身重肢倦，苔腻，脉濡等。

病机分析：脾胃居于中焦，互为表里。胃为阳土，恶燥喜润；脾为阴土，喜燥恶湿。邪入中焦，常随中气的不同，病邪性质的差异，有病在太阴或阳明之不同。如患者素体阳旺，中气不虚，又感温热性质之邪，病常归于阳明，或虽感受湿热之邪，因患者素体阳盛，使邪从燥化而病归阳明，从而出现足阳明胃热炽盛之象。如患者素体阳虚，脾运不健，且又感湿热，或因患者素体湿盛，使邪从湿化，病常归于太阴，出现足太阴脾的湿盛证。

3. 下焦证

包括足少阴肾、足厥阴肝的病变。

（1）足少阴肾

临床特点：身热颧红，手足心热甚于手足背，口燥咽干，脉虚神倦等。

（2）足厥阴肝

临床特点：手指蠕动，神倦肢厥，心中憺憺大动，舌干绛而痿，脉虚弱等。

病机分析：肾为水火之脏，内藏阴精元阳；肝为风木之脏，主筋而藏血。邪入下焦，劫夺肾阴，耗伤肝血，水亏而不能济火，阳亢阴更竭。其结果一是肾阴下竭，心火上炎，出现水亏火旺，虚中夹实之证；二是热邪久羁，肾阴耗竭，出现阴精亏损，纯虚无实之证；三是肾水枯竭，不能涵木，出现虚风内动之证。

4. 三焦的传变

温病的三焦传变，一般有顺传中下、逆传心包两种途径。这是指病起于上焦的温病而言，下传中焦为顺，内传心包为逆。此处的逆传与卫气营血辨证中的逆传含义相同。但临床上由于种种原因，还有一些特殊类型，如上焦证未罢而又见中焦证；中焦证未除而又增下焦证；或上中下三焦同时发病等。因此对于温病的传变"始上焦，终下焦"的说法，不能把它看作一成不变的形式，临床上要知常达变，方能掌握其正确发展变化规律。

【小结】

三焦辨证表

证型		病理	证候	辨证要点
上焦	手太阴肺	邪袭肺卫肺气失宣	发热，微恶风寒，头痛，口微渴，咳嗽，脉浮数，苔薄白等	发热恶寒，口微渴，咳嗽，脉浮数
		热邪壅肺肺气闭郁	身热汗出，口渴，咳嗽，气喘，苔黄，脉数	身热，口渴，咳喘，苔黄
	手厥阴心包	邪陷心包机窍阻闭	舌质红绛，神昏谵语，或昏聩不语，舌謇肢厥等	昏谵肢厥

续表

证型		病理	证候	辨证要点
中焦	足阳明胃	胃经热盛熏蒸于外	发热，不恶寒反恶热，面红目赤，汗出，口渴，气粗，苔黄燥，脉洪大等	壮热，汗多，渴饮，苔黄燥，脉洪大
	手阳明大肠	肠道热结腑气不通	潮热便秘，溺涩，语声重浊，苔黄黑焦燥，脉沉有力等	潮热便秘，苔黄黑焦燥，脉沉有力
	足太阴脾	湿热困脾气机郁阻	身热不扬，有汗不解，胸脘痞闷，泛恶欲吐，身重肢倦，苔腻，脉濡等	身热不扬，脘痞苔腻，脉濡
下焦	足少阴肾	热邪久留肾阴耗损	身热颧红，手足心热甚于手足背，口燥咽干，脉虚神倦等	手足心热甚于手足背，口燥咽干，脉虚神倦
	足厥阴肝	水不涵木虚风内动	手指蠕动，神倦肢厥，心中憺憺大动，舌干绛而痿，脉虚弱等	手指蠕动，舌干绛而痿，脉虚弱

三焦辨证与卫气营血辨证的关系

1. 共同点

（1）三焦辨证与卫气营血辨证都是温病的辨证纲领，在归纳证候、阐明病机、辨别病位、明确传变、分清轻重、拟定治则等方面，都有共同的重要意义。

（2）虽然三焦辨证是从纵的方面来划分疾病的脏腑部位，概括温病病变过程、病理变化和传变规律，而卫气营血则是从横的方面概括病变的表里深浅与转归，即所谓"三个阶段""四个层次"，但都能较正确而客观地反映出上述规律。

（3）两种辨证纲领虽然其理论阐述和归纳方法不尽一致，但其反映的主要内容和证候大部分都能相互对照、参考。

2. 不同点

（1）卫气营血辨证和三焦辨证对温病病理变化及相互传变的阐述有一纵一横之别，即论证方法不同。前者是从四个层次来辨别其发展规律和证候表现；后者则从病变脏腑部位来划分病期及分析病理传变。

（2）上中下三焦和卫气营血之间不能相互等同，如上焦手太阴肺卫的病变相当于邪在卫分，热壅于肺而又无表证则属邪在气分范围，逆传心包的病变却又属营分范畴等等。值得提出的是，三焦辨证中的下焦证，实是补充了卫气营血辨证中未论虚证的不足。

【思考题】

1. 何谓卫气同病？
2. 何谓"卫营同病"？举例说明之。
3. 简述卫气营血辨证的临床意义？
4. 上焦热入心包的病变属于营分范围，其与热入营分有何不同？
5. 试述温病营分证、血分证的基本病理、临床表现、辨证要点。
6. 试述上焦证包括哪些部位的病变？各自的病机和辨证要点是什么？

7. 患者男，55 岁。就诊时间 3 月 15 日。5 天前剧烈运动后出汗较多，未及时换衣，出门时一阵凉意，当晚恶寒、发热、口干、咽微痛，第二天咳嗽有白痰，连服数日"板蓝根冲剂"未见效。现恶寒消失，发热加重，咳嗽不减，口渴，痰黄稠，偶有胸痛，舌红苔黄，脉数。

请分析病机，做出卫气营血或三焦的辨证诊断。

第三单元　温热性证候 ▷▷▷▷

【实训内容】

温热性证候的病机、临床表现及治法方药。

【实训要求】

通过对临床温病病例的分析，重点掌握温热性温病在卫气营血各个阶段主要证候的病机特点，熟悉其临床表现、治疗原则、常用方剂和临床运用要点。

【重点与疑难点】

1. 注意重点讲解临证中的思辨过程。
2. 注重症状鉴别和证候分析，以提高学生的临床思维能力。
3. 注意在讲解各个类型的证治特点的同时，总结温热性温病的发生发展规律。

【实训方法】

以教师讲解为主，学生提问，教师答疑。

第一节　卫分证治

一、邪袭肺卫

【实训要求】

1. 掌握邪袭肺卫证的辨证要点及相应的治法方药。
2. 了解邪袭肺卫证临床运用的注意事项。

【知识要点】

1. 临床表现

发热，微恶风寒，头痛，无汗或少汗，口微渴，微咳，咽喉红痛，舌边尖红，舌苔薄白欠润，脉浮数。

2. 病机分析

此为卫阳被遏，肺气失宣。风热之邪自口鼻而入，首先犯肺，外应于卫，故肺卫先病。风热袭表，卫阳郁闭，正邪相争而发热恶寒并见；腠理表气郁闭，开阖不利则少汗或无汗；肺气失宣，上逆为咳；风热上壅故咽红咽痛；邪热初伤津液则口微渴；舌边尖红，苔薄白欠润，脉浮数为风热在表之征。发热，微恶风寒，口微渴，咽喉红痛，苔薄脉浮数为本证辨证要点。

3. 治法

辛凉解表，宣肺泄热。

4. 方药

银翘散（《温病条辨》）

连翘　金银花　桔梗　薄荷　竹叶　生甘草　荆芥穗　淡豆豉　牛蒡子　鲜苇根

吴鞠通言："治上焦如羽，非轻不举。"本方取轻清宣透之品以清宣肺卫之邪。方中荆芥穗、豆豉、薄荷解表透邪，祛邪外出；牛蒡子、甘草、桔梗轻宣肺气以除咳嗽；连翘、金银花、竹叶辛凉清解以退热；鲜苇根生津止渴。

桑菊饮（《温病条辨》）

杏仁　连翘　薄荷　桑叶　菊花　桔梗　苇根　生甘草

本方亦为辛凉解表之剂。药用桑叶、菊花、连翘、薄荷辛凉轻透以泄风热；桔梗、甘草、杏仁宣开肺气以止咳嗽；苇根以生津止渴。

5. 临证运用

银翘散与桑菊饮均为辛凉解表方剂，适用于风热侵犯肺卫之证，临证运用时，制剂宜轻，药物不可久煎。但两者清解之力有轻重区别。银翘散中荆芥、豆豉等辛散透表之品合于大队辛凉药物中，其解表之力较胜，故称为"辛凉平剂"，且金银花、连翘用量大，并配竹叶，清热作用较强；桑菊饮多为辛凉之品，力轻平和，其解表之力较逊于银翘散，为"辛凉轻剂"，方中杏仁肃降肺气，止咳作用较银翘散为优。所以风温初起邪袭肺卫而偏于表热较重，以发热微恶寒、咽痛为主症者，宜用银翘散；偏于肺失宣降，表证较轻，以咳嗽为主症者，宜用桑菊饮。

如口渴较甚，加花粉、沙参以生津清热；兼项肿咽痛，加马勃、玄参以解毒消肿；咳嗽较甚，杏仁、桔梗合用以宣利肺气；痰多者加瓜蒌、川贝等化痰止咳。

【经典诵读】

"风温为病，春月与冬季居多，或恶风，或不恶风，必身热咳嗽烦渴，此风温证之提纲也。"

"风温证，身热畏风，头痛咳嗽，口渴，脉浮数，舌苔白者，邪在表也。当用薄荷、前胡、杏仁、桔梗、桑叶、川贝之属凉解表邪。"

"风温证，身热咳嗽，自汗口渴，烦闷脉数，舌苔微黄者，热在肺胃也。当用川贝、牛蒡、桑皮、连翘、橘皮、竹叶之属，凉泄里热。"（《陈平伯外感温病篇》）

【实训医案】

案例 1　霍某，男，8 个月。初诊日期：1964 年 1 月 30 日。

患者发热 2 天，咽喉红，无汗，四肢时凉时热。今日体温 40.1℃，呛咳，口干欲饮，腹微满，大便 2 日未解，小便多，舌正红，苔薄白，脉浮数。

西医诊断：急性扁桃体炎。

中医诊断：风温（上焦风热闭结）。

分析与辨证：患儿虽高热 40.1℃，咽喉红，腹微满，大便 2 日未解，然以其无汗、呛咳、苔薄白、脉浮数，说明表气郁闭较甚，闭不开则热不退，热不退则肺胃不和，因而治疗当以开表气郁闭为先，郁开则热得越，其症可愈。

治法：辛凉清解，宣肺利咽。

方药：金银花 3g，连翘 3g，僵蚕 4.5g，升麻 2.4g，荆芥 2.4g，桔梗 3g，香豆豉 15g，射干 2.4g，薄荷 2.1g（后下），竹叶 3g，芦根 12g，甘草 2.4g，葱白 3 寸（后下）。

1 剂而愈。

（《蒲辅周医疗经验》）

问题

1. 根据病史资料分析病机及相应治法。

2. 患儿为何出现大便不通？处方时应如何用药？

3. 患儿为风热表证，为何处方使用荆芥、豆豉、葱白等辛温药物？

参考答案

1. 患儿发热、无汗、咽红、咳嗽、口渴、舌红、苔薄白、脉浮数，提示外感风热病邪。风热邪气自口鼻入，先犯肺卫，卫气郁闭故发热，肺气失宣故上逆作咳，热伤津液故口渴，风热上壅故见咽红。无汗而呛咳，提示卫表郁闭较重，故发热亦重，并见舌红明显。苔薄白、脉浮数均为外感风热的表现。治法应用辛凉解表法。用银翘散加减，意在增强开闭，若内热较甚者，又当加重清热。

2. 肺主一身之气，肺与大肠相表里，今风热之邪外袭，卫表郁闭严重，致使肺气失宣，表里气机失畅，故见大便不通。用药应注重散风热、解表郁，气机得畅则大便可下。本例患儿大便不通是由卫表郁闭、肺气失宣所致，与乳食积滞引起的大便不通及阳明腑实证不同。若因于乳食积滞，则应见到苔腻、口臭等症状，脉象也应有里证的表现；若是阳明腑实证，则应见到腹满而硬、苔黄或燥、脉沉等表现。本例患儿腹微满、苔薄白、脉浮数，可助鉴别。

3.患儿为风热表证，治疗应透表解郁、疏散风热，可用银翘散加减。但本例表郁较重，于大队辛凉解表药物中加用少量辛温解表药，有助于增强解表之效。荆芥、豆豉、葱白虽属辛温，但药性平和，又有辛凉、甘寒药物配伍，可放心使用。

案例2　周某，女，50岁。

初诊：身热头痛，体温38.3℃，微恶风寒，无汗咳嗽，咽红且痛，口微渴，舌边尖红，苔薄白，两脉浮数。

西医诊断：上呼吸道感染。

处方：薄荷1.5g（后下），前胡6g，浙贝母12g，桑叶9g，金银花9g，连翘15g，淡豆豉9g，炒牛蒡3g，芦根30g。2剂。

(《赵绍琴医学全集》)

问题

1.根据病史资料明确中医诊断及辨证，分析病机及相应治法。

2.该患者二诊时自诉服药后小汗而头痛身热皆止，体温37℃，咳嗽有痰，咽红已不痛，口干，舌苔白而尖红，脉象已变弦滑。请根据二诊信息试写出进一步治疗的治则治法及用药。

参考答案

1.中医诊断为风温，辨证为邪袭肺卫证。患者身热头痛，微恶风寒，无汗，咳嗽，咽红，咽痛，口微渴，舌边尖红，苔薄白，脉浮数，提示外感风热病邪。风热病邪犯于表，卫气被郁，开阖失司，故见发热，微恶寒，无汗；卫气郁阻，经脉不利，故头痛；风热之邪侵犯肺经，肺气失宣则咳嗽；温热之邪易伤津液，则口微渴；风热上壅则咽红且痛；舌边尖红，苔薄白，脉浮数为风热袭表之征。治法应用辛凉解表法。需注意是否夹痰夹食。

2.患者服药后小汗而头痛身热皆止，说明风温已解，而此时仍咳嗽有痰，咽红口干，舌尖红，脉弦滑，说明肺热留恋，当以清解肃化法，泄其余热，肃化肺气。若夹痰夹食，可参以消导之法。

参考处方：薄荷1.5g（后下），前胡6g，黄芩9g，杏仁9g，芦根、茅根各30g，焦三仙各9g。

二、燥热犯卫

【实训要求】

1.掌握燥热犯卫证的辨证要点及相应的治法方药。

2.了解燥热犯卫证临床运用的注意事项。

【知识要点】

1. 临床表现

发热，微恶风寒，头痛，少汗，干咳无痰或少而黏，咳嗽，甚则声音嘶哑，咽干鼻燥，口微渴，舌边尖红，舌苔薄白而燥，右脉数大。

2. 病机分析

此为燥热袭表，肺津受伤。燥热病邪自口鼻而入，首先犯肺，外应于卫，症见发热重、恶寒轻，并有头痛、少汗等肺卫表证；燥邪易伤津液，肺津受伤，津液干燥，故见干咳无痰或少而黏，咳声嘶哑，咽干鼻燥，口微渴等；舌边尖红，舌苔薄白而燥，右脉数大为燥热上犯肺卫见症。发热，微恶风寒，干咳，咽干鼻燥，苔薄而燥为本证辨证要点。

3. 治法

辛凉甘润，清透肺卫。

4. 方药

桑杏汤（《温病条辨》）

桑叶　杏仁　沙参　贝母　豆豉　栀皮　梨皮

本证为燥热袭于肺卫，辛温之品不可用，纯用辛凉又非所宜。根据温者宜凉、燥者宜润的治则，取桑杏汤辛凉甘润，透邪不伤津，润燥不碍表。方中以桑叶、豆豉轻宣透热解表；杏仁、贝母宣肺止咳；栀皮轻入上焦清热；沙参、梨皮生津润燥。共奏疏表润燥之效。

5. 临证运用

若咽喉红肿干痛，加牛蒡子、桔梗、玄参、生甘草清利咽喉；干咳少痰者，加海蛤壳、瓜蒌皮、枇杷叶润燥化痰；发热较重，加金银花、连翘清透表热。若燥热化火上犯清窍者，症见发热，清窍干燥，苔薄黄而燥，改用翘荷汤（薄荷、连翘、黑栀皮、桔梗、绿豆皮、生甘草）加减以清透燥热。

【实训医案】

案例1　黄某，男，60岁。就诊日期：2000年6月4日。

患者宿患眼底出血，头晕，血压升高，白睛中布满瘀血。用退赤散加减治疗后，眼中出血已止，红色已退。诊见：头汗，干咳，口渴，咽痒，咽干，咽痛，痰少不易咳出，痰中带血，苔薄黄，脉细数。

治疗要点：辛凉甘润，清透肺卫。

方药：桑杏汤加味。

沙参30g，麦冬30g，桑叶10g，赤芍10g，炒栀子10g，桔梗10g，苦杏仁10g，牡丹皮15g，川贝母15g，玄参12g，甘草6g。

水煎服，每天1剂，服7剂，咳嗽、痰血等诸症消失。

复诊仍以原方，半个月后痊愈。

[郭建辉．熊继柏教授治疗咳嗽验案 5 则．新中医，2002，（3）：66-67.]

问题

1. 根据病史资料明确中医诊断及辨证，并结合病机解释患者为何出现痰中带血。

2. 本例症状若迁延日久最可能伤及哪两脏？可能会出现哪些症状？应当如何立法选方？

参考答案

1. 中医诊断为咳嗽，辨证为燥邪伤肺证。燥邪咳嗽临床特征为干咳，喉痒，连声作呛，咽干，咽痛，无痰或痰少不易咳出，舌红少津，苔薄黄或薄白，脉浮数或数。初起还常伴鼻塞、头痛、恶寒、身热等表证，本案患者符合燥邪伤肺，失于宣降的特点。燥热之邪犯肺卫，伤及肺津，肺气失宣，故见干咳少痰，肺为娇脏，肺络受燥邪所伤，则见痰中带血。

2. 燥邪伤肺初起可见肺卫表证，方用桑杏汤加减治疗，日久燥咳伤及肺肾，可见咳嗽气短、咽喉燥痛、痰中带血、手足心热、舌红少苔、脉细数，治宜养阴清热，润肺滋肾。肺燥重者用清燥救肺汤或沙参麦冬汤；肾虚明显用麦味地黄汤；痰多而稠者加川贝母、瓜蒌；咽痒者加玄参、桔梗；咳血者加白茅根；阴虚潮热者加银柴胡、地骨皮。

案例 2　王某，男，56 岁。

初诊：外感温燥之邪，肺经受灼，口干且渴，发热，微恶风寒，头痛咽红，鼻干且燥，呛咳少痰，小溲色黄，大便略干，舌边尖红，苔薄白且干，脉浮数且右侧略大，沉取弦细数。

西医诊断：上呼吸道感染。

中医诊断：秋燥（温热燥邪，阴分受伤）。

分析与辨证：口渴、鼻干、大便干均是津液不足之象。虽有发热恶寒之象，乃外感之象，需注意津液的盛衰。

治法：清润宣降，肃肺止咳。

处方：北沙参 10g，炒栀皮 6g，前胡 6g，玉竹 6g，芦茅根 15g，鲜梨 1 个（连皮去核切片入煎）。3 剂。

二诊：服 3 剂之后，寒热已退，咽干鼻燥皆减，干咳已轻，大便已畅，脉象数势已差，原方又服 5 剂而痊愈。

用药分析：肺津损伤，以甘寒生津取效，不可过用滋腻之品。

（《赵绍琴医案》）

问题

1. 本病与风温初起应如何鉴别？

2. 本例症见发热恶寒，是否需要解表？如需解表，应如何选择解表药物？

参考答案

1. 外感温燥与风温初起均可见到口渴、发热、微恶风寒、头痛、咽红、舌边尖红、苔薄白、脉浮数，但外感温燥初起即可见到明显的伤津表现，如本例中的鼻腔干燥、呛咳少痰、大便干、苔干。《温病条辨》言："秋感燥气，右脉数大。"故知脉象可助鉴别。此外根据发病时节也有助于判断。

2. 本例为外感温燥之邪，邪犯肺卫、表气失宣故见发热恶寒，确属表证，故应解表。本例患者燥邪伤阴明显，不可使用辛温解表药物，以防助热伤津，可用桑叶、菊花、薄荷、前胡等，并配合使用宣肺、养阴药物。

第二节　气分证治

一、邪热壅肺

【实训要求】

1. 掌握邪热壅肺证的辨证要点及相应的治法方药。
2. 了解邪热壅肺证临床运用的注意事项。

【知识要点】

1. 临床表现

身热，汗出，口渴，咳喘，咳痰黏稠不爽，甚则气急鼻扇，胸痛，舌质红，苔黄，脉数。

2. 病机分析

此为邪热壅盛，肺失宣降。肺热郁蒸，迫津外泄，则身热、汗出；里热伤津则口渴，甚则烦渴引饮；邪热壅肺，肺气宣降失司，故喘咳较剧，甚则气急鼻扇；肺气郁闭，脉络不通，故胸闷胸痛；肺气不宣，邪热炼液，则咳痰黏稠不爽；舌红苔黄，脉数为里热征象。身热，咳喘，口渴，苔黄，脉数为本证辨证要点。

3. 治法

清热宣肺平喘。

4. 方药

麻杏石甘汤（《伤寒论》）

麻黄　杏仁　甘草　生石膏

本方以麻黄、杏仁开宣肺气，平喘止咳；石膏清泄里热；麻黄配杏仁重在宣肺定喘，麻黄配石膏重在清宣肺热；甘草调和诸药。合之共奏清宣肺热之效。故本方重在清气热而不在化痰。因本证咳喘有痰，黏稠不利，而痰之由来，为肺热不能肃化，津液聚而变为痰，痰由热生，热退津行，则痰自消，故清气热则痰可去。

5. 临证运用

痰多咳甚气急者，加葶苈子、桑白皮以肃降肺气；胸痛加郁金、佛手、桃仁理气通络；痰中带血者加白茅根、侧柏叶、仙鹤草以凉血止血；若咳嗽痰黄稠，加瓜蒌实、浙贝母、鱼腥草以清肺化痰；如痰热、瘀血壅结于肺，蕴蓄成痈，咳吐腥臭黄痰，甚则痰中带血，苔黄腻，脉滑数者，方以苇茎汤合桔梗汤（苇茎、薏苡仁、冬瓜仁、桃仁、桔梗、甘草）清肺化痰，逐瘀排脓；若暑热犯肺，症见身热、头晕、心烦、咳痰，宜选方雷氏清宣金脏法（牛蒡子、川贝母、马兜铃、杏仁、瓜蒌皮、桔梗、冬桑叶、枇杷叶）清暑宣肺，化痰止咳。

【实训医案】

案例 1　张某，男，18 岁，学生。

初诊：患喘证颇剧，已有五六日之久。询其病因为与同学游北海公园失足落水，经救上岸则一身衣服尽湿，乃晒衣挂于树上。时值深秋，金风送冷，因而感寒。请医诊治，曾用发汗之药，外感虽解，而变为喘息，撷肚耸肩，病情为剧。其父请中医高手服生石膏、杏仁、鲜枇杷叶、甜葶苈子等清肺、利气、平喘之药不效。经人介绍，专请刘老诊治。切其脉滑数，舌苔薄黄。

西医诊断：哮喘。

中医诊断：喘证（肺热壅盛）。

分析与辨证：肺喘一证，从外邪论有寒、热之分，从内因而言则有虚、实之不同。所以用麻杏甘膏汤，观之似易，而用之实难也。本证汗出而不恶风，则与表证无关；而又不见烦渴，则与里证无关。唯喘急一症为肺气所专司，故辨为肺热作喘而无疑。

治法：清热、宣肺、平喘。

方药：原方加麻黄 4g。

服 1 剂喘减，又服 1 剂而愈。

用药分析：刘老认为用生石膏清热凉肺，本为正治之法，然不用麻黄之治喘以解肺系之急，则石膏弗所能止。麻杏甘膏汤的病机是肺热作喘。肺金被热所伤，肺之合皮也，热则迫津外渗，症见汗出；邪热使肺之宣降失司则怫郁而喘；热证必见阳脉，如大、浮、数、动、滑也；舌质亦必红绛，而舌苔则必薄黄方为验也。

本方用麻黄配石膏，又大于一倍以上，则使麻黄宣肺平喘，石膏清热凉肺而相得益彰，自无助热伤津之弊；杏仁配麻黄，则宣中有降；甘草配石膏，则清中有补。此方如不用石膏而用芩、连苦寒沉降，则反碍肺气之宣；如不用麻黄之轻宣辛开，即使石膏之清、杏仁之降，因无宣开之药而无济于事也。麻黄治喘寒热咸宜，与干姜、细辛、五味子相配则治寒喘；与石膏、桑皮配伍则治热喘；与杏仁、薏苡仁相配则治湿喘。除心、肾之虚喘必须禁用外，余则无往而不利也。

（《刘渡舟临证验案精选》）

问题

1. 医案中的哪些信息要素是你诊疗中的重要依据？
2. 诊疗要素分别提示什么病机？
3. 为何外感解后，而喘发？
4. 哪种辨证方法更适合诊治该患者？
5. 谈谈你的辨证分析思路。
6. 为何服用石膏、杏仁等清肺平喘药无效。
7. 麻黄的作用是什么？
8. 请对比《伤寒论》《温病条辨》中麻杏石甘汤的相关条文。

参考答案

1. 患者有明确的外感风寒史，服药后外感已解，变为喘息，症见撷肚耸肩，就诊时脉滑数，舌苔薄黄。

2. 喘息见撷肚耸肩，提示肺气郁闭，宣降失司；药后外感已解，脉滑数，舌苔薄黄，提示病不在表，为里热证。

3. 外感风寒，卫气被郁，肺失宣降可引起喘证，但患者发病初起未见喘，外感解后而喘发，同时见到脉滑数、苔薄黄，提示患者喘证非由外感寒邪引起，而是寒邪入里化热，肺热壅盛所致。

4. 卫气营血辩证。八纲辨证、脏腑辨证、三焦辨证在本例中不能较好指导用药，故不予选择。

5. 患者外感风寒，入里化热，邪热壅肺，宣降失司故见喘证。脉滑数，苔薄黄，提示气分热证。

6. 气分无形之热应宣泄透散，单用石膏、杏仁、枇杷叶、葶苈子等，宣透力量不够，肺热不除，治疗无效。

7. 麻黄复肺宣降，配伍石膏以宣泄壅盛之热邪。

8. 《伤寒论》中麻杏石甘汤相关条文：

发汗后，不可更行桂枝汤。汗出而喘，无大热者，可与麻黄杏仁甘草石膏汤主之。

麻黄（四两，去节）　杏仁（五十个，去皮尖）　甘草（二两，炙）　石膏（半斤，碎，绵裹）

上四味，以水七升，先煮麻黄，减二升，去上沫，内诸药，煮取二升，去滓，温服一升。

下后，不可更行桂枝汤。若汗出而喘，无大热者，可与麻黄杏子甘草石膏汤。

《温病条辨》中麻杏石甘汤相关条文：

喘咳息促，吐稀涎，脉洪数，右大于左，喉哑，是为热饮，麻杏石甘汤主之。

《金匮》谓病痰饮者，当以温药和之。盖饮属阴邪，非温不化，故饮病当温者，十有八九，然当清者，亦有一二。如此证息促，知在上焦；涎稀，知非劳伤之咳，亦非火邪之但咳无痰而喉哑者可比；右大于左，纯然肺病，此乃饮邪隔拒，心火壅遏，肺气不能下达。音出于肺，金实不鸣。故以麻黄中空而达外，杏仁中实而降里，石膏辛淡性寒，质重而气清轻，合麻杏而宣气分之郁热，甘草之甘以缓急，补土以生金也。按此方，即大青龙之去桂枝、姜、枣者也。

麻杏石甘汤方（辛凉甘淡法）

麻黄（三钱，去节） 杏仁（三钱，去皮尖碾细） 石膏（三钱，碾） 甘草（二钱，炙）

水八杯，先煮麻黄，减二杯，去沫，纳诸药，煮取三杯，先服一杯，以喉亮为度。

二者相比，《伤寒论》方中麻黄与石膏比例为1：2，《温病条辨》方中麻黄与石膏比例为1：1，可知《伤寒论》方偏重于清肺热，《温病条辨》方偏重于解郁闭。临床使用时应审查肺热与郁闭之轻重，酌情调整麻黄与石膏的比例。

案例2 丁某，男，34岁。初诊日期：1986年3月31日。

主诉：发热，咳嗽，胸痛，咯铁锈色痰3日。症见高热不退，微恶寒，咳嗽气急，咯吐铁锈色痰，胸痛。

诊查：苔薄黄腻，脉滑数。体温40℃，两肺呼吸音粗糙，右肺可闻及中等水泡音。WBC 18.4×10^9/L，N 0.85，L 0.15。胸透提示右下肺大叶性肺炎。

西医诊断：大叶性肺炎。

治法：辛凉解表，清热宣肺。

处方：金银花15g，连翘15g，薄荷3g，麻黄5g，杏仁10g，石膏60g（先煎），黄芩10g，金荞麦30g，冬瓜子12g，桑白皮12g，郁金10g。

上方日服2剂，翌日体温稍降，恶寒消失。二诊调整处方后仍日进2剂。4月2日患者体温降至正常，咳吐铁锈色痰基本消失。守上方继进5剂，诸症消失。复查WBC 8.03×10^9/L，N 0.56，L 0.44，胸透示肺部炎性病灶基本吸收，病情告愈。

（《中国现代名中医医案精华》）

问题

1. 请明确中医诊断，并从卫气营血辨证的角度进行病机分析。

2. 试写出二诊治疗思路并猜测可能的加减用药。

参考答案

1. 中医诊断为风温。风热之邪外袭卫分，卫气被郁，则微恶寒；表证未解，化热入里，热壅肺经气分，则见高热、咳嗽气急、胸痛、咯吐铁锈色痰。舌脉为风温之邪入里化热，痰热阻肺之象。故本例辨证为邪热壅肺，卫气同病。

2. 本案为卫气同病之证，当以清宣凉散并用为治则，凉散以银翘散为主方，清宣以麻杏石甘汤为主方。患者初诊药后体温稍降，恶寒消失，说明表证已解，当以清热宣肺为主，再根据患者咳吐铁锈色痰、苔黄腻、脉滑数等症状加清热化痰之品。二诊参考用药仍以清热宣肺为主，原方去薄荷、麻黄，加知母10g，虎杖15g。

二、燥热伤肺

【实训要求】

1. 掌握燥热伤肺证的辨证要点及相应的治法方药。
2. 了解燥热伤肺证临床运用的注意事项。

【知识要点】

1. 临床表现

身热，干咳无痰或少痰，甚则痰中带血，气逆而喘，胸满胁痛，鼻咽干燥，心烦口渴，少气乏力，舌边尖红赤，苔薄白燥或薄黄燥，脉数。

2. 病机分析

此为燥热壅肺，损伤气阴之证。气分燥热炽盛，则身热、脉数；热灼阴伤则口渴、心烦；邪在肺，肺失清肃，则出现气逆咳喘；气机不畅，络脉阻滞则胸满胁痛；燥伤肺津，津液不布则干咳无痰、鼻咽干燥；舌边尖红赤，苔薄或白或黄而干燥，皆为燥热之象。以身热，干咳无痰或少痰，气逆而喘，鼻咽干燥，脉数苔燥为辨证要点。

3. 治法

清肺泄热，养阴润燥。

4. 方药

清燥救肺汤（《医门法律》）

煅石膏　冬桑叶　甘草　人参　胡麻仁　阿胶　麦冬　杏仁　枇杷叶

本方取桑叶辛凉轻清，宣透燥热；杏仁、枇杷叶宣肃肺气而止咳；石膏辛寒清泄肺热；阿胶、胡麻仁养液润燥；人参、麦冬、甘草益气生津。全方共奏清泄肺热，滋阴润燥之功。

5. 临证运用

若卫表尚有郁热，酌加连翘、牛蒡子等以透邪外出，并去阿胶以防恋邪；痰多者，可加瓜蒌、贝母以化痰；痰中带血者，可加侧柏叶、白茅根、仙鹤草等以凉血止血；胸满胁痛甚者，酌加丝瓜络、郁金、橘络等和络止痛。

【实训医案】

案例 1　张某，女，31 岁。

初诊：2 个月来阵发咳喘，夜间及晨起时重，咳唾白沫不爽或黄黏痰，且不易咯出，气短。X 线胸片未见明显异常，肺功能检查提示气道通气障碍，双肺可闻哮鸣音，未闻及湿性啰音。本院耳鼻喉科诊断为过敏性哮喘。舌苔微黄，脉细数。

西医诊断：过敏性哮喘。

中医诊断：喘证（燥热伤肺）。

分析与辨证：本证阵发咳喘，咳唾白沫不爽或黄黏痰，且不易咯出，气短，舌苔微黄，脉细数，符合燥热伤肺的特点。双肺可闻哮鸣音，未闻及湿性啰音证明呼吸道内痰涎量少，亦可作为参考。

治法：清热润燥。

方药：清燥救肺汤加减。

桑白皮 15g，桑叶 10g，杏仁 10g，沙参 15g，麦冬 12g，石斛 15g，生石膏 30g（先煎），阿胶珠 10g（烊化），黑芝麻 10g（杵），黛蛤散 15g（布包），枇杷叶 10g，芦根 30g，鱼腥草 30g，僵蚕 10g，全蝎 6g。

二诊：连服 21 剂，病情平稳，咳喘明显减轻，但活动后觉喉间有痰，舌脉同前。原方去僵蚕、全蝎，继服 21 剂。

三诊：病情好转，已不咳嗽，有时气短，大便干，2 日一次，掌心热，舌红，苔局部剥蚀，脉细数。

〔王诗雅，陈庆平.印会河教授运用清燥救肺汤经验介绍.中级医刊，1997，（10）：50–51.〕

问题

1. 一诊用药中为何使用僵蚕与全蝎？
2. 请根据三诊信息进行辨证及处方。

参考答案

1. 本案患者有阵发性哮喘，且来势迅猛。中医根据病情数变的特点，称风邪为患，当治风先治血，血行风自灭。故对此类疾患，应使用活血化瘀之品。僵蚕与全蝎均为活络通经、祛风开痹之药。次印会河教授临诊凡遇此类证候，常在清燥救肺汤的基础上加全蝎、僵蚕、地龙、蜈蚣、蝉衣等（每次 1 ～ 2 味）。

2. 便干为热病后阴津亏损，失于濡润。气短为肺阴受损，导致肺气宣发不利。苔剥、脉细皆为肺阴伤表现。前方去鱼腥草，加杏仁至 12g，加天冬 12g、生首乌 30g、瓜蒌皮 12g。

案例 2　姚某，女，35 岁，农民。1964 年 10 月 8 日初诊。

主诉：低热，微恶风寒，头痛，咳嗽咯红或痰中带血，咽鼻干燥，口渴，苔中黄边白，脉弦数。既往有咯血史。

西医诊断：咳嗽。

中医诊断：秋燥。

分析与辨证：湿去燥来，秋承夏后，余炎未息。患者旧有咯血史，本肺肾阴亏，感受温燥之邪，又由恚怒激动肝阳，木凌土而燥热刑金，风乘火势，血随阳气升腾。

治法：辛凉透泄。

处方：冬桑叶 6g，杏仁 9g，杭白菊 6g，浙贝母 9g，炒黄芩 6g，焦山栀 6g，荆芥 6g，淡豆豉 9g，枇杷叶 6g，冬瓜仁 9g，瓜蒌皮 9g，白薇 6g。2 剂。

二诊：患者头痛恶寒缓解，发热虽不甚，但咳呛、咯红或痰中带血未止。有阳胜阴负之疑，以戢肝阳，清肃肺金，冀待降潜，肺气清润，热可清解，咯红可疗。

处方：南沙参 9g，女贞子 6g，瓜蒌仁 9g，石斛 9g，牡丹皮 9g，生白芍 9g，墨旱莲 9g，阿胶 12g（蒲黄炒），真柿霜 4.5g，荆芥炭 6g，降香 3g，白石英 15g，嫩白薇 6g，碧玉散 12g（荷叶包煎）。3 剂。

三诊：患者咯血得止，咳嗽未除，脉见细数，舌苔少津，再拟清润肺金，宁嗽止咳。

处方：川贝母 6g（研粉吞服），南沙参 9g，杏仁 9g，前胡 6g，白薇 6g，海蛤壳 15g（青黛 1.5g 拌），瓜蒌仁 9g，姜竹茹 6g，天门冬 9g，桑白皮 6g，冬桑叶 4.5g，白雪梨 30g（切片入煎），五味子 4.5g。3 剂。

四诊：患者热清嗽宁，苔润脉和，温燥已解。但肺为娇脏，受燥邪所伤，须和养肺胃。

处方：太子参 12g，北沙参 12g，天冬、麦冬各 6g，川贝粉 6g（冲服），天花粉 9g，明玉竹 9g，葛根 6g，扁豆花 4.5g，白芍 10g，橘白 6g，川石斛 6g，生薏苡仁 12g。3 剂。

五诊：前方去太子参、川贝粉、扁豆花、白芍、石斛，加潞党参 12g，生晒术 9g，云茯苓 9g，怀山药、炒谷芽、炒麦芽各 9g。继服 4 剂，再养肺胃保安康。

［徐坤三 . 陈溥泉先生治疗温病验案 . 光明中医，1998，（2）：41-45.］

问题

1. 试从卫气营血辨证的角度进行病因病机分析。

2. 患者卫气同病，解表时用药应有何注意？

3. 初诊用药主要涉及哪些脏腑？试分析从这些脏腑入手用药的原因。

4. 二诊用药与初诊相比，发生了哪些变化？调整用药的原因是什么？

5. 试结合叶天士胃阴学说分析四、五诊用药特点。

参考答案

1. 根据病史，患者既往有咯血史，本为肺肾阴亏体质，此次感受燥邪而发病。就诊时症见低热、微恶风寒、头痛咳嗽，因燥邪外袭卫分，卫气被郁，肺气失宣所致；咽鼻干燥、口渴是燥伤津液的表现；素体阴亏又感燥邪，燥伤肺络故咯红、痰中带血。苔中黄边白、脉弦数提示燥热初传气分，故本例为燥热伤肺，卫气同病。

2. 燥邪最易伤阴，且患者有咯红、痰中带血的症状，解表用药须防助热伤津耗血，可用桑叶、菊花、薄荷、前胡、荆芥、淡豆豉等，并配合使用宣肺、养阴药物。

3. 初诊用药主要涉及肺、肝、胃 3 个脏腑。患者既往肺肾阴亏，此次感受燥邪后又加情绪波动，木火刑金故见咯红、痰中带血。就诊时卫气同病、表邪未解，用药应解表（桑叶、菊花、荆芥、淡豆豉）、理肺（杏仁、浙贝母、枇杷叶、瓜蒌皮）、平肝（桑叶、炒黄芩、焦栀子、白薇）。肝脏风火上逆，必伤中焦脾胃，欲降上逆之气火，须降阳明之气，缪希雍提出治疗吐血的"行血、补肝、降气"三大法即含此意。同时，胃为阳土，喜润恶燥，燥邪从口鼻入可伤胃阴；中焦为气血津液化生之源，胃阴能滋养肺阴，故本例中有针对胃腑的用药。枇杷叶、冬瓜子能降胃气；白薇苦咸寒，入肝、胃、肾经，又善入血分，可养肝胃之阴。

4. 二诊时表证已解，所以减去桑、菊、荆、豉；呛咳不止，仍有咯红、痰中带血，提示肝气肝火上逆、木火刑金未得缓解，因此二诊时加大养阴之力，并增加和血之品。牡丹皮、生白芍、墨旱莲、嫩白薇善能凉血平肝；荆芥炭收敛止血；降香入络理血，防止瘀血留滞；阿胶、白石英能补肺络而止血。

5. 叶天士认为脾胃二者生理病理上当有区别。胃为阳土，喜柔润而宜通；脾为阴土，喜刚燥而宜藏。若脾阳不足，胃有寒湿，应用东垣之法，温燥升运。若素体阳盛，或患燥热之证，或热病后期肺胃阴伤，出现虚痞不食、咽干烦渴、肌燥不寐、大便不通，叶天士认为应当养胃阴、降胃气，多用甘平或甘凉濡润之品。四、五诊中北沙参、天冬、麦冬、天花粉、玉竹、白芍、石斛、山药、茯苓等体现了濡养胃阴的思路。薏苡仁、扁豆花、橘白、炒谷芽、炒麦芽等，助运化又不会香燥伤阴，临床可参考使用。

三、肺热腑实

【实训要求】

1. 掌握肺热腑实证的辨证要点及相应的治法方药。
2. 了解肺热腑实证临床运用的注意事项。

【知识要点】

1. 临床表现
身热，痰涎壅盛，喘促不宁，腹满，便秘，苔黄腻或黄滑，脉右寸实大。

2. 病机分析
本证是肺经痰热壅阻，肠腑热结不通之肺肠并病之证。气分邪热不解则身热；痰热阻肺，肃降无权，致使痰涎壅盛，喘促不宁；阳明腑实热结，腑气不通则腹满、便秘；右脉实大，舌苔黄腻或黄滑为痰热征象。由于肺气不降则腑气难得下行，腑气不通则肺热无从外泄，所以本证实系肺与大肠之邪互相影响所致。痰喘、潮热、便秘为本证辨证要点。

3. 治法
宣肺化痰，泄热攻下。

4. 方药
宣白承气汤（《温病条辨》）

生石膏　生大黄　杏仁粉　瓜蒌皮

此上下同病，法当脏腑同治。方取白虎、承气方义相合而成。方中以生石膏清泄肺胃之热；杏仁、瓜蒌皮宣降肺气，化痰定喘；大黄攻下腑实。腑实得下，则肺热易清；肺气清肃，则腑气易通。所以本方为清热宣肺、泄热通腑、肺肠合治之剂。正如吴鞠通所说："以杏仁、石膏宣肺气之痹，以大黄逐肠胃之结，此脏腑合治法也。"因有宣肺通腑之效，故称宣白承气汤。

5. 临证运用

肺系感染性疾病在高热、咳喘的同时，常伴有便秘，清泄肺热佐加通腑，可提高疗效。若肺热炽盛，加黄芩、桑白皮、鱼腥草以清泄肺热；若痰涎壅盛，加浙贝母、瓜蒌皮、葶苈子以泻肺涤痰；如胸闷甚者，可加入郁金、枳壳以宽胸理气。若系燥热伤肺，肺津不布，燥干肠液，传导失司而成肺燥肠闭证，宜选用五仁橘皮汤（甜杏仁、松子仁、郁李仁、柏子仁、桃仁、橘皮）肃肺化痰，润肠通便。

【实训医案】

案例1　张某，女，42岁。初诊日期：1988年11月26日。

咳喘起自客冬，历时旬余而罢。1周前因感寒而发，病初恶寒发热，2日后热退，但咳喘未平，喘甚咳微，痰黄白相兼而黏稠，咯吐不爽，口干欲饮，胸痞，胃呆少纳，小溲黄，五日未更衣。脉象沉滑有力，舌红，苔黄而干且中心厚。西医诊断：哮喘。

［王少华 . 宣白承气汤运用经验 . 江苏中医，1990，（2）：28-29.］

问题

1. 请分析上证病机，予以辨证，并给出相应治法方药。

2. 请阐述本证的治疗要点。

参考答案

1. 本例初期寒束于肌表，邪客于肺，痰火壅阻肺窍，发为咳喘，而后表虽解而肺热未除，痰热壅肺，移热于腑，升降之气不利，为肺肠同病。热郁于肺，热灼津液则口干欲饮，炼液为痰，痰热壅肺则喘甚、痰黄白黏稠。痰热中阻则胸痞、胃呆少纳。肺与大肠相表里，肺气不降则腑气不行，热结于肠腑，则小便黄，大便五日未行。舌脉均为肺热腑实之征象。

中医诊断：冬温（痰热壅肺，移热于腑）。

治疗要点：宣肺化痰，泄热攻下。

方药：宣白承气汤加味。

生石膏30g，淡黄芩6g，桑白皮10g，光杏仁10g，瓜蒌皮10g，黄郁金10g，南沙参、北沙参各10g，锦纹大黄10g（后下），玉桔梗10g，炙地龙10g。2剂。另10mL竹沥水4支，早晚各服1支。

2. 本证治疗要点在于上下同治。不清其上，无以除肺热，不泄其下，何以通腑热？

以宣白承气汤清肺为主，又兼泄腑热，以作釜底抽薪之计，参以桔梗之升与杏仁之降，升降协调，肺气和利而喘定。

案例 2　袁某，女，7 岁。就诊日期：1993 年 11 月 15 日。

患儿咳嗽已有 1 个多月，时有气急，伴低热。近 10 天来病情渐重。曾在某医院诊断为支原体肺炎。服用抗生素及止咳化痰中成药等，但收效平平。遂来我院诊治。诊时见患儿咳嗽频作，咯黄痰，气粗气促，烦躁。腋下体温 39.1℃。纳差，口臭，小便色黄，大便干结难排，已有 4 日未行。患儿轻度腹胀，于左下腹可扪及便块。舌苔黄而干，脉滑数。

实验室检查：WBC 10.4×10^9/L，N 0.71，L 0.29，CAT＞1∶64。胸片显示双肺下叶呈云雾状阴影。听诊可闻及肺底部散在湿啰音。

治法：通腑宣肺，清气化痰。

处方：熟大黄 1.5g（后下），全瓜蒌 10g，生石膏 20g，黄芩 5g，前胡 5g，大贝母 5g，桔梗 3g，炒栀子 6g，茯苓 6g。5 剂。

［林玲 . 通腑宣肺治疗小儿支原体肺炎验案举隅 . 北京中医药大学学报，1994，（6）：18.］

问题

1. 根据患儿表现，其辨证类型为何？

2. 二诊时患儿服药后热势已退，咳、痰均大减，大便通畅，食欲好转。仍有轻咳，咯黄痰，舌红苔黄，脉滑略数。此时应如何治疗？

参考答案

1. 中医辨证：肺热腑实证。

痰热阻肺，肺与大肠相表里，肺热下行导致腑实内结，腑气不通，反之大肠中浊热上攻，又加重肺中痰热。

2. 此时腑气已通，肺热盛势已降，仍用清金化痰法。去熟大黄、生石膏，加桑白皮 5g。

四、热郁胸膈

【实训要求】

1. 掌握热郁胸膈证的辨证要点及相应的治法方药。

2. 了解热郁胸膈证临床运用的注意事项。

【知识要点】

1. 临床表现

身热不甚，心烦懊憹，起卧不安，甚或身热不已，面红目赤，胸膈灼热如焚，烦躁不安，唇焦，咽燥，口渴，口舌生疮，齿龈肿痛，或大便秘结，舌红，苔黄，脉滑数。

2. 病机分析

本证初起为上焦无形热盛，郁扰胸膈，故懊憹心烦；邪热初入气分，里热不甚，津液尚未大伤，故身热不甚，更无伤津口渴之症。若胸膈郁热不解，病情发展，势必燔灼充斥上下。邪热燔灼，熏蒸胸膈，故身热不已、面红目赤、胸膈灼热如焚；胸膈炽热扰心则烦躁不安；火热炎上，灼伤津液，故唇焦、咽燥、口渴、口舌生疮、齿龈肿痛；炽热及肠，腑失通降，故大便秘结；舌红、苔黄、脉滑数均为里热燔灼之象。身热不甚，心烦懊憹，或热甚，烦躁，胸膈灼热如焚为本证辨证要点。

3. 治法

清宣郁热或清泄膈热。

4. 方药

栀子豉汤（《伤寒论》）

栀子　豆豉

本证虽热在气分，但热势不甚，蕴郁胸膈，当"火郁发之"，治宜轻宣郁热。方中豆豉发而不烈，宣透胸膈郁热，兼以除烦；栀子味苦气轻，具流动之性，可清热除烦。二药配合，一清一宣，清中寓宣，使胸膈郁热得以轻清宣透。

凉膈散（《太平惠民和剂局方》）

大黄（酒浸）　芒硝　甘草　山栀子　薄荷　连翘　竹叶　黄芩（酒炒）　白蜜

胸膈郁热燔灼，充斥上下，应治以凉膈泄热，清上泻下。方中连翘、山栀子、黄芩、薄荷、竹叶清泄头面胸膈灼热以治上；大黄、芒硝通腑泄热，意在"以泻代清"而治中下；甘草、白蜜缓急润燥。诸药合用，共奏凉膈泄热、泻下清上之功。

5. 临证运用

如兼津伤口渴，加天花粉生津止渴；兼呕逆，加生姜、竹茹和胃降逆；若兼咳嗽，加杏仁、枇杷叶、牛蒡子宣肺止咳；如热甚加黄芩直折里热；热灼胸膈证不论有无便秘，均可使用凉膈散。如上中焦火毒炽盛，可加入生石膏、知母、黄连等以泻火解毒；如口渴、咽燥，可加入天花粉、芦根以生津止渴。如邪热炼津为痰，结于胸膈胃脘而见身热面赤、心下痞、按之痛者，可选用小陷胸加枳实汤（半夏、黄连、瓜蒌、枳实）辛开散结，苦寒降泄。

【实训医案】

案例 1　郑某，男，50岁。

初诊：时令当寒反温，咽干心烦，懊憹不安，夜寐欠佳，胸中闷闷不乐，连日来过食酒肉辛辣，昨日发热头晕，体温37.8℃。今诊两脉滑数有力，舌红且干，苔黄根厚浮黑，咽红肿痛，大便干结，小溲赤少，自觉灼热，舌疮作痛，唇焦破裂，面红目赤，有时憎寒，口干渴而思冷饮。

西医诊断：发热（原因待查）。

中医诊断：冬温。

处方：薄荷 1.5g（后下），黄芩 10g，炒栀子 6g，淡豆豉 10g，连翘 10g，前胡 6g，枳实 6g，瓜蒌仁 25g，元明粉 1.5g（冲），生大黄粉 1.5g（后下）。1 剂。

二诊：患者昨日服药 2～3 小时后，腹痛，大便畅通一次，小溲较多，夜间得小汗而睡眠甚佳，心烦懊侬皆减，体温 37℃，身热已退，憎寒亦除，口干渴饮皆轻，咽红减而肿痛亦止，舌红苔黄根部略厚，两脉弦滑仍有力，但数象已无。

处方：炒山栀 6g，淡豆豉 12g，蝉衣 6g，金银花 18g，竹叶 6g，炒枳壳 10g，黄芩 10g，瓜蒌仁 18g，焦三仙各 10g，大黄粉 1g，元明粉 1g（分两次冲）。2 剂。

三诊：患者服药后大便畅通 2 次，心烦懊侬已除，身热退净，憎寒止而时有口干，舌苔已化，根部略厚不多，咽部红肿皆止，脉象濡滑而有神。

处方：炒山栀 6g，淡豆豉 10g，净蝉衣 6g，竹叶、竹茹各 6g，炒枳壳 6g，大腹皮 10g，焦三仙各 10g，水红花子 10g，大黄 1g。

四诊：诸症悉除，二便如常，食眠已安，舌脉正常。上方去大黄，3 剂。辛辣腥荤续忌 1 周。

用药分析：治用栀豉轻宣郁热，硝黄微泄胃腑，得大便畅行，郁热顿解，而懊侬悉除矣。

《赵绍琴临证验案精选》

问题

1. 请分析本案例首诊的病因病机，并予以辨证、立法。

2. 二诊、三诊、四诊用药与初诊相比，突出了怎样的治疗思路？

参考答案

1. 冬令反温，感之者即病冬温。该患者恣食酒肉辛辣，肠胃积滞蕴热已久，故病发即传入阳明。温邪蕴热在里，热灼津伤；过食辛辣荤腻，胃肠积滞。热灼胸膈，故心烦懊侬；积滞不除，则阳明蕴热更甚。邪热熏蒸胸膈，则发热不已、面红目赤；火热炎上，灼伤津液，则咽红肿痛、口干思冷饮；热郁肉腐，则舌疮作痛、唇焦破裂；邪热下移大肠，与燥粪搏结，热盛灼津，则大便干结、小溲赤少。脉滑数有力，舌红而干，苔黄根厚浮黑均为阳明热盛腑实之象。应当辨为热郁胸膈证，治以凉膈泄热，兼以通腑。

2. 体现了疏调胃肠的治疗思路。本例二诊之温邪蕴热，肠胃积滞，药后虽减，但尚未除尽，因此在凉胸膈，兼以通腑的基础上增加焦三仙诸药以消积化滞，健运脾胃。三诊胃肠滞热已除，温邪蕴热亦解，仍用疏调胃肠法，以大腹皮、水红花子消食化滞，竹叶、竹茹和胃止呕。四诊去大黄，防止苦寒克伐脾胃太过。四次诊疗过程始终以疏调胃肠为不变之法，在二三四诊尤为突出，治疗阳明夹滞之温病，此可为镜矣。

案例 2　曹某，女，72 岁。

主诉：心烦懊侬 2 年，近来逐渐加重。刻下症见心烦苦不堪言，烦躁不安，脐部筑动，上冲于心，脘腹胀满，伴失眠，呕恶纳呆，大便不调，溺黄。舌尖红，苔腻，脉弦滑。

西医诊断：神经官能症。

中医诊断：郁证（火郁胸膈）。

分析与辨证：心烦懊侬、脘腹胀满为胸膈气机不通之象，加之溺黄，舌红，辨为火郁胸膈证。

（《刘渡舟临证验案精选》）

问题

请根据病史资料确定治法与方药？

参考答案

治法：清宣郁热，下气除满。

参考方药：栀子 14g，枳实 10g，厚朴 15g。

原案记述，患者服上方 7 剂后，诸症大减，转用柴芩温胆汤合栀子厚朴汤而愈。栀子厚朴汤出自《伤寒论》，其药物组成为栀子、枳实、厚朴，主治伤寒下后，心烦腹满，卧起不安者。亦可治黄疸。症见口苦，舌质红，苔薄黄，脉数，或见烦躁不安，或呕吐，或腹痛，或大便干结，或小便短赤等。本案为热壅气滞所致，二诊用柴芩温胆汤，有清胆和胃、理气化痰、辛开苦降、调理气机之效。

五、阳明热炽

【实训要求】

1. 掌握阳明热炽证的辨证要点及相应的治法方药。
2. 了解阳明热炽证临床运用的注意事项。

【知识要点】

1. 临床表现

壮热，不恶寒反恶热，面赤，多汗，心烦，渴喜凉饮，舌质红，苔黄燥，脉洪大有力。

2. 病机分析

本证为邪正剧争，热炽伤津之证。胃经多气多血，邪热入里，正邪剧烈交争，里热蒸腾，发越内外，故壮热，面赤，不恶寒反恶热；热迫津液外泄则多汗；里热伤津、汗多失津，引水自救故口渴引饮；热扰心神则心烦；舌红，苔黄燥，脉洪大有力为里热炽盛之征。壮热，多汗，渴饮，脉洪大为本证辨证要点。

3. 治法

清热生津。

4. 方药

白虎汤（《伤寒论》）

生石膏　知母　生甘草　粳米

由于本证病理特点为里热蒸腾，热炽津伤，治疗当因势利导，清泄宣透，施以"辛凉重剂"白虎汤。方以石膏性味辛寒，入肺胃二经，辛能宣透，寒可清泄，清热解肌，达热出表，除气分高热；知母苦寒而性润，入肺胃二经，清热养阴，知母配石膏，可增强清热止渴除烦之力；生甘草泻火解毒，配粳米可护养胃气，配石膏甘寒生津，祛邪而不伤正。四药配伍，共奏清热生津之功效。白虎汤虽为气分热炽良剂，但药专力猛，临证时应慎重使用。吴鞠通提出白虎汤的使用禁忌可作参考："白虎本为达热出表，若其人脉浮弦而细者，不可与也；脉沉者不可与也；不渴者，不可与也；汗不出者，不可与也。常须识此，勿令误也。"凡表邪未解、里热未甚者，一般不宜使用白虎汤；至于里热盛而兼有表证或里虚阴伤者，可依据病情加减使用。

5. 临证运用

如兼肺热咳痰，可加入杏仁、瓜蒌皮、金银花、鱼腥草以清肺化痰；若火炽津伤者，症见高热、小便短涩不利、口渴无汗、苔黄燥苍老，可用冬地三黄汤（麦冬、细生地、玄参、黄连、黄芩、黄柏、银花露、苇根汁、生甘草）清热泻火，甘苦化阴；若气分燥热炽盛，波及营血，扰动心神，而见身热、烦渴、斑疹出血、苔黄舌绛者，宜用白虎加生地汤（生石膏、知母、生甘草、粳米、生地黄）以清气凉血养阴；若气热引动肝风，症见高热、烦渴、痉厥、脉弦数，可配伍羚羊角、钩藤、菊花等以凉肝息风；如热扰神明而谵语，加水牛角、连翘、竹叶卷心、莲子心以泄热清心。

叶天士云："夏暑发自阳明。"暑热初起，阳明热盛而兼有津气耗伤，宜方用白虎加人参汤；若暑伤津气明显，身热、体倦少气、脉虚无力者，方用王氏清暑益气汤（西洋参、石斛、麦冬、黄连、竹叶、荷梗、知母、甘草、粳米、西瓜翠衣）清涤暑热，益气生津；如汗出不止，津气欲脱者，症见大汗不止，气短喘喝，脉虚欲绝或散大无根，应方用生脉散（人参、麦冬、五味子）补气敛津，生脉固脱；若汗出过多，阳气将脱，症见冷汗淋漓，四肢厥冷，脉微欲绝，神志不清，是属亡阳危象，应于生脉散中加附子以回阳固脱，亦可改用参附汤加龙骨、牡蛎以益气回阳，敛汗固脱。

【经典诵读】

"风温证，身热自汗，面赤神迷，身重难转侧，多眠睡，鼻鼾，语难出，脉数者，温邪内逼，阳明精液劫夺，神机不运。用石膏、知母、麦冬、半夏、竹叶、甘草之属，泄热救津。"（《温热经纬》）

【实训医案】

案例1 胡某，女，52 岁。

初诊：患者因重症肌无力住院半年，西药每日注射新斯的明 2 次，中药出入于八珍汤、十全大补汤之间。4 日前突然发热，体温 38.5℃，致病情迅速恶化，每次吃饭前必须加注 1 次新斯的明，否则不能坚持将饭顺利吃下。因虑其呼吸肌麻痹而致衰竭，已准备向外院借用铁肺备急。由于患者体温持续上升，病情难以控制，遂请全院老大夫共同会诊。患者面色萎黄，形体消瘦，精神不振，舌胖苔白糙老且干，两脉虚濡而数，按之细弦且数。自述心烦梦多，小溲色黄，大便 2 日未行，身热颇壮，体温 39.4℃，已从协和医院借来铁肺准备抢救。会诊时，诸医皆认为该患者气血大虚，必须甘温以除大热。赵师问曰："前服参、芪、桂、附诸药皆甘温也，何其不见效？"诸医又曰："原方力量太小，应增加剂量。"赵师曰："个人看法，虽属虚人，也能生实病，此所说实病，包括新感病、传染病或其他实证。"为慎重起见，先请经治医生用冰箱冷水少少与之，患者非常喜饮，又多给了一些，患者仍想多喝，将 1 杯（约 300mL）喝完，患者说"我还想喝"，遂又给约 300mL。饮毕自觉头身有小汗出，心情愉快，即时安睡。

西医诊断：重症肌无力。

中医诊断：春温（阳明热盛）。

分析与辨证：赵师认为，患者素体气血不足，用甘温补中，本属对证。但目前非本虚为主，乃标热为主，暮春患此，当从春温治之。如是虚热，患者何能饮冰水 600mL，且饮后小汗出而入睡？根据其舌胖苔白糙老且干，两脉虚濡而数，按之细弦且数，心烦梦多，溲黄便秘，断定是阳明气分之热，故改用白虎汤。病有标本，宿疾为本，新病为标。宿疾虽虚，新病未必亦虚，反之亦然，故不可一例而视之。虽是虚人，亦可患实证。此患者素服八珍汤、十全大补汤等甘温之剂，此治其重症肌无力，原属对证。然其暮春患感，陡然高热，脉舌症皆显热象，岂可以虚热对待。虽前贤有甘温除大热之法，然其可治内伤虚热，不能退外感之实热。故虽从医皆曰可补，独先生能力排众议，坚请用清。若无定见于胸中，宁不随波逐流以免涉险乎？诊为阳明白虎证，投以白虎汤原方，立见功效。昔薛立斋氏尝以口唇冷热为判定寒热真假之标志，信非虚言矣。

治法：清泄阳明。

方药：生石膏 25g，生甘草 10g，知母 10g，粳米 60g。煎 100mL，分 2 次服，1 剂。

二诊：昨服白虎汤后，夜间汗出身热已退，体温 37℃，两脉虚濡而滑，按之细弱，弦数之象已无。患者今日精神甚佳，食欲亦增，心烦减而夜寐甚安，大便已通，小溲甚畅，舌胖苔已滑润。

三诊：患者服药后体温 36.5℃，精神益佳，食眠均安。脉象濡软，舌胖质淡红，苔薄白且润。余热尽退，已无复燃之虞。仍由经治大夫按原治疗方案治疗原发病可也。

（《赵绍琴临证验案精选》）

问题

1. 本例判断患者寒热虚实的关键症状为何？对于临床诊断辨证有何启示？

2. 请根据二诊信息，写出善后调理的治则及用药。

参考答案

1. 喜饮冷水，饮后小汗出而入睡，提示患者系实热。如果系实热，则必喜冷饮，若属虚热，则必不喜冷饮，以冷水试饮法，虚实立判。

2. 二诊患者两脉虚濡而滑，按之细弱，弦数之象已无。说明邪热已去，热病汗后气阴不足之象已显。当用甘寒生津益气法。

参考处方：生石膏 12g，沙参 10g，麦冬 10g，生甘草 10g，知母 3g。

案例 2 杨某，42 岁。初诊日期：1979 年 1 月 2 日。

主诉：发热，口大渴，恶热，汗出 3 日。

诊查：病者袒胸卧，床无帷帐，身热气粗，遍身汗如雨淋，脉洪大而数，舌薄黄无苔垢。

西医诊断：发热（原因待查）。

中医诊断：发热（阳明热盛）。

分析与辨证：大热、大渴、大汗、脉洪大，此即仲景《伤寒论》之阳明热病也。但病在经而不在腑，邪在气而不在营，风雪严寒中，见此大寒大热之证，其人阳气素盛，邪气向外而欲自解也。

（《中国现代名中医医案精华》）

问题

请写出本案治法、方药。

参考答案

患者邪热既盛，汗泄又多，津液大为损耗，故在透邪外出的基础上仍应注重顾护阴津。

治法要点：清热养阴生津。

参考处方：生石膏三两（研细），生甘草一两，天花粉三钱，麦冬三钱，肥知母三钱，香粳米三钱，大竹叶三钱。

案例 3 蒋某，女，48 岁。初诊日期：1991 年 6 月 29 日。

主诉：发热两月余，体温波动在 38℃ 左右，收内科住院治疗。经反复检查，均未发现阳性体征。近一周持续高热达 39℃，伴全身无力、头痛、口渴欲饮、烦躁不安、汗出、四肢发凉、小便短赤。

诊查：体温 38.9℃，精神疲惫，面黄，形体消瘦，汗出蒸腾，手足厥冷，苔白干涩少津，脉沉细而虚数。

　　西医诊断：发热（原因待查）。

　　中医诊断：发热（阳明热盛，气阴不足）。

　　分析与辨证：高热不恶寒为热入气分之象，病情迁延，热邪伤津耗气而致神疲、消瘦、汗出。舌脉为气阴亏虚，邪热内留的表现。

　　治法要点：清温泄热，益气生津。

　　处方：生石膏 40g，肥知母 30g，粳米 30g，生地黄 30g，玄参 30g，生鳖甲 30g，青蒿 20g，地骨皮 30g，木通 10g，西洋参 10g，甘草 10g。3 剂，日服 1 剂。

　　二诊：患者服药后体温下降至 37.3℃，心烦、口渴等症均减，原方继服 3 剂。

　　三诊：患者服药 6 剂后，体温正常，面有华色，精神转佳，小便转清，汗出极微，心已不烦，继以清热养阴之剂调理月余而安。

　　用药分析：本案所见发热、口渴欲饮、烦躁、苔白干涩少津，均属病在阳明气分之征。邪热过盛，不能外达而致四肢厥冷，脉反沉细，皆因温病日久，气阴两虚所致。

　　　　　　（杨浩观. 白虎加人参汤加减治愈发热重症一例. 人卫中医助手）

问题

　　1. 患者为何出现手足厥冷与脉沉细？

　　2. 吴鞠通提出白虎汤使用禁忌中有"脉沉者，不可与也"一条，本例患者可否使用白虎汤？为什么？

　　3. 患者气阴两伤，小便短赤，为何还要使用有利尿作用的木通？

参考答案

　　1. 患者高热、头痛、口渴、烦躁、小便短赤，无恶寒表证，亦未见热入营血分证候，可知热在气分。气分热盛，阳气被郁不能布达四肢，故见手足厥冷。患者发热两月余，大热汗出，耗伤气阴，故见全身无力、身疲、形体消瘦、苔白干涩少津，脉沉细而虚数。

　　2. 吴鞠通所说白虎汤"脉沉者，不可与也"有两重含义。白虎汤为辛凉重剂，能宣泄阳明气分无形大热。若脉沉实有力，是阳明里实已成，当用下法而非白虎汤；若脉沉而无力，见大热烦渴、手足厥冷，恐是虚阳外越、真寒假热，不可用白虎汤。今患者小便短赤，可知非虚阳外越。舌苔干涩少津、脉沉细而虚数，是发热日久、气阴耗伤所致。患者气分热证明确，可用白虎汤治疗，还需要配伍益气养阴药物使用。

　　3. 木通可引热从小便而出，少量木通与大量甘寒养阴药物配伍使用，可导热外出而不伤阴。

六、热结肠腑

【实训要求】

1. 掌握热结肠腑证的辨证要点及相应的治法方药。
2. 了解热结肠腑证临床运用的注意事项。

【知识要点】

1. 临床表现

日晡潮热，大便秘结或纯利清水，腹满硬痛，或时有神昏谵语，舌苔焦燥或起芒刺，脉沉实有力。

2. 病机分析

本证多由肺经邪热不解，传入胃肠，与肠中积滞互结而致。里热熏蒸，热结腑实已成，故日晡潮热；腑气不通，里实壅塞，浊气上扰神明，则时有谵语；邪热与肠中糟粕相结，传导失常，故大便秘结不通；亦有因燥屎内结，热迫津液下注，以致粪水从旁而下，纯利稀水，称为"热结旁流"；无论便秘不通或热结旁流，总因肠中有燥屎停滞，肠腑气滞，故腹胀硬痛，或按之作痛。苔焦燥或灰黑而燥或起芒刺，脉沉实有力，均为里热成实之象。日晡潮热，大便秘结或热结旁流，腹满硬痛，舌苔焦燥，脉沉实有力为本证辨证要点。

3. 治法

攻下软坚泄热。

4. 方药

调胃承气汤（《伤寒论》）

炙甘草　芒硝　大黄

方中以大黄苦寒攻下泄热；芒硝咸寒软坚润燥；炙甘草缓硝黄之峻，其留中缓下，使燥结郁热俱可缓缓而下。三药合用，可使胃肠郁热积滞从下得解。温病与伤寒阳明腑实证均用下法，但具体应用特点不同。温为阳邪，本已伤津，故不可用枳实、厚朴之温燥，恐更伤津，多不用大、小承气，而只用硝黄泄热软坚，并以甘草缓之，用调胃承气汤为攻下之主方。

5. 临证运用

若腑实兼小肠热盛，症见身热便秘、小便短赤，以"二肠合治"法，方用导赤承气汤（赤芍、生地黄、大黄、黄连、黄柏、芒硝）攻下热结，清泻火腑；如腑实兼热闭心包，症见身热便秘、神昏舌謇，方用牛黄承气汤（生大黄粉调服安宫牛黄丸）攻下热结，清心开窍；若腑实兼阴液亏损，症见身热便秘、口干咽燥、舌苔焦燥，治以增液承气汤（大黄、芒硝、生地黄、麦冬、玄参）攻下燥结，滋阴增液；如腑实兼气液两亏，症见大便秘结、口燥咽干、倦怠少气、苔焦脉弱，治以新加黄龙汤（大黄、芒硝、麦冬、生地黄、玄参、人参、甘草、姜汁、海参、当归）攻下燥结，补益气阴。

【实训医案】

案例 1 李某，19 岁。

初诊：四月病伤寒九日，医作阴证治之，与附子理中丸数服，其证增剧。更医又作阳证，议论差互，不敢服药，决疑于罗。今诊其脉沉数，得六七至，夜叫呼不绝，全不睡，又喜饮冷冰水，阳证悉具。

中医诊断：伤寒（阳明腑实）。

分析与辨证：坐有数人，罗不欲直言其证，但细为分解，使自度之。凡阳证者，身须大热而手足不厥，卧则坦然，起则有力，不恶寒，反恶热，不呕不泻，渴而饮水，烦躁不得卧，能食而多语，其脉浮而数者，阳证也。凡阴证者，身不热而手足厥冷，恶寒倦卧，恶闻人声，或自引衣盖，不烦渴，不饮食，小便自利，大便反快，其脉沉细而迟者，阴也。三日不见大便，宜急下。

治法：通下腑实。

方药：酒煨大黄18g，炙甘草6g，芒硝15g。煎服。

至夕，下数行，燥屎二十余块，是夜大汗出。明日又往视之，身凉脉静矣。

（《伤寒名医验案精选》）

问题

1. "热结肠腑"主要表现出哪些症状？
2. 患者出现的神志异常表现为什么？病机为何？

参考答案

1. 三日不大便，夜间呼叫不绝，喜饮冷冰水等。
2. 表现为夜叫呼不绝，全不睡。病机为热邪结于肠腑，上扰心神。

案例 2 庞某，女，80 岁。

主诉：素嗜鸦片烟已30余载，经常便秘，大便7～8日一行。自4月28日感受风温邪气，身热咳嗽，咽红肿痛，经中西医治疗10天未见好转。目前身热未退，体温38.3℃，两脉细弦小滑，按之细数，头晕心烦，身热腹满，口干唇焦，咽干微痛，舌苔黄厚干燥，焦黑有裂纹，精神萎靡，一身乏力。

西医诊断：重感冒。

中医诊断：春温。

分析与辨证：老年阴分素亏，久吸鸦片，虚火更甚，津液早亏，病温将及半月，阴液更伤。老年正气不足，热结阴伤，燥屎内结。舌象乃正气大虚，邪热亢盛之象。

治法：急攻其邪以祛其热，扶其气分防止虚脱。

处方：仿新加黄龙汤。

鲜生地黄 60g，生甘草 10g，玄参 25g，麦冬 15g，赤芍、白芍各 25g，当归 10g，生大黄末 1.2g（冲服），元明粉 1.5g（冲服），人参 25g（另煎兑入）。1 剂。

服药约 2 个小时，俟腹中有动静，或转矢气者，为欲便也。在便前另服已煎好之人参汤 25g，西洋参粉 4.5g，调匀分服，再去厕所，以防虚脱。

服汤药后约 2 小时，腹中痛，意欲大便，即先服人参汤送西洋参 4.5g，再去排便，数分钟后，大便畅解甚多，患者微觉气短，又服人参汤少许，即复入睡。

二诊：昨服新加黄龙汤，大便已通，未出现虚脱症状，这是在气阴两虚之人身上用攻补兼施方法成功的例证。药后患者静睡通宵，今诊两脉细数无力，身热已退净，体温 36.7℃，腹满头晕心烦皆减，舌苔焦黑干裂已除，仍属黄厚近焦，自觉一身疲惫异常。老年病温已久，重伤津液，一时难以恢复，治宜甘寒育阴以折虚热，甘微温益气兼扶中阴，饮食寒暖，皆宜小心。

处方：海参片 15g（先煎），沙参 30g，玄参 30g，麦冬 25g，黄精 25g，鲜石斛 30g，生白芍 30g，生地黄、熟地黄各 25g，西洋参粉 10g。

分 3 次药汁服下，3 剂。

三诊：患者服甘寒育阴兼扶脾胃之后，近几天来，精神渐复，饮食渐增，昨日（19日）又解一次大便，初硬而后调，舌苔已化，根部略厚，两脉细弱小滑。年已八旬，气阴早亏，又嗜鸦片，阴液消耗过甚，病温半月，正气虚损过度，再以育阴养荣，调理脾胃。前方继进 3 剂。

四诊：患者精神恢复接近正常，已能下地活动，胃纳渐开，夜寐亦安，面色已润泽，舌苔基本正常。嘱其每日进薏米百合粥，午服山药粥，晚吃桂圆肉汤，调养半月而愈。

用药分析：本案为老年重病，邪热内结，正气大伤，故以攻补兼施之黄龙汤以求拯救危亡之证。

（《赵绍琴临床经验辑要》）

问题

1. 本例患者便秘的原因是什么？便秘与此次外感有何联系？治疗时应如何立法选方用药？

2. 二诊与初诊相比，用药有什么变化？为何做这样的调整？

3. 滋阴治疗有什么特点？

参考答案

1. 本例患者年已 80 岁，有 30 余年吸食鸦片史，阴精耗损，毒热内生，故经常便秘。毒热内蕴，复感温邪，加之年高体弱，所以热盛阴伤的症状明显，故身热咳嗽，咽红肿痛，口干唇焦，舌苔黄厚干燥，焦黑有裂纹；热伤气阴，故脉细数，精神萎靡，一身乏力。舌苔黄厚干燥，焦黑有裂纹，表明阴伤严重，治疗时应着重甘寒养阴、通便泄热，使用通便药需配伍补气药，以防气随便脱，可用新加黄龙汤加减。

2. 二诊时大便通，热已退，故减去初诊所用大黄。初诊时脉象细弦小滑，按之细数，服药后反见两脉细数无力，说明此前是邪热炽盛，鼓动气血，所以显出相对有力的脉象。服药后热邪消退，内伤明显，所以见到气阴两伤的本证所表现的细数无力脉。患者因常年吸食鸦片，阴分早已亏损，加之外感温邪，发热将近半月，阴液耗伤更加严重，所以二诊时着重滋补阴液。以甘寒、咸寒组方，使用了诸多富含汁液的药物。同时，西洋参可以扶助中焦之气，以帮助养阴药物的运化吸收。

3. 阴液易伤而难补，需长期服药，以缓图之。本例患者所幸中焦脾胃功能尚可，否则甘寒滋阴药物服用后也难以起效。若患者中焦脾胃功能不佳，可先予莲子肉、茯苓、芡实、生山药、白芍、生甘草、西洋参等清淡药味调理，脾胃恢复后再用甘寒、咸寒滋阴。

案例 3　刘式聪乃室，年逾四十，体强，住西乡石牛。

初患温热，又复生产，而现但热不寒，舌黑口渴，两耳无闻，腹痛胸满，大便旬余不解。脉左手沉数，右手沉实。

中医诊断：风温（气血亏虚，阳明热结）。

分析与辨证：脉症合参，此手足阳明实热症也。口渴舌黑，邪火内焚者，火极似水也。大便闭，耳无闻者，热蒸清窍也。夫胃气以下行为顺，今为邪热蕴结，失其下行之效用，遂致腹痛胸满。病已结热在里，非下夺决无生理，勿守丹溪产后以大补气血为主之诫，宜遵景岳产后有火，不得不清，有内伤停滞，不得不开通之训。俟下后病退，再服调补之剂。

治法：急则治标，仿仲景治产后实热例，用大承气汤以夺其邪。下后，即用归、芍、地以养其血，元、麦、生草以滋其液，治分标本先后，庶无实实虚虚之弊。

处方：生锦纹三钱，芒硝钱半，川朴一钱，枳实一钱。

水六杯，先煮枳、朴，后纳硝、黄，煮取三杯，分二次服，一剂知，即勿服。

又方：当归身三钱，大生地四钱，生白芍三钱，玄参钱半，破麦冬三钱，生甘草八分。

一日大便利，耳能闻，舌黑退，胸腹舒，改服次方，旬余就痊。

用药分析：此妇人虽有阳明腑实证，但正值产后，气血均虚，不能苦寒直下，故加入当归、生地黄、白芍以养血，玄参、麦冬、甘草以增液，取增液承气汤之义，可见在运用下法时，应考虑患者之体质强弱，对成方进行化裁，方为下之全法。

（《全国名医验案类编》）

问题

1. 热结肠腑是如何形成的？

2. 如何理解"庶无虚虚实实之弊"？

参考答案

1.患者先患温热，后又生产，气血不足，阴虚内耗，邪热深入阳明，形成实证。

2.虚虚，使虚者更虚，过度使用泻法。实实，使实者更实，使用不当的补法。在治疗过程中，避免使实的病证加重，使虚弱的身体更加虚弱。

案例4 沈某，男，23岁。初诊日期：1979年5月19日。

主诉：于本月8日起恶寒发热，体温39～40℃，曾在某卫生院治疗，高热持续不降，后转来我院。高热持续不解已11天。两臂疼痛，胸满闷，右胁作痛，腹胀，大便已6日不解。

诊查：体温38.9℃，面红气粗，四肢逆冷，汗出湿衣，脉弦数，舌苔黄腻。WBC 15.5×10^9/L，N 0.79，L 0.21。

西医诊断：感染性发热。

中医诊断：发热（热结阳明）。

分析与辨证：邪陷阳明，痞、满、燥、实四症俱现，为阳明腑病，热结燥屎之候。

治法：泄热通便。

处方：制川厚朴4.5g，焦枳壳6g，焦瓜蒌15g，川黄连3g，制半夏6g，川黄芩6g，广陈皮6g，赤茯苓12g，丝瓜络9g，杭白芍9g，焙车前子（包煎）12g，生川大黄9g（后下）。

5月20日二诊：患者服药1剂后，肠鸣、腹泻2次，排出粪便颇多，兼有异常臭气，热毒得以下行。体温37.6℃，且逐渐下降，腹满、腹胀已减轻，精神好转，舌苔渐化，脉仍带弦象。WBC 13×10^9/L，N 0.82，L 0.18。胃肠湿热未清，仍以前法化裁治之。

处方同前，改生大黄为6g，再服2剂。

5月22日三诊：患者服药后腑气得畅，体温36.6℃，大汗已止，肢体活动自如，继投以调理之剂，于5月30日痊愈出院。

用药分析：患者高热十余日，大汗淋漓，四肢逆冷，便结六日，苔黄腻，虽属大承气汤证，然患者体力消耗殊甚，大下之后，防生变证，改用小承气汤加味，微和胃气，又泄热毒，勿令大泻，收到良好疗效。

（《中国现代名中医医案精华》）

问题

1.患者为何出现两臂疼痛、胸满闷及四肢逆冷？

2.患者处方是否可使用大承气汤？为什么？

3.本例处方是由什么方剂组成？为什么这样组方？

4.为何说"胃肠湿热未清"？继续使用下法有什么注意事项？

参考答案

1.患者高热不退，腹胀胁痛，大便不通，脉弦数，舌苔黄腻，是热结阳明大肠的表现。手阳明大肠经及经筋循行均经过两臂，故热结阳明大肠时可见到两臂疼痛。患者高热日久，灼津生痰，痰热互结于胸脘，故见胸满闷。患者热结于内，表里气机不畅，故四肢逆冷，这属于热深厥深的表现。

2. 从舌脉表现来看，患者虽属热结阳明，但并不是单纯热邪致病，其实是由湿热邪气所引起。故不能单纯使用泄热通便，应联合使用清热利湿法。同时患者高热已十一日，虽未见精神倦怠，正气必有损耗，不宜使用大承气汤峻下，以免变生意外。

3. 本例处方由小承气汤、小陷胸汤加清热利湿药物组成。由舌脉可知患者是湿热结于阳明，既有胃脘痰热互结，又有大肠湿热阻滞，故用小陷胸汤化痰开结，小承气汤加清热利湿药物攻下湿热。丝瓜络利湿通络，于湿热阻滞颇为适用。

4. 患者虽然热退，但舌苔未化尽，脉仍带弦象（湿阻气机），且排便时为腹泻，所以说胃肠湿热未清。关于湿热病的下法，《温热论》云："伤寒热邪在里，劫烁津液，下之宜猛；此多湿热内搏，下之宜轻。伤寒大便溏，为邪已尽，不可再下；湿温病大便溏，为邪未尽，必大便硬，乃为无湿。"故二诊时减少生大黄的用量，并应密切关注患者排便情况，适时调整方药。

七、肠热下利

【实训要求】

1. 掌握肠热下利证的辨证要点及相应的治法方药。
2. 了解肠热下利证临床运用的注意事项。

【知识要点】

1. 临床表现

身热，下利稀便，色黄秽臭，肛门灼热，咳嗽，胸脘烦热，口渴，苔黄，脉数。

2. 病机分析

肺与大肠相表里，胃与肠相连属，肺胃邪热不从外解，又不内结成实，而迫注大肠，故下利稀便、色黄秽臭、肛门灼热；邪热在肺，则见身热、咳嗽；邪热在胃，而胸脘烦热、口渴；苔黄、脉数为里热之征。身热下利，苔黄脉数为本证辨证要点。

3. 治法

清热止利。

4. 方药

葛根芩连汤（《伤寒论》）

葛根　黄连　黄芩　炙甘草

本方以葛根轻清升发，升脾气而布津液，以止泻利；用苦燥之黄芩、黄连清热燥湿坚阴，使热不下迫、液不下注，则利可止；炙甘草甘缓和中，调和诸药。诸药配伍，则清热理肠，和中止利。本方并无收涩之品，而获止利之效。正如陈平伯说："温邪内逼，下注大肠则下利。治之者，宜清泄温邪，不必专于治利。"

5. 临证运用

如恶心呕吐，加半夏、姜竹茹以和胃降逆止呕；腹痛较重，加白芍、木香行气和营止痛；若下利赤白，加白头翁、败酱草以清热解毒，凉血止痢；肺热较甚，加桑叶、金银花以清宣肺热；胃热较甚，加生石膏、知母、竹茹以清泄胃热。如肺中燥热下移大肠，见咳嗽痰少黏，甚至咳痰带血，胸胁疼痛，腹部灼热，大便泄泻，舌红苔黄干，脉数者，宜选用阿胶黄芩汤（阿胶、黄芩、甜杏仁、生桑皮、白芍、鲜车前草、生甘草、甘蔗梢）以润肺清肠。

【实训医案】

陈某，女，58岁。

初诊：初起发热恶寒，体温 38～39℃，汗出，时有恶心。2 天后开始神志不清，烦躁谵语，颈部有抵抗，查脑脊液 WBC $23\times10^6/L$，M $9\times10^6/L$。入院即予常规抗生素治疗，第 3 天开始腹泻，便培养金黄色葡萄球菌，诊为乙脑并发剥脱性肠炎。治疗无效，并产生霉菌，遂邀赵师会诊。一诊见身热不退，神识昏沉，大便作泄，色黄气臭，小便黄，唇燥，舌绛龟裂，苔焦黄，脉细数。

西医诊断：乙脑并发剥脱性肠炎。

中医诊断：泄泻（暑热夹湿，肠热下利）。

分析与辨证：此为暑热久蕴入营，蒙蔽心包，且积滞互阻，湿热下迫。气热复炽，营阴已伤。

治法：清营养阴，开窍透热。

方药：葛根 45g，黄芩 9g，黄连 4.5g，甘草 3g，生石膏 30g，竹茹 6g，石菖蒲 45g，郁金 6g，鲜石斛 15g，紫雪丹 3g（分服）。2 剂。

二诊：药后热退泄止，神志转清，溲黄，舌干红，苔已渐化，脉弦滑略数。以扶正养阳，清泄余热而愈。

用药分析：本证为乙脑重证并发剥脱性肠炎，属中医暑热夹湿。暑热久蕴，营阴已伤。热势深重，蒸湿炼液为痰，蒙蔽心包，且气热炽盛，积滞互阻，湿热下迫。上有内窍堵闭，下有湿热阻滞于肠，气机不畅；又因气热复炽，热邪源源不断由气直涌营中。故以生石膏清气热，葛根芩连汤清利肠热，石菖蒲、郁金配紫雪丹清心涤痰开窍，排除造成营热不能外达的原因，使气机通畅，开营热外达之路。服后热退，泄止神清，为营热外透。舌干红溲黄，为营阴既伤，余热未清，故以养阴清泄余热法而愈。此为以透热转气法救治暑温神昏重证。

（《赵绍琴临证验案精选》）

问题

1. 试从卫气营血辨证的角度对本例进行分析。

2. 本例方药如何体现"透热转气"？

参考答案

1. 患者出现身热、烦躁谵语、神识昏沉、舌绛、脉细数等症状，提示热入营分。同时可见大便作泄、色黄气臭、小便黄、苔焦黄，提示气分仍有湿热邪气，并有阴伤表现（舌龟裂），故本例为气营同病，气分湿热未尽，营分热显阴伤。

2. 叶天士提出"在卫汗之可也，到气才可清气，入营犹可透热转气"，指出营分热邪须转入气分再行清热，否则继续深入血分则致病重。若热入营分而气分邪气已尽，使用金银花、连翘、薄荷、竹叶等轻清之品即可透散营分热邪转入气分；若气分有热、湿、痰、血瘀、水饮、食积、燥屎等，可妨碍营分热邪转入气分。此时清气分热、利湿、化痰、散瘀、逐饮、消积、通下等解除妨碍营分热邪转入气分因素的治法，均属于透热转气的范畴。具体到本例，使用葛根芩连汤清理肠腑湿热，竹茹、石菖蒲、郁金化痰开窍，紫雪丹辛寒芳散，均可体现透热转气的治法。

八、热郁胆腑

【实训要求】

1. 掌握热郁胆腑证的辨证要点及相应的治法方药。
2. 了解热郁胆腑证临床运用的注意事项。

【知识要点】

1. 临床表现

身热，口苦而渴，干呕，心烦，小便短赤，胸胁满闷不舒，舌红苔黄，脉弦数。

2. 病机分析

本证为素体阴亏，复感温热病邪，少阳胆腑郁热外泄之候。胆腑邪热郁蒸外泄则身热；胆火上扰则口苦、心烦；胆火犯胃，胃失和降，则干呕不止；里热郁蒸，津液受损则口渴、小便短赤；热郁少阳，经腧不利，故胸胁满闷不舒；舌红苔黄、脉弦数均系热郁胆腑之征象。身热、口苦、心烦、脉弦数为本证辨证要点。

3. 治法

苦寒清热，养阴透邪。

4. 方药

黄芩汤加豆豉玄参方（《温热逢源》）

黄芩　芍药　甘草　大枣　淡豆豉　玄参

本方以《伤寒论》黄芩汤加豆豉、玄参组成。方中以黄芩为君，苦寒泻火，直清胆热；玄参养阴清热；芍药、甘草酸甘化阴，以清热坚阴；豆豉宣发郁热，透邪外达，兼以除烦。叶天士认为黄芩汤苦寒直清里热，热伏于阴，苦味坚阴乃正治也。前人视本证为"邪伏少阴，发于少阳"，柳宝诒深谙其理，佐加豆豉、玄参，使"清""养""透"三法兼备，确为治疗春温胆腑郁热之良方。

5. 临证运用

若胆经郁热较甚，可改用吴鞠通黄连黄芩汤（黄连、黄芩、郁金、豆豉）以清宣胆腑郁热；若口苦、干呕较甚，加黄连、龙胆草以清泄胆火；如兼有表证，加葛根、蝉衣、薄荷以疏邪透表；兼见寒热往来，加柴胡以和解少阳胆经郁热。若火郁三焦，症见憎寒壮热，火毒充斥周身，治以升降散（白僵蚕、蝉蜕、姜黄、大黄）宣泻郁火。

【实训医案】

汪天植

诊查：脉数如浮，重按无力，发热自利，神识烦倦，咳呛痰声如嘶，渴喜热饮。

中医诊断：春温。

分析与辨证：身热，神倦，口苦为热郁少阳之象。此非足三阳实热之症，乃体属阴虚，冬月失藏，久伏寒邪，已经蕴遏化热。春令阳升，伏邪随气发泄，而病未及一旬，即现虚糜不振之象，因津液先暗耗于未病时也。今宗春温下利治。

淡黄芩 杏仁 枳壳 白芍 郁金汁 橘红

（《叶氏医案存真》）

问题

此案为何出现呛咳、自利症状？枳壳、橘红的用药意义何在？

参考答案

柳宝诒云："伏邪在少阴，其由经气而外出者，则达于三阳；其化热而内壅者，则结于胃腑，此温热病之常也……其或热壅于胃，上熏于膈，则热邪由胃而炎及于肺，更为病势所应有。"春温虽发于少阳常见，但伏邪亦可同时侵犯它脏。此案伏邪犯肺及肠，故见呛咳、自利等症，自利为热邪下迫于肠所致。叶氏在用黄芩汤苦寒直清里热，清泄少阳，肺、肠兼顾，并加入枳壳、橘红等理气化痰药，以舒展气机，开拓伏邪透出之路。

九、热盛动风

【实训要求】

1. 掌握热盛动风证的辨证要点及相应的治法方药。
2. 了解热盛动风证临床运用的注意事项。

【知识要点】

1. 临床表现

高热不退，头痛头胀，烦闷躁扰，甚则神昏，手足抽搐，颈项强直，甚则角弓反张，舌红苔黄，脉象弦数，或舌红绛，脉细弦数。

2.病机分析

本证为热邪炽盛，灼伤肝阴，引动肝风所致，属实热动风之证。血分热毒燔灼，故高热不退，头痛头胀；邪热上扰心神，故烦闷躁扰，甚至神昏；肝经热盛，灼伤肝阴，热极风动则发痉，表现为手足抽搐，颈项强直，甚则角弓反张；舌红苔黄，脉弦数，为气分热盛；如舌红绛、脉细弦数为热盛伤及营血之象。高热不退，烦闷躁扰，手足抽搐为本证辨证要点。

3.治法

凉肝息风，增液舒筋。

4.方药

羚角钩藤汤（《重订通俗伤寒论》）

羚羊角　桑叶　菊花　钩藤　鲜生地　白芍　竹茹　川贝　茯神木　生甘草

本方以羚羊角、钩藤凉肝息风，清热止痉；桑叶、菊花清凉疏散，清利头目；生地、白芍、甘草酸甘化阴，舒缓筋脉之挛急；竹茹、川贝清热化痰通络；茯神木宁神定志。诸药配合，可使热清阴复，痉止风定。

5.临证运用

若气分热盛而见壮热汗多，渴欲冷饮者，加生石膏、知母以大清气热；兼腑实便秘者，加大黄、芒硝攻下泄热；热毒迫血妄行，肌肤斑疹，甚或窍道出血者，加水牛角、板蓝根、赤芍、牡丹皮、紫草以凉血解毒；发痉较重，甚或角弓反张者，加全蝎、地龙、蜈蚣等以息风止痉；兼心经热盛，神昏谵语者，加用紫雪丹或清开灵、醒脑静注射液以清心开窍，镇痉息风。

【经典诵读】

"风温证，身热痰咳，口渴神迷，手足瘛疭，状若惊痫，脉弦数者，此热劫津液，金囚木旺。当用羚羊、川贝、青蒿、连翘、知母、麦冬、钩藤之属，以息风清热。"（《温热经纬》）

【实训医案】

案例1　邹某，女，25岁。

初诊：发热已半月，由于经济情况过差，无力求医，从昨日起开始高热昏迷抽风，遂请往诊。两脉细弦而数，高热昏迷，形体消瘦，极度营养不良，头胀痛，躁扰不安，手足抽搐，角弓反张，舌绛干，质老，苔根略厚，唇焦色紫，大便3日不通，小溲色赤。

西医诊断：病毒性脑炎？

中医诊断：痉证（热盛动风）。

分析与辨证：患者素体阴虚血少，温邪蕴热直追血分，热邪上蒸则头胀头痛；热扰心神则昏迷躁动；血虚肝阴失养，筋脉拘急，故手足抽搐而颈项强直。此乃营热动风，血少筋急。

治法：清营热，佐以凉肝息风。

方药：细生地黄30g，生白芍9g，茯神9g，桑叶9g，钩藤12g（后下），川贝母6g，菊花9g，珍珠母30g（先煎），羚羊角粉0.6g（分2次冲服）。2剂。

二诊：药后身热渐退，体温38℃，抽搐未作，神志已渐清醒，今晨大便1次，小便黄少，昨夜渐能入睡，两脉细数无力，弦势已减，舌苔干势已缓，质仍绛，头仍痛，口干不欲饮，唇紫且干。体质薄弱，血虚已久，温邪蕴热，阴分大伤，药后肝热已减，抽搐未作。热在营血，阴虚津亏，再以养血育阴增液，清心安神定抽。病势深重，防其厥变，诸当小心。

鲜生地黄30g，生白芍24g，鲜石斛30g，晚蚕沙12g，知母9g，玄参18g，牡丹皮9g，钩藤12g，鲜茅根、芦根各30g，羚羊角粉0.6g（分2次冲服）。2剂。

三诊：身热渐退，日晡仍重，体温37.6℃，4天未抽，神志清醒，言语对答正确，昨日大便又通1次，色深不多，小便新畅，夜寐安，两脉细弱略数，沉取似有弦象，舌已渐润，边尖红，根略厚。温邪渐解，营热已清，胃肠滞热，化而未清。再以养血育阴，兼化滞热，以退晡热。饮食当慎。

淡豆豉9g，香青蒿6g，鲜生地黄30g，生白芍24g，玄参15g，牡丹皮9g，钩藤9g，鲜茅根、鲜芦根各30g，焦三仙各9g。2剂。

四诊：晡热已退净，体温正常，胃纳渐开，二便如常，舌苔已化，脉象细弱。温邪蕴热已解，胃肠滞热已化，再以疏调胃肠，以善其后。

北沙参12g，细生地黄24g，白芍15g，焦三仙各9g，鸡内金9g，砂仁1.5g（研冲）。5剂药后胃纳大增，精神体力渐复。嘱其清淡饮食，休息1周，即可恢复工作。

运用要点：素体阴血不足，复感温邪，深入血分，热盛动风，病属厥阴风木。阴伤是本，风动为标，治当标本兼顾。故重用生地黄、白芍药养阴柔肝，合入羚角钩藤汤凉肝息风。药中病机，故药后即神清风定。二诊即增加育阴之力。三诊以其低热不退，日晡为甚，辨为胃肠滞热，遂加入疏调肠胃之药，终以调理脾胃收功。全案治疗以育阴为主导，随症变药，既体现了温病存阴的原则性，又体现出随症治之的灵活性。

（《赵绍琴临证验案精选》）

问题

1. 本例的中医诊断是什么？试分析其病机。
2. 二诊与初诊相比，病机有何变化？用药有何调整？
3. 三诊与二诊相比，病机有何变化？用药有何调整？
4. 本例善后调理有什么需要注意的地方？

参考答案

1. 本例以高热昏迷、躁扰不安、手足抽搐、角弓反张为主要表现，故中医诊断为痉证，辨证属热盛动风。患者形体消瘦，营养不良，阴血本不足，加之感受温邪发热已半月，热灼阴液，筋脉失养，热极生风，见手足抽搐、角弓反张。热扰清窍故头胀痛，热扰心神故神昏、躁扰不安。患者高热，烦躁，舌绛干，质老，唇焦色紫，为热入营分。大便不通，小便色赤，均是内热炽盛所致。

2. 初诊药后热退、抽搐消失、神志清楚，脉弦已减，说明厥阴热盛动风之势已缓解，但热伤营阴的症状仍存在，如夜寐不安、小便黄少、舌绛苔干、口干不欲饮，需继续使用养阴清热、凉营增液之药，以防热势反复，动风发作。

具体药物上，减去大队凉肝息风药，增加咸寒、甘寒类药物以养血滋阴增液。生地黄、石斛用鲜品，取其富含汁液。钩藤能透散肝热，牡丹皮清心凉肝，用这 2 味药可预防动风神昏复发。

本病营阴耗伤严重，所以要用滋阴清热的方法来退热，不可用苦寒类药物以免化燥伤阴。

3. 三诊时患者身热较前又有减退，神志清醒，未见抽搐，夜寐安稳，心肝热证清解将尽。脉象略数，沉取似有弦象，并且日晡热重，这是虚热未尽、阴伤未复的表现，应继续治以养阴清热。唯舌苔根厚，胃肠有积滞，故热退不尽。

用药方面，减去知母、鲜石斛以免滋腻碍胃，助长湿热，并加焦三仙以消积退热。虚热未尽，在养阴清热基础上加用淡豆豉、青蒿以透散余热。

4. 四诊时，患者热证已基本消退干净，因为病程日久，正气耗伤，故见脉象细弱，此时进入调补善后阶段。患者高热日久，阴伤严重，故善后调补仍以滋阴益气为主，不宜使用温燥之剂。

案例 2　林某，女，5 岁，浙江海宁市硖石镇北石路居民。就诊日期：1957 年 8 月 3 日。

初诊：（家长代诉）患儿因高热神昏痉厥，住院 2 天。患儿于 2 天前开始高热（肛温 40℃），自诉头痛，并呕吐，旋即出现神昏不语，伴手足抽搐，两目直视，呼吸迫促。给予对症及抗感染处理。刻下症见患儿面色潮红，呼吸迫促，喉有痰声，神昏不语，颈项强直，手足抽搐。舌苔糙白，脉象滑数（146 次 / 分）。肛温 40.5℃，经抽取脑脊液检查，确诊为重型"乙脑"。

西医诊断：流行性乙型脑炎。

中医诊断：暑温（暑热动风证）。

治法：清热解毒，化痰宣窍，息风镇痉。

处方：羚羊角片 3g（另煎汁），紫雪丹 3g（分 3 次用羚角汤和匀鼻饲）。

鲜石菖蒲、天竺黄、连翘心、竹茹、知母各 9g，金银花、生石膏、生石决明各 30g（石膏、石决明先煎半小时），郁金 4.5g，钩藤 15g，蝎尾 5 条。

煎汁 200mL，一昼夜内 8 次鼻饲 2 剂。

二诊：服中药后，未呕吐，次日遍身出汗、发热渐退（肛温 38.5℃），神识乍有清时，手足尚有抽搐，喉间痰声未消。苔糙白转黄，脉仍滑数（已减至 112 次 / 分），辨证为肺胃痰热尚炽，肝风窜扰未息，虽有转机，尚不足恃，仍宜前法出入。

处方：羚羊角3g（另煎汁），紫雪丹3g（分4次以羚羊角汤和匀鼻饲）。

另用鲜石菖蒲、天竺黄、竹茹、夏枯草、瓜蒌皮、知母、连翘心各9g，金银花30g，郁金、胆南星各4.5g，蝎尾5条，钩藤15g。继续一昼夜服尽。

三诊：身热得退（肛温37.5℃），神识续清，抽搐已定，并开始说话，大便畅下软粪，喉中痰声消失。

处方：天竺黄、竹茹、冬瓜子、辰茯神各9g，石菖蒲、川贝母各6g，知母、橘红各4.5g。嘱服3剂（已自能吞咽）。

后温邪退清，神识爽慧，思食。舌苔黄糙退去，脉象小滑（96次/分）。

（朱炼之.清热解毒、化痰宣窍息风法治愈暑湿痉厥一例.人卫中医助手）

问题

1. 二诊见苔糙白转黄，脉仍滑数，如何理解其病机？
2. 请分析三诊的治疗思路。

参考答案

1. 此病为邪传心包，痹阻心窍，引动肝风的急症，邪热炽盛，伤津迅速，故舌苔糙白。二诊苔转黄，是气机松动，邪热仍盛的表现，故治疗仍遵前法。

2. "怪病多由痰作祟"，邪热炽盛导致抽搐并神志异常，多伴有气机闭郁、邪热炼液成痰等病机因素。治疗后邪热渐退，而有形之痰不能素消，故治疗重在清热化痰通络。

案例3　徐孩。

初诊：发热6天，汗泄不畅，咳嗽气急，喉中有痰声，咬牙嚼齿，时时抽搐，舌苔薄腻而黄，脉滑数不扬，筋纹色紫，已达气关。前医叠进羚羊、石斛、钩藤等，病情加剧。

西医诊断：急性肺炎。

中医诊断：风温。

分析与辨证：痰热痉厥。无形之风与有形之痰热互阻肺胃，肃降之令不行，阳明之热内炽，太阴之温不解，有似痉厥，实非痉厥，即马脾风之重证，徒治厥阴无宜也。

治法：当此危急之秋，非大将不能去大敌，拟麻杏石甘汤加减，冀挽回于什一。

处方：麻黄一钱，杏仁三钱，甘草一钱，石膏三钱，象贝三钱，天竺黄二钱，郁金一钱，鲜竹叶三十张，竹沥五钱（冲），活芦根一两（去节）。

二诊：昨投麻杏石甘汤加减，发热减轻，咬牙嚼齿、抽搐均定，佳兆也。唯咳嗽气逆，喉中尚有痰声，脉滑数，筋纹缩退，口干欲饮，小溲短赤。风温、痰热交阻肺胃，一时未易清澈，乃击鼓再进。

方药：麻黄一钱，杏仁三钱，甘草一钱，石膏三钱，象贝三钱，广郁金一钱，天竺黄二钱，马兜铃一钱五分，冬瓜子三钱，淡竹沥五钱（冲），活芦根二两（去节）。

三诊：两进麻杏石甘汤以来，身热减，气急平，嚼齿抽搐亦平，唯咳嗽痰多，口干欲饮，小溲短赤，大便微溏色黄。风温已得外解，痰热有下行之势，脉仍滑数，余焰留恋，然质小体稚，勿使过之，今宜制小其剂。

方药：净蝉衣八分，川象贝一钱五分，金银花三钱，冬桑叶三钱，通草八分，杏仁三钱，连翘一钱五分，炙远志五分，冬瓜子三钱，天花粉三钱，马兜铃一钱五分，活芦根一两（去节），荸荠汁一酒杯（冲）。

（《丁甘仁医案》）

问题

1. 本病例的中、西医诊断分别是什么？

2. 从中医角度分析，本例为何会出现痉厥？为何"前医叠进羚羊、石斛、钩藤等，病情加剧"？

3. 本例所用方药有何特别之处？

4. 二诊与初诊相比，病机发生了哪些变化？用药有哪些调整？

5. 三诊时为何"制小其剂"？

6. 三诊处方药味比二诊增多，为何说是"制小其剂"？

参考答案

1. 原医案中本例的中医诊断为风温，西医诊断为急性肺炎。病案中提及的"马脾风"也可作为本例的中医诊断。西医诊断方面，除肺炎的表现外，患儿还出现了高热惊厥。

马脾风是中医儿科学的一种病名，《儿科萃精》云："小儿暴喘，俗谓之马脾风，因寒邪客于肺俞，寒化为热，闭于肺经，故胸高气促，肺胀喘满，两胁扇动，陷下作坑，鼻窍扇张，神气闷乱。"因"心为午火，属马，言心脾有风热也"故名马脾风。治疗上先用五虎汤（蜜炒麻黄、炒杏仁、生甘草、石膏、细茶）宣肺清热，再用一捻金（大黄、槟榔、牵牛子等）降气下痰。

小儿高热惊厥是指小儿在呼吸道感染或其他感染性疾病早期，体温≥39℃时出现的惊厥（需排除颅内感染及其他引起惊厥的器质性或代谢性疾病）。高热惊厥是由于小儿中枢神经系统发育不完善，受高热刺激后大脑运动神经元异常放电所致。治疗时以控制惊厥、降温、病因治疗为原则。

2. 本例由于邪热壅肺（发热6天，汗泄不畅，咳嗽气急），灼津生痰（喉中有痰声），痰阻肺胃，热极生风而成痉厥（舌苔薄腻而黄，脉滑数不扬，筋纹色紫，已达气关）。脉滑数不扬，是痰热内壅的表现；望小儿指纹时，赤为寒，紫为热，筋纹色紫而达气关，是内热炽盛的表现。本例的痉厥虽然是由热极生风所致，但热的来源在肺胃而非心肝，所以用凉肝息风止痉之药治疗无效。治疗时应清解肺胃痰热，方能退热止痉。所以案文说"有似痉厥，实非痉厥……徒治厥阴无宜也"，意思是像厥阴痉厥，而并不是厥阴痉厥，不能拘泥于厥阴治法。

前医见此患儿"咬牙嚼齿，时时抽搐"，误认为厥阴肝风，因此前医误用"羚羊、石斛、钩藤等"药物，或重镇或滋腻，均有敛邪之弊，病情加剧。丁甘仁辨明为马脾风之重证，痰热在肺，用麻杏石甘汤加味，外解风温，内清痰热，方使患儿转危为安。《医宗金鉴》云："暴喘传名马脾风，胸高胀满胁作坑，鼻窍扇动神闷乱，五虎一捻方最灵。"其中的五虎汤出自《证治汇补》，即用麻杏石甘汤加味而成。

3. 本例主要病机为痰热阻于肺胃，故立法处方以清解肺胃痰热为要点。方用麻杏石甘汤配伍清热化痰药物，旨在宣肺泄热、清化热痰。热盛必伤津，所以配伍了新鲜芦根。值得注意的是郁金与鲜竹叶的使用。患儿痰热内盛，已见动风，需留意预防痰热闭阻心包，所以医案中使用了郁金与鲜竹叶，二者均入心经，气味芳香，能清心透热，郁金更有化痰的功效。这是预防用药的体现。

4. 二诊时痉厥已定，热势减退（发热减轻，筋纹缩退），热邪有外透的表现（初诊时高热、汗泄不畅、脉滑数不扬，二诊脉象清晰，并见小溲短赤。）病势虽已有缓解，但肺胃痰热没有完全消退，已出现热盛伤津的表现，故在原方基础上减去鲜竹叶，加用清肺化痰、止咳平喘的马兜铃与冬瓜子，并加大了鲜芦根的用量。

5. 三诊时症状较二诊又有减轻，并出现"大便微溏色黄"，可推测初诊时二便闭、二诊小便通而大便闭。邪热壅肺故大热、气逆喘咳，现"身热减，气急平"是热退的表现。药后便溏，是"痰热有下行之势"的征兆。病势减退，考虑患者年幼，不宜过用寒凉，所以要"制小其剂"。

6. 三诊药物数目虽然比二诊增多，但选用药物的药力比二诊要轻。大热已退，故用蝉蜕、金银花、桑叶、连翘等轻宣肺热，替换原有的麻杏石甘汤；痰热缓解，故用炙远志、通草替换郁金、天竺黄与竹沥。所以此处的"制小其剂"指减轻药力，而非减少药材种类。

案例 4　严横林妻，年约三十岁。

初诊：因天暑屋向西晒，感受热邪，经来不畅，自服红花煮酒，突然诉腹痛，随即呕吐血沫，不省人事。

诊查：患者两手搐搦，口噤目斜，遗尿不知，脉沉弦劲伏，舌不得见。

治法：清热息风，和营散瘀。

处方：粉丹皮三钱，黛蛤散五钱（包煎），石决明一两（生打），双钩藤五钱，丹参三钱，益元散五钱（鲜荷叶包），明天麻钱半，金银花三钱，生玳瑁钱半，鲜竹茹钱半，鳔胶三钱（蛤粉拌炒），茜草钱半，光桃仁三钱，童便一杯（冲）。

另用西血珀五分，西黄三厘，羚羊尖七厘，参三七三分，研细如霜，开水化下。

嘱用乌梅揩齿，口开。灌药后，口不开，横林用火刀凿去一齿，药方灌入。一剂而醒，诸症顿失。再剂经行，数日旋愈。

用药分析：热入营血，伤阴耗液，水不涵木，肝风横窜经络则为痉，急用镇肝息风、凉血活血之剂，配合乌梅揩齿、火刀凿齿等急救之法，方得挽回，幸哉！

（《全国名医验案类编》）

问题

1. 根据病史资料明确中医诊断，并简述病因。

2. 除"乌梅揩齿""火刀凿齿"等急救之法外，本证在急救时还可采取何种措施？有何注意事项？

参考答案

1. 中医诊断：暑厥。此病发于夏季，暑热因酒引入冲脉，其血上冒，引动肝风而发惊厥。

2. 如因猝中暑邪而骤然闭窍昏厥，除服清心开窍剂外，还可服用行军散，同时配合针刺人中、十宣、曲池、合谷等穴位以加强清泄邪热、苏醒神志的效果。同时还应注意环境的通风降温。

第三节　营分证治

一、热灼营阴

【实训要求】

1. 掌握热灼营阴证的辨证要点及相应的治法方药。
2. 了解热灼营阴证临床运用的注意事项。

【知识要点】

1. 临床表现

身热夜甚，心烦躁扰，甚或时有谵语，斑疹隐隐，咽燥口干反不甚渴，舌质红绛而干，苔薄或无苔，脉细数。

2. 病机分析

本证多因素体营阴不足，复感温热病邪；或气分之热不解，病邪深传营分所致。邪入营分，热灼营阴，故身热夜甚；热蒸营阴，营气上潮，故咽燥口干反不渴；营气通于心，营热扰心，则心烦躁扰，甚或时有谵语；热窜血络，血热妄行，溢于肌肤，则见斑疹，邪热尚未完全入血，故斑疹隐约可见；舌绛而干，脉细数为热灼营阴之征。若邪热由气传营者，可见舌上多有薄黄之苔；若邪已深入营分，则舌呈纯绛而少苔。身热夜甚，心烦谵语，舌红绛为本证辨证要点。

3. 治法

清营解毒，透热养阴。

4. 方药

清营汤（《温病条辨》）

犀角（水牛角代） 生地黄 玄参 竹叶心 麦冬 丹参 黄连 金银花 连翘

本方为清透营分热邪之主方。方中水牛角咸寒，清解心营热毒；黄连苦寒，配合水牛角清热解毒，唯黄连苦燥，用量宜小；生地黄、麦冬、玄参甘寒配以咸寒，滋营阴，清营热；金银花、连翘、竹叶性凉质轻，轻清透热，宣通气机，使营热外达，透出气分而解，此叶天士"入营犹可透热转气"之法；丹参清热凉血，活血化瘀，以防瘀热互结。诸药配合，共奏清营解毒、透热养阴之效。

5. 临证运用

犀角改用水牛角，并加用大青叶、紫草以清解营分热毒。如气营两燔，症见壮热渴饮，心烦躁扰，舌红绛，方用加减玉女煎（生石膏、知母、玄参、生地黄、麦冬）以清气凉营；如热在心营，下移小肠，症见身热夜甚，心烦不寐，小便短赤热痛，舌红绛，治以导赤清心汤［鲜生地黄、朱茯神、细木通、麦冬（辰砂染）、粉丹皮、益元散、淡竹叶、莲子心、灯心草（辰砂染）、童便］清心凉营，清泻火腑；若营热动风，症见身热夜甚，心烦谵语，痉厥，舌红绛，方中加用钩藤、牡丹皮、羚羊角以清营透热，凉肝息风。

【实训医案】

案例 1 曾某，女，6 岁。初诊日期：1993 年 5 月 22 日。

其母代诉：患儿素体瘦弱，于 2 天前突然高热 39.8℃，伴有头痛，咳嗽，流涕，欲呕，烦躁不安，胸腹隐见针尖样大小的红点。其母即找西医治疗，诊断为"上呼吸道感染"。随即给予复方安基比林 1.2mL、柴胡注射液 2mL 混合后肌肉注射，青霉素 160 万 U 经皮试后加入 5% 葡萄糖氯化钠注射液 500mL 中作静脉滴注，每日 1 次。并口服麦迪霉素 0.1g、维生素 C 0.1g、泼尼松 5mg，每日 3 次。经上述治疗后约半小时，患儿体温逐渐下降至正常体温。可是当白天静脉滴注结束后，患儿的体温又徐徐上升，至晚上 9 时，体温又高达 40℃。于是继续使用上述西药退热消炎，并将青霉素剂量增加至 240 万 U，继续观察 1 天。结果患儿病情白天用药时暂时缓解，体温也基本正常，但到了晚上又依然高热。血常规示 WBC 8×10^9/L，N 0.5，L 0.48，E 0.02。由于患儿已反复高热 2 天，其母邀余中医会诊。刻诊症见患儿面色红赤，胸腹红疹隐隐，烦躁不安，口渴，壮热，舌红绛而干，脉细数。

中医诊断：风温（气营同病）。

西医诊断：上呼吸道感染。

分析与辨证：风为阳邪，百病之长，夹热相助，传变较速，入营而化生红疹，加之患儿禀赋不足，卫外抗邪之力较弱，故起病突然，反复高热，西药治疗效果欠佳，致出现身热夜甚，口渴烦躁，胸腹斑疹隐隐的热灼营阴之候，故选用清营汤凉营解毒，透热养阴。

治疗要点：凉营解毒，透热养阴。

方药：清营汤加味。

水牛角 60g（先煎），金银花 6g，连翘、竹叶各 5g，玄参、丹参、麦冬、生地黄各 10g，黄连 3g，板蓝根 15g。

每日 1 剂，3 碗水，先煎水牛角 20 分钟后加余药煎成 1 碗，分作 3 次服，每次间隔 3 小时。在煎煮中药的同时，针刺患儿十宣穴放血泄热，然后接着推按大椎、曲池、合谷等穴，致患儿微微汗出时为止。

次日早上再诊时，其母谓昨晚经中医诊治服药后，患儿慢慢安静入睡，体温亦渐下降，现体温 38℃。效不更方，嘱仍按原方药续服 1 剂。是日晚顺访，患儿体温已正常，红疹消退，并与邻居孩童在玩耍。

［邝国荣．风温验案 1 则．新中医，1994，（10）：37．］

问题

1. 为什么患儿使用西药治疗后，晚上体温又上升？

2. 如何理解方中水牛角用至 60g？

参考答案

1. 患儿初诊时，胸腹隐见针见大小红点，提示邪热已入营分。此时治疗应该清营热，养营阴，透热转气。但只使用抗生素、激素等西药对症治疗，途伤患儿正气，故用药热退后病症反复。

2. 因本证急重，方中重用水牛角 60g 代犀角凉解营分之热毒为主药；辅以生地黄、玄参、麦冬清热养阴；佐以川黄连、竹叶、连翘、金银花、板蓝根清热解毒，体现营血分证的治法。诸药合用，共奏清热养阴和凉营解毒之效。本例同时施以推按大推、曲池、合谷和针刺十宣穴放血泄热等中医急救疗法，故获效快捷。

案例 2　宋某，男，3 岁半。1992 年 9 月 21 日就诊。

初诊：患儿于诊前 8 天患感冒，症见发热（38.8℃），不流涕，微咳。病后 3 天胸背发疹，伴杨梅舌，以猩红热论治，用抗生素治疗，迄今 8 天热不降，疹未退。病后食纳减少，大便干，小便黄。

检查：神乏，面赤，双目红赤，口唇干裂，舌刺红肿，少苔，舌质赤，咽红肿，颈双侧淋巴结肿大。躯干散在有多形性红色斑疹，压之退色。掌趾潮红而肿，心肺及腹部未见异常。脉数有力。WBC 20×10^9/L，N 0.65，L 0.35。尿常规未见异常。X 线胸透心肺未见异常。心电图提示心动过速。

西医诊断：皮肤黏膜淋巴结综合征。

中医诊断：温毒。

分析与辨证：杨梅舌为热毒入于营血，血热亢盛之象。

治法：清营凉血，解毒退热。

处方：清瘟败毒饮与紫草散化裁。

柴胡 10g，黄芩 10g，石膏 20g，寒水石 10g，生地黄 10g，黄连 3g，栀子 5g，连翘 10g，玄参 10g，紫草 5g，菊花 10g，重楼 10g。水煎 2 次，分 4 次，1 日用量，于饭前服下，停用抗生素。

二诊：治疗 3 天热降、疹退，精神状态好转，手足见有片状脱皮。

处方：黄芩 10g，生地黄 10g，重楼 10g，玄参 10g，青蒿 10g，白薇 10g，石斛 10g，天花粉 10g，当归 10g。服 4 天。

三诊：患儿一般状态尚好，但气阴两伤之候未除。

方药：黄芪 10g，太子参 5g，当归 10g，石斛 10g，麦冬 10g，生地黄 10g，白薇 10g。再服 4 天，诸症悉除，痊愈。

〔王烈.小儿皮肤黏膜淋巴结综合征 5 例证治探讨.长春中医学院学报，1994，（3）：41.〕

问题

1. 首诊方中，具有宣透之性的中药有什么？其与寒凉药配伍的意义是什么？

2. 本案体现川崎病的治疗思路是什么？

参考答案

1. 具有宣透之性的中药有连翘、菊花，其与寒凉药配伍的意义是使全方清中有透，清而不滞。

2. 川崎病即皮肤黏膜淋巴结综合征，为儿科常见病，杨梅舌为该病临床特征之一。本病可呈现温病中营血分证，治疗以清营凉血为大法，如有高热，则为气血两燔，当表里双解。小儿脏腑娇嫩，使用苦寒药需注意应中病即止，以益气养阴法收功。

案例 3 马某，女，37 岁。初诊日期：1991 年 9 月 17 日。

主诉：高热持续不退十余天，伴有关节酸痛，热度常在 39℃ 以上，每在凌晨 2 ～ 3 点体温明显上升，白天热度有所下降，心烦不安，口干，面红艳如妆，目红唇干。舌光红而干，脉弦数。颈下淋巴结肿痛，切片报告为"坏死性淋巴结炎"。WBC 1.3×10^9/L，ESR 33mm/h。

西医诊断：坏死性淋巴结炎。

中医诊断：发热（热毒入营，痰湿蕴结）。

分析与辨证：身热夜甚、面红、目红为热毒亢盛，已有由气入营之象；邪热扰心见心烦；舌光红为热灼营阴，营热内盛之象。本病兼有淋巴结肿痛，为痰湿蕴结经络之证。

治法：透热凉营，消肿止痛。

处方：水牛角 30g，牡丹皮 15g，丹参 15g，生地黄 20g，生石膏 30g，知母 20g，赤芍 15g，栀子 6g，冰球子 18g，黄芩 6g，贝母 10g，蛤壳 15g，炙蜈蚣 1 条，半夏

18g，三棱 12g，白薇 9g，嫩青蒿 15g，竹叶 15g，草果 4g。4 剂。

紫雪散 1.5g，日 2 次。广角粉 0.3g，日 2 次。小金丹 1 粒，日 3 次。

注：冰球子即山慈菇，广角即犀角。小金丹组成为白胶香、制草乌、五灵脂、地龙、木鳖子霜、制乳香、制没药、当归、麝香、陈墨，功效化痰祛湿、祛瘀通络。

二诊：患者发热渐退，体温在 37.5℃左右，心烦不宁已有减轻，面赤、舌红均减，唯见咳嗽痰多，口苦。苔薄少，脉数。

上方加炙麻黄 5g，杏仁 10g，去蜈蚣、紫雪散。

三诊：患者体温退至 37.5℃，白天已能恢复正常。面部艳红消退，淋巴结肿痛亦大部退去，仍感心烦，舌苔渐生，舌质红，脉细小数。

处方：水牛角 30g，牡丹皮 9g，生地黄 20g，赤芍 15g，地骨皮 15g，知母 10g，贝母 15g，栀子 6g，淡豆豉 9g，桑叶 9g，黄芩 6g，青蒿 10g，炙鳖甲 15g，乌梅 3g，黄连 2g，竹叶 15g，生甘草 6g。5 剂。

服药后，患者体温正常，舌苔已生，脉亦和缓。唯动则心悸，汗出。继用滋阴益气之品调治而安。

用药分析：患者以高热为主症，且以夜间为重，舌红无苔，说明邪入气分未解，内陷营分，故以犀角地黄汤合白虎汤气血两清为主法，又宗"入营尤可透热转气"之言，用青蒿、白薇、竹叶、栀子、黄芩透邪外出；用紫雪散、炙蜈蚣清热息风镇痉，以绝热盛动风之忧；针对淋巴结肿痛，用贝母、半夏、冰球子、蛤壳、三棱、小金丹等化痰散结，消肿解毒。诸药合用，使邪热渐退。三诊时患者病情虽大为好转，但邪祛而未清，尚伏于阴分，此时既要清热凉血，又要养阴生津，故加用青蒿鳖甲汤入阴搜剔余邪，又以乌梅之酸与黄连之苦相合以酸苦泄热。另外乌梅与生地黄、甘草相配，酸甘化阴，使邪去阴复，以收全功。

（《中国现代名中医医案精华》）

问题

患者无抽搐，为何要"绝热盛动风之忧"？

参考答案

对于气分或营血分高热患者，虽无抽搐，但时可引动肝风，出现项背强直、角弓反张等表现。因此在用药时要酌加僵蚕、蜈蚣、紫雪等，以防热盛动风。

二、热陷心包

【实训要求】

1. 掌握热陷心包证的辨证要点及相应的治法方药。
2. 了解热陷心包证临床运用的注意事项。

【知识要点】

1. 临床表现

身灼热，神昏谵语，或昏聩不语，舌謇肢厥，舌色鲜绛，脉细数。

2. 病机分析

本证多因上焦肺卫证误治、失治；或素体心阴不足，心气素亏；或感邪过重，邪气猖獗，深陷内传，径入心包所致。邪热闭阻于内，故身灼热；阳气不能达于四肢而肢厥，此热闭愈重，肢厥愈重，即"热深厥亦深，热微厥亦微"；热灼津液为痰，痰热闭窍扰神，故神昏谵语或昏聩不语；痰热阻于心窍，脉络不利，舌体转动不灵，言语不利；热陷心包，热伤营阴，则舌红绛，脉细数。以身热肢厥，神昏谵语，舌色鲜绛为本证辨证要点。热灼营阴证与本证均有昏谵，其营热扰心，神志异常较之本证为轻，仅表现为心烦不寐，或时有谵语。非本证邪热直接闭阻心窍，昏谵舌謇可比。

3. 治法

清心凉营，豁痰开窍。

4. 方药

清宫汤送服安宫牛黄丸，或至宝丹、紫雪丹。

清宫汤（《温病条辨》）

玄参心　莲子心　竹叶卷心　连翘心　犀角尖（水牛角代）　连心麦冬

清宫汤专清心经包络之邪热。水牛角清心火，辟秽浊为主药；玄参心、连心麦冬清心凉营，育阴生津；莲子心交通心肾；连翘心、竹叶卷心轻清泄热，透热转气。上药合用，则达清透包络邪热之功。

安宫牛黄丸（《温病条辨》）

牛黄　郁金　犀角（水牛角代）　黄连　朱砂　冰片　麝香　珍珠　山栀　雄黄　黄芩

紫雪丹（《温病条辨》）

滑石　石膏　木香　磁石　羚羊角　寒水石　犀角（水牛角代）　沉香　丁香　升麻　玄参　炙甘草

局方至宝丹（《温病条辨》）

犀角（水牛角代）　朱砂　琥珀　玳瑁　牛黄　麝香　安息香

安宫牛黄丸、至宝丹、紫雪丹三方皆性凉而有清热解毒、开窍止痉之功，属凉开之剂，治疗温热病窍闭神昏之危证，有温病"三宝"之称。临证时宜区别使用，其中安宫牛黄丸药性最凉，长于清热解毒，多用于高热昏迷证；紫雪丹药性偏凉，长于凉肝息风止痉，多用于高热惊厥证；至宝丹长于芳香辟秽，开窍醒神，多用于窍闭谵语证。

5. 临证运用

诸方中犀角可用水牛角（5～10倍剂量）、大青叶、生地黄替代，以发挥凉血解毒作用；如痰热闭窍较甚，加竹沥、胆南星、石菖蒲、郁金以豁痰开窍。如暑热卒中心包，症见盛夏炎热，猝然昏倒，不省人事，身热气粗，喉中痰鸣，脉滑数，病发中暑，甚则兼见四肢厥逆，脉沉伏或沉涩，则为暑厥，当方用安宫牛黄丸或紫雪丹以芳香开窍，宣通气机。若热陷心包兼瘀血阻络，症见灼热，昏谵，舌蹇，舌紫暗，脉沉涩，方用犀地清络饮（水牛角、粉丹皮、青连翘、淡竹沥、鲜生地、生赤芍、桃仁、生姜汁、鲜茅根、灯心草、鲜石菖蒲）以清心豁痰，通瘀开窍。

【经典诵读】

"风温证，热渴烦闷，昏愦不知人，不语如尸厥，脉数者，此热邪内蕴，走窜心包络，当用犀角、连翘、焦远志、鲜石菖蒲、麦冬、川贝、牛黄、至宝之属，泄热通络。"（《温热经纬》）

【实训医案】

案例1 郭某，男，1岁。

初诊：持续高热（39.5℃）已月余，间断性抽搐，两目直视，牙关紧闭，查体未见异常，血常规、尿常规、脑电图、血钾均正常，经西医治疗，未有寸进。1990年8月10日改请中医治疗。除上述症状外，并见躁扰不安，哭闹不休，舌鲜红少苔，脉细数，指纹青紫透过三关。

西医诊断：抽搐（原因待查）。

治法：清心开窍。

方药：清宫汤加减。

玄参、麦冬各10g，莲心、竹叶卷心、连翘心各5g，石膏15g，琥珀、黄连各3g。2剂。

按：本例可于清宫汤中加紫雪丹，以助开窍透热、息风止痉。

服2剂后，患者体温已降至37.3℃，余症全消。再拟养阴清热。

药物：玄参4g，北沙参4g，石斛4g，麦冬4g，生地黄4g，天花粉5g，白薇5g，川贝母5g，竹茹5g，栀子5g，连翘5g，茯神5g。

患者服2剂病愈。

用药分析：本案以外感风热，邪毒壅盛，逆传心包所致，故以清宫汤清心开窍，合解毒定惊之品，2剂即见大效。复以热病阅月，伤阴殊甚，故再投养阴清热生津之品而诸症悉愈。后者，养阴清热，乃仿丁甘仁法。方中玄参、沙参、石斛、麦冬、天花粉大队养阴生津，白薇、川贝母、竹茹化痰，栀子、连翘清余热，茯神安神，凡用于壮热伤阴，余热缠绵，每见卓效。

［郑设光.小儿热陷心包案.四川中医，1991，（12）：18.］

问题

试对本例进行中医诊断及辨证分析。

参考答案

本例主症为高热、抽搐、两目直视、牙关紧闭，可诊断为痉证。高热不退，热灼津伤，筋脉失养故发为痉证，属热盛动风，足厥阴受病。高热不解，传入手厥阴心包，扰动心神，故见躁扰不安、舌鲜红少苔、脉细数。望其指纹，色青紫提示病重、气血郁闭，透过三关为邪入脏腑，主病危。故本例辨病为痉证，辨证为热陷心包。本例为手足厥阴同病，病情较重，如治疗不当，恐预后不佳。

案例 2 张某，女，1 岁半。初诊日期：1960 年 6 月 13 日。

患儿呈深度昏迷状态，由家人代诉。咳嗽，痰壅咽喉，吐之不爽，高度喘急，并见下颌颤动及抬肩呼吸，四肢发凉，体温反降至 37.8℃，呼吸 72 次 / 分，脉速 220 次 / 分，唇焦，舌干，齿燥。舌质绛，苔老黄无津，脉细数无力。肺部叩诊有浊音，听诊有水泡音，透视有片状阴影。WBC 6.25×10^9/L，N 0.44，L 0.56，急性病容。

西医诊断：急性肺炎。

中医诊断：热厥（热闭心包）。

分析与辨证：昏迷前有咳喘病史，为肺热炽盛，炼液为痰；后因正气溃败，邪入包络，心神被闭，故深度昏迷；舌绛苔黄无津，脉细数无力为肺之化源欲竭，虚实互见之象。

治法：清热开窍，益气生津。

方药：西洋参 6g，安宫牛黄丸 3g。

先将西洋参煎水，分 5 次将牛黄丸送下，2 小时一服。

中药服半剂后，患者咳痰松活，皮肤转红润，手心潮汗，体温再度升高达 41℃。乃辅以热水擦浴，使全身微汗徐出。至次日原方再服 1 剂，患儿神志渐清，病情遂趋于稳定。

6 月 17 日二诊：患儿体温已近正常，喘减，神清，仍有咳痰，舌色正，苔渐化，脉右滑左数。此热闭已开，正气渐复，余邪未尽，治以养阴清热。

处方：玉竹 6g，麦冬 4.5g，天冬 6g，玄参 6g，石斛 6g，稻芽 9g，荷叶 3g。

上方药服 1 剂，次日以原方加减，续进药 1 剂。

6 月 20 日三诊：患儿除尚有咳嗽及散在肺部水泡音存在外，余症悉除，脉亦和缓，遂改用保和丸加减调理脾胃，兼化痰湿，以善其后。5 日后痊愈出院。

（《中国现代名中医医案精华》）

问题

1. 患儿四肢发凉与体温反降的病机是否相同？热陷心包的患者常见的热型是什么？病机是什么？

2. 本证的治疗策略为何？

参考答案

1. 结合脉象可知，患儿体温反降为正虚之象。四肢发凉为邪热闭阻，阳气不能达于四末而出现的肢厥，二者病机不同。热陷心包，热盛伤阴，心主血脉，周流全身，故见灼热。

2. 本案患儿邪盛热闭包络，昏迷痰阻，而脉细数无力，体温反降则为正虚之征，故扶正祛邪均为急务。经用牛黄丸开其热闭，参汤益气生津，不待尽剂而皮肤红润，体温反升，此乃正邪相争的剧烈表现，不可妄用强制退热之法，只是以热水擦浴，促使腠理开以助汗出，而热自退。

三、内闭外脱

【实训要求】

1. 掌握内闭外脱证的辨证要点及相应的治法方药。
2. 了解内闭外脱证临床运用的注意事项。

【知识要点】

1. 临床表现

身热，神志昏聩不语，倦卧，汗多气短，脉细无力；甚者身热骤降，烦躁不宁，呼吸浅促，面色苍白，冷汗淋漓，四肢厥冷，脉细微欲绝。

2. 病机分析

此证多因邪盛正虚，或邪入心包，加之汗下太过，阴液骤损，气随津脱，病情迅速转化为亡阳气脱之候。邪热闭遏于内则身热；热陷灼液为痰，痰热闭阻包络，蒙蔽清窍，则神志昏聩不语；气脱失神则倦卧；气阴两伤，正气欲脱，失于固摄，则汗多，气短，脉细微无力；阳气暴脱，失于温煦则身热骤降，面色苍白，四肢厥冷；阳脱失神则烦躁不宁；阳脱肺之化源欲绝，故呼吸浅促；阳脱失于固摄则冷汗淋漓，四肢厥冷；正气外脱故脉来细微欲绝。身热，神昏，汗多，肢厥，脉微为本证辨证要点。

3. 治法

清心开窍，固脱救逆。

4. 方药

生脉散或参附汤合温病"三宝"。

生脉散（《温病条辨》）

人参 麦冬 五味子

本方以人参大补元气，麦冬、五味子酸甘化阴，守阴而留阳，阴液内存，则气不外脱。本方与"三宝"相合多用于痰热闭窍于内，津气外脱者。

参附汤（《妇人良方》）

人参 熟附子

方中以人参大补元气，附子温壮元阳，合用益气固脱，回阳救逆。与"三宝"相合，临床多用于痰热闭窍于内、阳气暴脱之证。

5. 临证运用

上述方药与温病"三宝"同时服用，以扶正祛邪，开闭固脱。回阳固脱之法用于急救，用药当适可而止，待阳回脱止，不可再用，恐助热恋邪，须视具体病情辨治。

【实训医案】

黄某，女，80岁。初诊日期：1987年9月11日。

患者近几年来时患头晕，2天前做家务时突然出现头痛，呕吐，视物不清，旋即晕倒在地。后由家人送来我院急诊。检查：体温38.9℃，血压160/100mmHg，神志昏迷，面赤气粗，喉间痰鸣，口角向左歪斜，双侧瞳孔缩小，对光反射迟钝。心率110次/分。律整，心音微弱，两肺满布痰鸣音。左上下肢肌力0级。克氏征（－），布鲁津斯基征（－）。眼底检查示动静脉比例为1∶2，动脉反光增强。视神经乳头边缘模糊，并见少量渗血。脑脊液压力升高，血性。西医诊断为脑出血。即给予相应抢救治疗。次日下午3时许患者各症加重，昏迷加深，汗出不止，呼吸不规则，血压下降至120/75mmHg。家人见医生告病危而要求出院，以备后事。11日清晨，家人见患者仍有心跳、呼吸，故抱着一线希望邀余前往诊治。症见昏迷，失语，左侧肢体瘫痪，汗出淋漓，血压下降，小便失禁，舌红，苔黄腻，脉滑数无力。

西医诊断：脑出血。

用安宫牛黄丸1粒，溶于10mL冷开水，以棉签蘸之，频频点于舌上；另针刺人中、涌泉（双）、内关（双），先中等刺激后强刺激；静脉推注丽参针。约半小时后患者出现吞咽动作，后改用安宫牛黄丸灌服，每日1粒，分次服，连续2天。

9月13日二诊：患者神志仍不清，喉中痰鸣音已减，舌脉如前。继续每日用安宫牛黄丸1粒。溶后分3～4次灌服。

另以羚羊角2g（先煎），钩藤、生地黄各15g，牡丹皮12g，石决明30g（先煎），白芍20g，山栀子、黄芩、川贝母、天竺黄、胆南星各10g，甘草6g。煎取100mL，分3～4次鼻饲给药。

9月14日三诊：患者神志渐清，仍失语，患肢有轻微蠕动。体温37.8℃，血压90/60mmHg，各症也减。效不更方，续用上法连服2日。

9月16日四诊：患者神志较前清醒，仍失语。守前方加天麻30g，石菖蒲、郁金各12g。连服2天。

9月18日五诊：患者神志清醒，体温正常，言语謇涩，左侧肢体肌力Ⅱ级，血压120/70mmHg。停服安宫牛黄丸。于上方去羚羊角、川贝母、天竺黄、胆南星、黄芩，加全蝎、僵蚕、桃仁、红花各10g，地龙15g，丹参30g。每日1剂，连服3日。

9月21日六诊：患者神清，语言也稍清晰，面色㿠白，乏力，少气，舌紫暗，苔白，脉弦细。

辨证：气虚血瘀，脑络阻塞。

治法：益气活血，祛痰通络。

方药：补阳还五汤加味。

黄芪 120g，丹参 30g，当归尾、川芎、赤芍、红花、桃仁、全蝎、僵蚕各 10g，地龙 20g，白附子、甘草各 6g。每日 1 剂，连服 3 天，配合针灸疗法。

9 月 24 日七诊：患者各症续减，语言尚欠流利，患肢肌力 Ⅲ 级。守上方服 30 余剂并配合针灸疗法，后语言日渐清晰，患肢功能基本恢复。经随访 6 年，生活基本能自理，未见复发。

用药分析：安宫牛黄丸有清热豁痰开窍功效，用其做点舌治疗主要是通过舌头和口腔黏膜吸收药物。这是邓铁涛教授根据"心主神明""舌乃心之苗窍"的理论而首创的治法。实践证明，使用本法后患者痰涎明显减少，神志渐转清晰，足见其对昏迷患者的豁痰醒脑作用。本病例初起其病机表现为风、火、痰上扰，内闭外脱。治以清热息风，豁痰开窍，佐以益气固脱。后患者神志逐渐清醒。恢复期其病机又转为气虚血瘀，脑络阻塞，故继以益气活血、祛瘀通络法，患者转危为安。

[蒲照全．中风闭脱救治 1 则．新中医，1994，（7）：42.]

问题

试指出本证诊断要点并作辨证分析。

参考答案

患者既往头晕数年，《素问·至真要大论》云："诸风掉眩，皆属于肝。"可知患者素有肝阳上亢、肝风内动之证。患者本次发病突然，昏扑倒地，不省人事，辨病为中风（中脏腑）。发病后症见神昏、痰鸣、舌红苔黄腻、脉滑数，综合病史可知该患者病机为风、火、痰内闭心窍。同时患者出现肢体无力、汗出淋漓、血压下降、小便失禁、脉无力，是元气将脱的表现。本例辨病为中风（中脏腑），辨证为内闭外脱。治疗应清心豁痰开窍，佐以益气固脱。

第四节　血分证治

一、热盛动血

【实训要求】

1. 掌握热盛动血证的辨证要点及相应的治法方药。
2. 了解热盛动血证临床运用的注意事项。

【知识要点】

1. 临床表现

身灼热，躁扰不安，甚至昏狂谵妄，斑疹显露，或斑色紫黑，或吐、衄、便、尿血，舌质深绛，脉细数。

2. 病机分析

本证为温邪燔灼血分所致。邪热炽盛，阴血耗伤，病属邪盛正虚，病情危重。血热燔灼故身体灼热；热入血分，迫血妄行，损伤血络，从上而出则吐血、衄血；从下而泄则为便血、尿血；外溢肌肤则为斑疹，密集成片；热扰心神，故躁扰不宁，甚则昏狂谵妄；热毒烁血致瘀，瘀热互结，则斑色紫黑，舌质深绛；脉细数属热灼阴血之象。灼热躁扰，斑疹，出血，舌深绛为本证辨证要点。

3. 治法

清热解毒，凉血散血。

4. 方药

犀角地黄汤（《温病条辨》）

犀角（水牛角代） 生地黄 生白芍 牡丹皮

叶天士言："入血就恐耗血动血，直须凉血散血。"方中用水牛角清心凉血，解血分热毒；生地黄凉血养阴。二药相配凉血止血，滋阴养血。生白芍配牡丹皮清热凉血，活血散瘀。四药配合，共达清热解毒、凉血散血之功。

5. 临证运用

若热毒较甚，昏狂斑紫，加水蛭、大黄，配以神犀丹以活血祛瘀解毒；如吐血加侧柏叶、白茅根、三七；如衄血加白茅根、黄芩、焦栀子；便血加槐花、地榆；如尿血加小蓟、琥珀、白茅根。若气血两燔，症见壮热，大渴引饮，头痛如劈，骨节烦痛，烦躁不安，甚则昏狂谵妄，或发斑吐衄，舌绛，苔黄燥者，治以清热解毒，凉血救阴，轻证方用化斑汤（生石膏、知母、粳米、生甘草、玄参、水牛角），重证方用清瘟败毒饮（生石膏、生地黄、水牛角、川黄连、栀子、桔梗、黄芩、知母、赤芍、玄参、连翘、甘草、牡丹皮、竹叶）。

【实训医案】

案例 1 胡某，男，39 岁，农民。

初诊：时值初秋，患者病已 7 日，初作寒热往来，继而热不解，便血如注，口渴，鼻促气微，语言难出，烦躁不宁，其家人已作后事安排。诊视时见其面色苍黄，神情萧索，按之肤冷，脉伏不见，舌短赤。诊脉初毕，扶起即便血直流，血色纯红。

西医诊断：便血。

中医诊断：暑温（热盛动血）。

分析与辨证：索阅前医之方，纯用一派辛燥截疟之药。陈老谓此乃误用辛燥，灼伤真阴，引邪深入，以致邪热伤阴动血。暑本阳邪，最易伤阴，暑令之疟，治宜辛凉清解。若不辨病因，见疟治疟，辛燥伤阴，引邪深入，络脉血溢，致成阴候，危及生命。"入血就恐耗血动血，直须凉血散血。"

治法：清营凉血。

方药：犀角地黄汤合参麦饮加减。

犀角3g（另煎），生地黄20g（另浸），粉丹皮6g，生白芍9g，西洋参5g，麦冬9g，知母6g，鲜石斛9g，五味子3g。除犀角用水1大碗另煎，急取3杯汁，生地黄用清水浸绞汁外，其他诸药同煎，用清水2碗，煎取三分之一和入犀角地黄汁，徐徐服之。药后则神安静卧，再服血止，热退肢温，脉出苔布。连服3剂，渐进糜粥，精神渐旺，体力恢复如常。

［焦庆华，陈万起.陈元新血证验案三则.中医文献杂志，1997，（3）：32-33.］

问题

结合此例分析，血分证的辨证要点和病机是什么？

参考答案

血分证的辨证要点是斑疹，多部位、多窍道出血，舌质深绛。此例患者便血直流，血色纯红，为邪热入血，血热炽盛，灼伤血络，迫血妄行，溢于脉外所致。

案例2　王氏妇，年三十余。

初诊：身热五日伴神昏烦躁，口虽干，不喜饮，间有呃逆，身灼热，面红，脉沉小数，舌鲜红无苔。

中医诊断：发热。

分析与辨证：身热伴神志昏迷，舌鲜红乃邪在血分，有发斑之象。

治法：清营透斑，宣络达邪。

处方：犀角片五分（先煎），鲜生地黄八钱，冬桑叶二钱，鲜竹茹三钱，羚角片一钱（先煎），鲜大青五钱，牡丹皮钱半，真柿蒂三十个。

先用鲜水芦根一两，青箬蒂十个，鲜枇杷叶一两（去毛，抽筋），鲜竹叶心四钱，四味煎汤代水。

两剂斑出神清，呃除身凉。继以鲜石斛三钱，鲜生地黄五钱，甜梨肉一两，青甘蔗一两，佛手片一钱，金橘脯两枚，养胃阴而醒胃气。三服而胃动而瘥。

用药分析：热伏血分，灼伤络脉，治法不外乎清营泄热解毒，以"急急透斑为要"，因患者有呃逆之症，加入柿蒂、枇杷叶以降逆和胃。药皆用鲜品，取其清凉多汁之性，以泄热外透。

（《全国名医验案类编》）

问题

如何理解"急急透斑为要"？

参考答案

邪热入营血而见斑疹，病虽深入，但邪热仍有外泄之势，故治疗以泄热外达为急务。

二、热与血结

【实训要求】

1. 掌握热与血结证的辨证要点及相应的治法方药。
2. 了解热与血结证临床运用的注意事项。

【知识要点】

1. 临床表现

少腹坚满，按之疼痛，小便自利，大便色黑易下，神志如狂，时清时乱，口干，漱水不欲咽，舌紫绛或有瘀斑，脉细涩。

2. 病机分析

热入血分，耗血伤阴，致血黏稠，血行不畅；或血热妄行，离经之血蓄积体内；或素有蓄血感受温邪；或妇女经期感受温邪，皆成瘀热互结，蓄积少腹之证。血热耗血成瘀，蓄于少腹或膀胱之血络，而瘀血不在膀胱之内，亦非膀胱蓄水，故虽有少腹坚满疼痛，但小便自调；血蓄大肠，但血性柔润，故虽大便中带血色黑，但滑润易下；瘀热扰神故神志如狂；邪热伤津耗血，故口干渴，但瘀血内阻，又不欲咽；邪热耗血成瘀，血行涩滞，故舌质紫暗，脉涩不利。少腹坚满疼痛，舌紫绛或有瘀斑，脉细涩为本证辨证要点。

3. 治法

凉血逐瘀。

4. 方药

桃仁承气汤（《温病条辨》）

大黄　芒硝　桃仁　芍药　牡丹皮　当归

热瘀相结，若独清热则瘀不去，独祛瘀则热不解，故当清热、祛瘀并用。本方是以《伤寒论》桃核承气汤去桂枝、炙甘草，加牡丹皮、当归变化而成。本证因邪热所致，故去桂枝、炙甘草。方中牡丹皮、赤芍、桃仁清热凉血消瘀；大黄、芒硝通下泄热，行瘀破结；当归养血和血，并行血中之气，使气帅血行，以期瘀血、热邪从下而解。

5. 临证运用

对本证的治疗，应重视清热凉血和活血散血。血热盛者可加清热凉血的紫草、水牛角等；瘀血较甚者可加活血散瘀的三七粉；热瘀甚者还可用丹参注射液静脉点滴。热瘀相结于里，宜用苦寒攻下，以大黄为要，用之得当，可使热瘀之邪由下而出。若见神志昏狂，可加用安宫牛黄丸或紫雪丹、至宝丹，也可用清开灵注射液静脉点滴。阴液亏损严重，应加强养阴，注意及时补充水分，必要时给予静脉补液。

【实训医案】

案例1 李某，女，21岁。初诊日期：1950年4月10日。

一年来每次月经来潮时腹痛，痛引腰背，经量少，色黑夹少许瘀块，经期3～5天，周期28～30天。近2个月来，行经时腹痛加剧，不能坚持工作。就诊时，正值行经一天，量少色黑，瘀块较多，少腹胀痛，痛引腰背，两乳发胀，口渴心烦，大便干结，小便稍黄，舌苔稍干，质红，尖边有瘀点，脉沉弦稍数。

西医诊断：痛经。

中医诊断：下焦蓄血（气滞血瘀夹热）。

分析与辨证：经期腹痛，伴口渴心烦，大便干，小便黄，舌脉亦为热瘀互阻之象。

治法：理气活血，泄热通下。

方药：桃仁承气汤加味。

桃仁、大黄、条芩、柴胡、香附、元明粉（冲服）、赤芍各10g，桂枝、甘草各5g。2剂，每日1剂，水煎服。

4月13日二诊：患者腹痛大减，经量增多，无烦渴，大便通利，脉弦缓，舌苔转白，尖边仍有瘀点。原方3剂。并嘱每月经前服上药3剂，连服2个月后，至今半年月事正常。

［简丁山.桃仁承气汤验案举例.陕西中医，1986，（5）：214.］

问题

患者瘀血、气滞、热象的表现分别是什么？

参考答案

瘀血的表现为经量少且色黑有瘀块。气滞的表现为腹痛，痛引腰背。热象的表现为口渴心烦，大便干结，小便稍黄。

案例2 袁姓男子。

初诊：起病旬日，始则恶寒发热，头痛身疼，继之但热不寒，入夜尤甚，精神烦乱，喜笑如狂。某医叠进大量寒凉及至宝、紫雪之属，未见寸效，邀家父诊治。

诊查：脉沉滑而有力，舌苔灰黑燥裂，舌质紫绛，按其腹急结而痛，大便闭结不通，小便自利。

分析与辨证：此证乃源于瘀热相搏，蓄血下焦。如仲景所言"太阳病……脉沉结，少腹硬，小便自利，其人如狂者，血证谛也"。发热夜甚，为邪在阴分之热型；神志昏迷又见少腹急结而痛，舌紫绛，小便自利，为蓄血发狂之典型表现。

中医诊断：发热（下焦蓄血）。

治法：泄热祛瘀。

方药：生大黄 18g，元明粉 12g（冲），桃仁 9g，当归 9g，生甘草 6g，犀角尖 2g（磨冲）。

患者服药 1 剂大便得通，下行紫瘀如泥，极其臭秽，妄言即止，神志亦清，汗出热减，诸恙息平。唯感倦乏殊甚，口干舌燥，苔仍灰腻少津，脉象弦细而数，良由热结伤津，阴液受劫，再进养阴清营之剂。

方药：京玄参 18g，生地黄 15g，麦冬 9g，北沙参 12g，甘草 6g，生白芍 9g，川水莲 3g，鲜石斛 30g，鲜藕汁 1 盅（冲）。

患者连进 3 剂，舌津已回，灰黑之苔渐退，脉静身凉，知饥思食，续予益胃生津 2 剂，调理而愈。

（《古今名医临证金鉴》）

问题

患者身热夜甚并见神志异常，为何使用至宝丹、紫雪丹而无效？

参考答案

温病过程中气分热邪传入营分，可见身热夜甚、神志改变，热入心包可见神昏谵语等，此时可用至宝丹、紫雪丹等清心开窍。本案患者脉沉滑而有力、舌苔灰黑燥裂、舌质紫绛、按其腹急结而痛、大便闭结不通、小便自利，是瘀热相搏，蓄血下焦的表现。瘀热互结上扰心神，故精神烦乱，喜笑如狂，治疗应当凉血逐瘀，单用寒凉清热、清心开窍之药，方药与病证不对应，故治疗无效。

案例 3 周某，女，26 岁。初诊：1980 年 8 月 25 日。

主诉：发热 5 天，适值经行，5 天来热不解。发热，日轻夜重，微有形寒，热退时汗出，经水淋漓不断，其色紫暗，头昏，心烦不寐，舌红苔黄根厚，脉数而涩滞。

分析与辨证：经期发热，入夜加重，为热入血室之典型表现。

西医诊断：发热（原因待查）。

中医诊断：发热（热瘀互结）。

治法：清营泄热，宣气达邪。

处方：生地黄 15g，桂枝 2g，白薇 10g，黄芩 6g，牡丹皮 6g，赤芍 10g，蒲黄 5g，茜草 10g，橘皮 6g，茯苓 10g，珍珠母 20g。3 剂。

8 月 29 日二诊：患者热退未起，经行已尽，唯带下较多，头昏，苔黄根厚较化，脉来已调，数象未和。余热留连下焦，治以清化湿热。

方药：黄柏 6g，知母 10g，桂枝 2g，玄参 12g，珍珠母 20g，萆薢 10g，橘皮 6g，茯苓 10g。3 剂。

编者按：本案发热夜甚，适逢经行，血与热结，其脉数按之涩滞，苔黄根腻，气分亦为湿阻也。病机较为复杂，为气血同病。

（《中国现代名中医医案精华》）

问题

结合案例，阐述热瘀互结治疗的注意事项。

参考答案

本案患者发热夜甚，适逢经行，血与热结，其脉数涩滞，苔黄根腻，气分亦为湿阻也。病机较为复杂，为气血同病。热瘀互结，若独清热则瘀不去，独祛瘀则热不解，治疗须重视清热凉血和活血散血两方面。方中黄芩、牡丹皮、赤芍、茜草、生地黄等药清热凉血，桂枝、牡丹皮辛通活血，配合为伍使用。

第五节　气营（血）同病证治

一、肺热发疹

【实训要求】

1. 掌握肺热发疹证的辨证要点及相应的治法方药。
2. 了解肺热发疹证临床运用的注意事项。

【知识要点】

1. 临床表现

身热，咳嗽，胸闷，肌肤红疹，苔薄白，舌质红，脉数。

2. 病机分析

本证为肺经气分热邪波及营络所致。肺经气分热邪不解，肺气不宣则见身热、咳嗽、胸闷；陆子贤在《六因条辨》中言"疹为太阴风热"，因其病变中心在肺，肺热波及营分，窜入血络，则可外发红疹，疹点一般红润，粒小而稀疏，按之可暂退；苔薄白，舌红，脉数为邪热入里之征。肌肤红疹，发热，咳嗽为本证辨证要点。

3. 治法

宣肺泄热，凉营透疹。

4. 方药

银翘散去豆豉加细生地黄、牡丹皮、大青叶，倍玄参方（《温病条辨》）

连翘　金银花　桔梗　薄荷　竹叶　生甘草　荆芥穗　牛蒡子　鲜苇根　细生地黄　牡丹皮　大青叶　玄参

银翘散系辛凉平剂，原用于风温初起，邪袭肺卫之证。本证用之，意在取其轻清上行，宣泄肺热，体现了"治上焦如羽，非轻不举"的用药原则；邪不在表，去豆豉以防耗伤营阴；肺热及营而发红疹，故加生地黄、牡丹皮、大青叶、玄参等凉营泄热解毒。本方两解气营，宣透气机，使邪从外解，邪去则红疹自退，共奏宣肺泄热、凉营透疹之效。

5. 临证运用

若无卫表见症，荆芥亦可去之；升麻、柴胡、当归、防风、羌活、白芷、葛根、桎柳等辛温升散之品，因劫阴动血，故应忌用。

【实训医案】

杨某，男，8 岁。初诊日期：1970 年 2 月 19 日。

发热 2 天，颈部和胸部出现猩红色疹子 1 天，WBC 12.8×10⁹/L，N 0.8，L 0.2，中性粒细胞有中毒颗粒，诊断为"猩红热轻型"。因患者对青霉素过敏，改用中药治疗。发热（体温 38.5℃），头痛，面红，咽喉红肿疼痛，吞咽时加剧，烦躁不安，耳后部、颈部和胸部有少量猩红色疹子，两腋下较密集，舌质边尖红绛，苔白，状若草莓，脉浮数。

〔薛芳 . 银翘散去豆豉加细生地大青叶元参丹皮汤新解 . 新医学，1982，（6）：316-317.〕

问题

1. 试从卫气营血的角度进行辨证分析。
2. 本案患者治疗时应如何立法处方用药？

参考答案

1. 患儿就诊时见发热、烦躁、红疹、舌质边尖红绛，提示热邪已传入营分。同时，苔白、脉浮提示卫分仍有邪气未解，故本例为卫营同病。

2. 叶天士在《温热论》中言："在卫汗之可也……入营血，犹可透热转气。"本案患者卫营同病，针对在卫之邪，解表即用汗法，应辛凉宣散，不可用辛温之药；针对入营之热，应用甘寒、咸寒之类凉营养阴，并用轻清流动之品以透热转气。立法应宣肺泄热，凉营透疹，方药选用银翘散去豆豉加生地黄、牡丹皮、大青叶，倍玄参方加减。

二、气血两燔

【实训要求】

1. 掌握气血两燔证的辨证要点及相应的治法方药。
2. 了解气血两燔证临床运用的注意事项。

【知识要点】

1. 临床表现

壮热，目赤，头痛，口渴饮冷，心烦躁扰，甚或谵语，斑疹隐隐；甚或大渴引饮，头痛如劈，骨节烦痛，烦躁不安，或时谵语，甚则昏狂谵妄，或发斑吐衄。舌绛或深绛，苔黄燥，脉滑数、弦数或洪大有力。

2. 病机分析

本证为气分邪热未解，深入传于营血分，营热、血热又盛。因其热邪燔炽于气营（血），故名曰"两燔"，属气营（血）同病之证。邪热炽盛，燔灼气分，则壮热、苔黄燥、口渴饮冷或大渴引饮；火热炎上则目赤、头痛；热灼营阴，热扰心神，故心烦躁扰，甚或谵语；营热伤血络，溢于肌肤，则斑疹隐隐。若气分不解，涉及血分，导致热毒充斥气血两经，则属气血两燔。血分热炽，扰乱心神而烦躁不安，甚则昏狂谵妄；热盛动血可致发斑、吐衄；热毒充斥，故头痛如劈、骨节烦痛；舌绛是热在营血之征，若舌色深绛者，多已深入血分；苔黄燥提示气分邪热未解；脉数或洪为热盛之象。壮热烦渴，或昏谵，或有斑疹、吐衄，苔黄燥，舌绛或深绛为辨证要点。气营两燔与气血两燔在病机和临床表现上有所区别。气营两燔以壮热、口渴、苔黄而兼心烦、时谵语或斑疹隐隐、舌绛为辨证要点；气血两燔以壮热、口渴、苔黄而兼斑疹透发或吐衄下血、舌深绛为辨证要点。

3. 治法

气营（血）两清。

4. 方药

玉女煎去牛膝、熟地黄加生地黄、玄参方，或用化斑汤、清瘟败毒饮。

玉女煎去牛膝、熟地加生地黄、玄参方（《温病条辨》）

生石膏　知母　玄参　生地黄　麦冬

此方系吴鞠通根据《景岳全书》玉女煎加减而成。方中石膏、知母清气分邪热；玄参、生地黄、麦冬清营滋阴。实寓白虎汤加增液汤之意。吴氏指出："气血两燔，不可专治一边……去牛膝者，牛膝趋下，不合太阴证之用。改熟地为细生地者，亦取其轻而不重，凉而不温之义，且细生地能发血中之表也。加元参者，取其壮水制火，预防咽痛失血等证也。"

化斑汤（《温病条辨》）

生石膏　知母　生甘草　玄参　犀角（水牛角代）

本方即白虎汤加犀角（水牛角代）、玄参而成。斑属胃，胃主肌肉，阳明热毒内郁营血，外逼肌肤，故用白虎汤清气解肌，泄热救阴。由于热毒较重，逼迫营血而致斑疹显露，故配合犀角、玄参清营血以解毒化斑。

清瘟败毒饮（《疫疹一得》）

生石膏　生地黄　黄连　犀角（水牛角代）　山栀　黄芩　知母　赤芍　桔梗　玄参　牡丹皮　连翘　竹叶　生甘草

本方系由白虎汤、黄连解毒汤及犀角地黄汤三方组合而成。方内石膏、知母大清阳明气热，清热保津；水牛角、生地黄、玄参、牡丹皮、赤芍清营凉血解毒；黄连、黄芩、栀子、连翘泻火解毒；竹叶清心除烦；桔梗载药上行，开宣肺气，畅达气机以促药力；甘草解毒利咽。

以上三方皆为气营（血）两清之剂。加减玉女煎泻火解毒力较弱，主要用于气营两燔证，而热毒尚不甚者；化斑汤用于热毒炽盛于气血而斑疹显露者；清瘟败毒饮则用于气（营）血两燔之重证，热毒亢盛至极者。对本证的治疗，应尤其注重清气，气热得清，营（血）之热可顺势外透而解。方药使用上多重用石膏，如余师愚所言："（清瘟败毒饮）此皆大寒解毒之剂，故重用石膏，先平甚者，而诸经之火自无不安矣。"

5. 临床运用

在用加减玉女煎治疗气营两燔证时，如热毒较炽盛者，可加黄连、黄芩、板蓝根、大青叶等清热解毒之品。在用化斑汤治疗斑疹透发时，可加牡丹皮、大青叶、赤芍等凉血散血、化斑解毒之品。清瘟败毒饮药味多而用量大，热毒不甚者，不宜轻投。如吐衄重者，可去桔梗加白茅根、小蓟；斑疹紫黑者，可重用生地黄、赤芍，加紫草、丹参、红花、当归尾；大便秘结、腹胀满者，加大黄、芒硝。

若见神昏谵语、舌謇肢厥，可加用安宫牛黄丸，或紫雪丹、至宝丹，也可用现代制剂如清开灵注射液、醒脑静注射液等以清热解毒、清心开窍。热盛痉厥者，加僵蚕、蝉衣、地龙、全蝎等以平息肝风。阴液亏损严重，应加强滋阴治疗。如见斑疹隐隐，加用丹参、三七粉。

【实训医案】

案例 1 李某，男，34 岁。省农林厅干部。

初诊：1957 年秋季患流行性出血热于某医院住院治疗，该院诊断为"流行性出血热"三期（发热、低血压、少尿），病情危重，经抢救不见好转。该院即组织抢救小组，延请西医专家会诊抢救，治疗 10 日未见好转。复转寄希望于中医治疗，试图挽救于万一。该院老中医纪筱楼先生诊治亦未见效，急请米伯让先生会诊。

诊视患者卧床，全身高度水肿，神志不清，双目球结膜水肿突出，如蟹睛状，两颊皆血肿，无法看出舌苔，问不能答语，遍体布满手掌大出血斑及搔抓样血斑，小便量极少，为血尿，如红广告色，两手三部脉及两足趺阳脉均按不见，此乃高度水肿所致。会诊讨论时，在座者皆感对此病束手无策，唯希望寄予中医治疗，以观后效。

西医诊断：流行性出血热。

中医诊断：神昏（气血两燔）。

分析与辨证：急性传染病导致发展之严重阶段，系中医瘟病中之一种。此乃瘟毒侵入营血化燥，三焦相火亢极，导致气血两燔，迫血妄行，外溢于皮肤，内滋于脏腑，耗津尿少，以致三焦水道失调，不能排出而症见全身水肿。上而热侵神明，故神错谵语。

治法：气血两清。

方药：用余师愚清瘟败毒饮加木通。

犀角 10.5g（锉末），生地黄 35g，赤芍药 17.5g，牡丹皮 17.5g，生石膏 70g（先煎），知母 28g，甘草 17.5g，黄连 10.5g，黄芩 10.5g，栀子 14g，连翘 17.5g，玄参 35g，桔梗 10.5g，竹叶 10.5g，木通 17.5g。

加水 800mL，煎煮 40 分钟，过滤出 300mL，煎 3 次共量为 400mL，每次服 200mL。

先服 1 剂，无不良反应，继服 2 剂。

3 日后患者神志清醒，能应答，全身水肿消退，遍体大片血斑皆有收敛，并能进食，脉可摸见，为沉细滑数。米伯让先生观其脉症，指出病证虽见好转，但余热未清，血未得宁，火气未得平静。仍用原方递减服用 3 剂。先减犀角地黄汤，次减黄连解毒汤之黄连，服用 1 剂，再减去白虎汤，改服知柏地黄汤调理，以达补肾滋阴、健脾和胃、滋阴制阳之功效。并嘱患者食用大、小米稀粥以保胃气。3 日后患者诸症已消失，并已下床活动。

（《中国百年百名中医临床家丛书》）

问题

本案首诊用药功效是什么？二诊递减药物为何最后减去白虎汤？

参考答案

首诊处方有清热解毒、凉血散血、清气养阴、通调水道、利尿消肿的功效。白虎汤为辛凉重剂，达热于外。患者热毒渐解，以辛凉剂外透余邪，防止凉遏冰伏。

案例 2 某男，18 岁。就诊日期：1989 年 7 月 4 日。

初诊：患者全身皮肤出现红色斑疹伴发热 10 天。10 天前患者右脚中趾外伤并感染，疼痛剧烈而用氯霉素注射液 1 支外涂患处约 2 次，第 2 天右侧肢体出现红色散在性点状及片状斑疹，渐由右侧下肢发展到全身、颜面，伴有发热。第 4 天在某医院治疗，诊断为"过敏性紫癜"。用地塞米松、氨甲苯酸、青霉素静滴。治疗 6 天，病情加剧，体温 38.0～39.0℃，小便淡红色，大便下血鲜红，里急后重，头痛，头晕，眼花，站立不稳。7 月 4 日自动出院到本院治疗。

入院查体：体温 39.0℃，血压 140/90mmHg，意识清，眼结膜充血，心率 120 次/分，全身见红色或紫红色片状或点状斑疹。WBC $10.8×10^9$/L，尿红细胞（+++），大便红细胞（+++）。舌红绛，舌中间有黄苔，脉滑数。

西医诊断：过敏性紫癜。

中医诊断：温病发斑。

分析与辨证：身发斑疹、二便带血、舌绛为热入营血、耗血动血之象，而高热、黄苔，滑数脉为热在气分之象。综上所述，辨证为气血两燔

治法：清热解毒，凉血止血。

方药：清瘟败毒饮加减。

水牛角 30g（先煎），生地黄 15g，白头翁 15g，赤芍药 15g，牡丹皮 10g，石膏 30g，栀子 15g，黄芩 15g，黄连 10g，血余炭 10g，槐花 15g，地榆 15g。

每日 1 剂，复煎分 2 次服，另童尿（6 个月内健康男童小便）约半碗口服。每日给

地塞米松 5mg，青霉素 480 万 U 静滴。

第二天患者体温 38.0 ～ 38.5℃，自觉头痛、头晕、眼花减轻。按上方继续内服中药 3 天，患者体温降至正常，皮肤颜面无新的出血点，原有斑疹渐变紫色或暗紫色，停用地塞米松、青霉素，中药减去水牛角、童尿，另加白及、茜草根和大小蓟，每日 1 剂。继续服药 1 周，复查血压正常，大小便均正常，暗紫色斑疹减少渐消退，按上方加减调理数日，于 7 月 21 日痊愈出院。

［何祥光. 清瘟败毒饮治疗温病. 中西医结合实用临床急救，1996，（10）：46–47.］

问题

本案为何辨证为气血两燔之实热？与气虚出血如何鉴别？

参考答案

患者起病急、发病快，以紫红色斑疹、便血、高热为主要表现，中医属热毒炽盛，侵入气分、血分所致，热迫血妄行，向外向上见皮肤颜面为斑疹，向下见大小便下血鲜红，舌红绛，舌中间有黄苔，脉滑数为实热之象。气虚引起的各种出血，往往慢性发病、出血量少但反复缠绵难愈，患者多伴有神疲乏力、气短懒言、动则汗出等表现。

案例 3　卢某，女，38 岁。就诊日期：1958 年 7 月 21 日。

初诊：身热不休，大渴引饮，时或谵语，神志不清，溺赤而数，周身斑疹隐隐。舌苔深黄，脉洪数鼓指有力，右关尤甚。

分析与辨证：斑疹隐隐为热毒入于营血，血脉被灼之象；热入心包见神昏谵语；热伤津液见口大渴；脉数、苔黄为气血两燔见症。

中医诊断：斑毒重证。

治法：清热解毒凉血。

方药：青黛 10g，雄黄 10g，石膏 45g，知母 15g，玄参 30g，生地黄 30g，天花粉 15g，滑石 10g，甘草 3g。

7 月 22 日二诊：患者热势稍和，斑出颇多，谵语未退，溺仍赤数。苔黄唇红，脉洪数略减。

方药：黄芩 10g，黄连 10g，石膏 45g，栀子 10g，滑石 10g，木通 10g，连翘 10g，金银花 10g，甘草 3g。

7 月 23 日三诊：患者身更大热，斑出不多，诸症不减，脉更洪数。此乃斑毒深重，动其燎原之势而肆其披狂也，非用咸寒苦降不能建功。

处方：犀角 5g（另煎），木通 10g，石膏 60g，知母 15g，玄参 30g，麦冬 30g，赤芍 10g。

7 月 24 日四诊：患者身热锐减，神志颇清，语言稍静，洪数之脉颇和。药已建功，仍以前法加减主之。

处方：犀角 3g，生地黄 25g，玄参 25g，大青叶 10g，石膏 30g，丹参 10g，六一散

12g，金汁 30g（冲）。

7月25日五诊：患者斑色已淡，谵语亦无，黄苔已退，病势大和。治宜轻剂，清理余热。

方药：淡竹叶 10g，石膏 15g，麦冬 25g，生地黄 15g，川贝母 10g，玄参 15g，石斛 10g，滑石 10g，丝瓜络 10g，甘草 3g。

7月26日六诊：患者脉更和，症皆退，主以扶元善后。

方药：西洋参 3g（另煎），茯神 10g，玄参 12g，生地黄 12g，南豆衣 10g，麦冬 12g，石斛 10g，山药 10g，甘草 3g。

服上药数剂而康。

（《中国现代名中医医案精华》）

问题

1. 试从卫气营血的角度对本例进行辨证分析。

2. 为何患者服用二诊药后身热加重？

3. 三诊患者"身更大热，斑出不多，诸症不减，脉更洪数"是何原因？处方有哪些变化？

参考答案

1. 患者身热、谵语、神昏、周身斑疹，提示热入营血；大渴引饮、舌苔深黄、脉洪数鼓指有力，提示仍有气分热盛。辨证属气血两燔。

2. 本例患者辨证为气血两燔，治疗应气血两清。初诊使用雄黄，意在解毒，但雄黄辛温有毒，且用量较大，于本例应属不宜。二诊时苦寒药物较多，并未使用甘寒、咸寒等凉血养阴药物，苦寒化燥助热伤阴，故药后身热加重，诸症不减，脉更洪数。三诊时用药已改换方向，症状应得缓解。

3. 前二诊以苦寒药物组方，清热解毒凉血为法，然而此乃斑毒深重，动其燎原之势而肆其披狂，非用咸寒苦降不能建功，因此三诊处方由苦寒清热改加入咸寒之品，重用犀角 5g，取其味苦、咸，性寒，归心、肝、胃经的特点。当代遇此情况可用水牛角、羚羊角等品代之。

第六节　后期证治

一、余热未清，气阴两伤

【实训要求】

1. 掌握余热未清，气阴两伤证的辨证要点及相应的治法方药。

2. 了解余热未清，气阴两伤证临床运用的注意事项。

【知识要点】

1. 临床表现

低热，口舌干燥而渴，虚烦不眠，气短神疲，时时泛恶，纳谷不馨，舌红而干，脉细数无力。

2. 病机分析

阳明气分证后期，高热虽除，但余邪未净，故见低热；余热内扰而虚烦不眠；病至后期，胃津已伤，则口舌干燥而渴；气虚未复，则气短神疲；胃之气阴两伤，失于和降，故时时泛恶，纳谷不馨；舌红少苔，脉细数无力是邪退正虚之象。低热，口干，气短，舌红而干为本证辨证要点。

3. 治法

清热生津，益气和胃。

4. 方药

竹叶石膏汤（《伤寒论》）

竹叶　生石膏　半夏　人参　麦冬　甘草　粳米

阳明热病后期，虚实夹杂，应邪正兼顾，方选白虎汤去知母，加麦冬、半夏、竹叶、人参，如吴谦所言"以大寒之剂易为清补之方"。方中竹叶、石膏清透余邪，祛除烦热；人参、麦冬益气养阴；粳米、甘草和中益胃；半夏降逆和胃止呕。诸药配伍，祛邪不伤正，扶正不恋邪，共奏清热生津、益气和胃之功。

5. 临证运用

如余邪未尽，痰瘀滞络，闭阻机窍，症见低热、肢颤拘挛、神呆者，治以清解余邪，活血通瘀，化痰搜络，方用三甲散（醋地鳖虫、醋鳖甲、土炒穿山甲、生僵蚕、柴胡、桃仁泥）加减；若邪热已退，肺胃阴伤，干咳、口干渴、舌红少苔者，应滋养肺胃阴津，方用沙参麦冬汤（沙参、玉竹、生甘草、桑叶、麦冬、生扁豆、天花粉）；热退而肺胃阴伤者，偏胃阴伤者，方用益胃汤（沙参、麦冬、生地黄、玉竹、冰糖）；如邪热已退，气阴两伤，气短、口燥、纳差、脉细弱者，法当益气养阴，方用薛氏参麦汤（人参、麦冬、石斛、木瓜、生甘草、生谷芽、鲜莲子）。

【实训医案】

案例1　张某，男，71岁。就诊日期：1994年5月4日。

初诊：因高血压心脏病，服进口扩张血管药过量，至午后低热不退，体温37.5～38℃，口中干渴，频频饮水不解，短气乏力，气逆欲吐，汗出，不思饮食，头之前额与两侧疼痛。舌红绛少苔，脉来细数。

西医诊断：发热（原因待查）。

中医诊断：内伤发热（阳明气阴两虚，虚热上扰）。

分析与辨证：本案发热于午后，伴见口渴欲饮，短气乏力，不思饮食，舌红绛少苔，脉来细数，属于"阳明气津两伤"无疑。胃虚有热，其气上逆，故见气逆欲吐。

治法：补气阴，清虚热。

方药：竹叶石膏汤。

竹叶 12g，生石膏 40g，麦冬 30g，党参 15g，炙甘草 10g，半夏 12g，粳米 20g。

服 5 剂则热退，体温正常，渴止而不呕，胃开而欲食。唯余心烦少寐未去，上方加黄连 8g，阿胶 10g，以滋阴降火。又服 7 剂，诸症得安。

（《刘渡舟临证验案精选》）

问题

为何竹叶石膏汤在外感病和内伤病中皆可应用？并阐述半夏在竹叶石膏汤中的作用。

参考答案

竹叶石膏汤在外感和内伤病中皆可应用，因其适用证均为热证气阴两伤，体现了异病同治的特点。半夏虽为辛温之品，但能降逆解郁，并能和胃，在寒凉滋润药中少量用之，既可防止麦冬之滋腻，又合甘草以保胃气。

案例 2　徐某，男，30 岁。

初诊：患湿热流火疮疡，当时由两名老中医诊治，服药近 1 个月，疮疡渐愈，渐渐饮食不思，卧床不起，甚至精神昏迷，默默不语，舌卷囊缩，曲身而卧，家人推动，毫无知觉，犹如死人。前医束手无策而邀诊。

中医诊断：湿温。

分析与辨证：家属代诉过去病情，并观前医诸方，尽是寒凉之药，少有开通透达之品。因思湿热患疮，疮虽愈而湿热深入厥阴，风木阻遏而舌卷囊缩，心主之气被蒙则昏沉不识，状如死人。此证比薛氏所示"默默不语，与饮食亦不却"更重一些，然仍为"邪入厥阴，主客浑受"之证。

治疗：取用三甲散原方（鳖甲、龟甲、穿山甲、蝉蜕、僵蚕、牡蛎、土元、白芍、当归、甘草），并不增减。早上服下，至傍晚渐觉灵动，舌卷囊缩渐除，第三天全身发生痒疮，从此遂愈。

（《古今名医临证金鉴》）

问题

寒凉之药可能是什么？为什么会误用？

参考答案

患者湿热流火疮疡，热象较显，可能误用石膏、大黄、羚羊角等寒凉药，寒主凝滞，中伤阳气，引邪深入。

二、阴虚火炽

【实训要求】

1. 掌握阴虚火炽证的辨证要点及相应的治法方药。
2. 了解阴虚火炽证临床运用的注意事项。

【知识要点】

1. 临床表现

身热，心烦躁扰不寐，口燥咽干，舌红苔黄或薄黑而干，脉细数。

2. 病机分析

本证为温热邪气久羁，上助手少阴心火，下灼足少阴肾水，致使水亏火旺，火愈亢而阴愈伤，阴愈亏而火愈炽。心火炎于上，则身热，心烦躁扰，舌红苔黄；肾水亏于下，则口燥咽干，舌苔薄黑而干，脉细；阳亢不入于阴，阴虚不能纳阳，故不寐。身热，心烦不寐，舌红，脉细数为本证辨证要点。

3. 治法

泻火育阴。

4. 方药

黄连阿胶汤（《温病条辨》）

黄连　黄芩　阿胶　白芍　鸡子黄

本证水亏火旺，当虚实兼顾，泻南补北。方中黄连、黄芩苦寒直折，清泻心火；阿胶、白芍滋补肝血肾精，养育真阴；鸡子黄滋补心肾。诸药配伍，上泻心火，下滋肾水，为攻补兼施之方。正如吴鞠通所言"以黄芩从黄连，外泻壮火而内坚真阴；以芍药从阿胶，内护真阴而外捍亢阳。名黄连阿胶汤者，取一刚以御外侮，一柔以护内主之义也"。

5. 临证运用

若暑伤心肾，症见心中烦热，消渴不已，肢体麻痹，舌红绛，苔黄燥，脉细数者，治以清心滋肾，方用连梅汤（黄连、乌梅、麦冬、生地黄、阿胶）。

【实训医案】

李某，男，49岁。

初诊：患失眠已2年，西医按神经衰弱治疗，曾服多种镇静安眠药物，收效不显。自诉入夜则心烦神乱，辗转反侧，不能成寐，烦甚时必须立即跑到空旷无人之地大声喊叫，方觉舒畅。询问其病由，素喜深夜工作，疲劳至极时，为提神醒脑起见，常饮浓厚咖啡，习惯成自然，致入夜则精神兴奋不能成寐，昼则头目昏沉，萎靡不振。视其舌光红无苔，舌尖宛如草莓之状红艳，格外醒目，切其脉弦细而数。

西医诊断：失眠。

中医诊断：不寐（火旺水亏，心肾不交）。

分析与辨证：失眠，《黄帝内经》谓之"不寐""不得卧"。成因有痰火上扰者，有营卫阴阳不调者，有心脾气血两虚者，有心肾水火不交者。本案患者至夜则心神烦乱，难以入寐，乃心火不下交于肾而独炎于上。陈士铎在《辨证录》中云："夜不能寐者，乃心不交于肾也……心原属火，过于热则火炎于上，而不能下交于肾。"思虑过度，暗耗心阴，致使心火翕然而动，不能下交于肾，阳用过极，则肾水难以上济于心。又饮咖啡，助火伤阴，使火愈亢，阴愈亏。观其舌尖赤如草莓，舌光红无苔，脉细而数，一派火盛水亏之象，辨为心肾不交之证。

治法：下滋肾水，上清心火，令其坎离交济，心肾交通。

方药：黄连 12g，黄芩 6g，阿胶 10g（烊化），白芍 12g，鸡子黄 2 枚。

此方服至 3 剂，患者便能安然入睡，心神烦乱不发。续服 3 剂，不寐之疾从此而愈。

（《伤寒名医验案精选》）

问题

简述《温病条辨》对以上用方的方义解释。

参考答案

此方为黄连阿胶汤。吴鞠通《温病条辨》言："少阴温病，真阴欲竭，壮火复炽，心中烦，不得卧者，黄连阿胶汤主之。"方中以黄连、黄芩苦寒清热，泻心火，坚真阴；鸡子黄交通心肾，养心而滋肾，安中焦，补精血；阿胶、白芍滋肝肾，养真阴，抑亢阳。诸药配伍，上泻心火，下滋肾水，为泻火育阴、攻补兼施之方。春温后期肾阴受损，尚有邪热，以失眠为主要表现的，亦可使用此方。

三、邪留阴分

【实训要求】

1. 掌握邪留阴分证的辨证要点及相应的治法方药。
2. 了解邪留阴分证临床运用的注意事项。

【知识要点】

1. 临床表现

夜热早凉，热退无汗，能食形瘦，舌红少苔，脉沉细略数。

2. 病机分析

本证为温病恢复期，阴液亏损，邪伏阴分之证。人体卫气日行于阳，夜行于阴，阴虚余热留伏，卫气夜入阴分与邪相争，故入夜身热；至晨卫气出阴分而行于表，邪正无争，则热退身凉，余热未随卫气外出，故热虽退而身无汗；邪留阴分，病不在胃肠，故能进饮食；余热久留，营阴耗损而不能充养肌肤，故形体消瘦；舌红苔少，脉沉细均为余热耗损阴液之象。夜热早凉，热退无汗，舌红少苔为本证辨证要点。

3. 治法

滋阴透热。

4. 方药

青蒿鳖甲汤（《温病条辨》）

青蒿　鳖甲　生地黄　知母　牡丹皮

本证纯用养阴恐滋腻恋邪，单用清热又惧苦燥伤阴，只宜养阴、透热并举。方以鳖甲滋阴入络搜邪，青蒿芳香透络，配合鳖甲领阴分余热外出。如吴鞠通所言"此方有先入后出之妙，青蒿不能直入阴分，有鳖甲领之入也；鳖甲不能独出阳分，有青蒿领之出也"。牡丹皮透泄伏火，生地黄养阴清热，知母清热生津润燥。合为养阴透热之方。

【实训医案】

曾某，男，2岁6个月。就诊日期：2000年8月7日。

初诊：反复发热一月余。患儿于1个月前因发热、咳嗽而在外院诊治，予以头孢拉定悬浮液及清热解表之中药治疗，患儿咳嗽消失，然发热未退，体温37.5～38.5℃，每于夜间升高，日间渐降。进行血尿常规、抗"O"、血沉、血培养、肥达氏试验、肺炎支原体等多项检查，均未发现异常。诊断为"暑热证"。曾服用数剂益气养阴之中药均未奏效，故求治于本院。查其体温38.2℃，神倦，少汗，口干欲饮，烦躁不安，纳差，多尿，大便干结，舌红苔薄，脉细滑。

西医诊断：小儿夏季热。

中医诊断：内伤发热（阴虚内热）。

分析与辨证：暑热证又称为夏季热，于夏季发病，以长期发热、口渴多饮、多尿、汗闭为特征。其发生与患儿的体质因素有密切的关系，小儿乃稚阴稚阳之体，阳常有余而阴常不足，时值夏季暑热之际，外感热病伤及津液，加之使用清热解表之中药，苦寒伤阴，发汗耗津，更使阴津损伤，虚火内生，发热反复不退；津伤无以上荣，故口干欲饮；阴虚不能制约内热，肝火内扰，故烦躁不安；阴液不足，输化失职，则大便干结。

治法：养阴透热。

方药：青蒿鳖甲汤加味。

青蒿10g，鳖甲10g（先煎），知母10g，牡丹皮10g，银柴胡10g，小环钗6g，生地黄10g，牛膝10g，夏枯草10g，甘草3g。每日1剂。

8月10日二诊：患儿服药3剂后，患儿体温最高不超38℃，汗出，烦躁减轻，大便已解。药见奏效，守前方继服 3 剂。

8 月 13 日三诊：患儿精神转佳，晨起已无热，唯午后低热，口干欲饮、烦躁不安、大便干结等症消失，继用上方，去夏枯草、银柴胡、牛膝，加入云茯苓、谷芽、麦芽、白芍药等以善其后，服药 10 剂后诸症消失而告愈。

［徐雯 . 青蒿鳖甲汤治疗儿科疾病验案举隅 . 上海中医药杂志，2008，（ 5 ）：46-48.］

问题

为何患儿服用益气养阴中药无效？

参考答案

患儿反复发热一月余，气阴耗伤，益气养阴本为正治。刻下见发热夜间升高，日间渐降，提示余热未清、邪伏阴分，故单纯益气养阴难以奏效，需清透余热，则气阴可复。取青蒿鳖甲汤清退虚热，入络搜邪，以透邪外出。加入银柴胡、小环钗以增退虚热之力；夏枯草清泻肝火，加强知母、牡丹皮清泻阴分伏火之功。诸药共奏滋阴清热、透邪外出之功效。

四、真阴耗竭

【实训要求】

1. 掌握真阴耗竭证的辨证要点及相应的治法方药。
2. 了解真阴耗竭证临床运用的注意事项。

【知识要点】

1. 临床表现

低热不退，手足心热甚于手足背，口干咽燥，齿黑，或心悸，或神疲多眠，耳聋，舌干绛或枯萎，甚或紫晦而干，脉虚细或结代。

2. 病机分析

本证为邪热久羁不退，耗伤肝血、肾阴，而呈邪少虚多之证。肾阴亏则水不制火，虚热内生，故低热久留不退，尤以手足心热较甚；肾水不能上济，心神失养则心悸；肾阴大亏，精不养神，故神疲多眠；肾精亏损，不能充养耳齿，故耳聋、齿黑；阴血亏虚则舌干绛或枯萎甚或紫晦而干；邪少虚多则脉虚细无力；阴亏液涸则脉行艰难，搏动时止而结代。低热，咽燥，齿黑，舌干绛，脉虚细或结代为本证辨证要点。

3. 治法

滋养肾阴。

4. 方药

加减复脉汤（《温病条辨》）

炙甘草　干地黄　生白芍　麦冬　阿胶　麻仁

本方由《伤寒论》炙甘草汤去参、桂、姜、枣加白芍组成，为治疗温热病邪深入下焦，肝肾阴伤之主方。吴鞠通说："热邪深入，或在少阴，或在厥阴，均宜复脉。"方中炙甘草补益中气，以使津充阴复；生地黄、阿胶、白芍、麦冬滋养肝肾之阴；炙甘草配白芍，酸甘化阴；麻仁养血润燥。诸药配伍，长于救阴，兼退虚热。

5. 临证运用

其药多属滋润之品，必致真阴耗损，热由虚生者方可用之。若邪热尚盛者，则不宜用，以防恋邪。如兼心火炽盛，身热心烦不得卧，加黄连、栀子以清泻心火，或改用黄连阿胶汤。如汗出心悸，本方去麻仁，加生龙骨、生牡蛎、人参以镇摄潜阳，益气固脱。若阴液下泄，大便微溏，加生牡蛎以滋阴固摄。

【实训医案】

案例 1　黄某，男，73 岁，退休干部。就诊日期：2007 年 10 月 20 日。

初诊：患冠心病、高血压 10 余年，平日无明显不适，仅在活动时感到头晕、胸闷气促。2007 年以来 2 次因排便用力后突然晕厥，送某医院急诊，确诊为"急性心肌梗死"。经冠状动脉造影发现冠状动脉各支均有不同程度的狭窄，较为严重的是右束支管腔狭窄直径缩小达 96%，在某医院做经皮冠状动脉支架置入手术。手术已经 3 个月，西药按照术后要求服用，但心前区仍感不适，时有隐痛，上楼梯时气促，口干咽燥，大便干结，遂来就诊。查其面色苍白，消瘦，肌肤干燥，舌质红绛少苔，脉细无力。

西医诊断：冠心病，冠状动脉支架置入术后。

中医诊断：胸痹（真阴亏虚）。

分析与辨证：本例患者阴液亏虚较为严重，出现机体失养的症状较为明显。手术后心之气阴恢复较慢，故心前区持续不适，时有隐痛，活动则气促。

治法：养阴补血，宣通心阳。

方药：加减复脉汤加味。

炙甘草 10g，干地黄 24g，生白芍 15g，麦冬 15g，阿胶 10g（烊化冲服），麻仁10g，全瓜蒌 24g，人参 15g，桂枝 10g。5 剂常法煎服。

患者服药后心前区隐痛缓解，大便通畅。继前方再服 5 剂诸症消除，自我感觉良好。

二诊：患者停服中药 2 天，大便又见干结，再予加减复脉汤。

炙甘草 10g，干地黄 24g，生白芍 15g，麦冬 15g，阿胶 10g（烊化冲服），麻仁10g。5 剂，常法煎服。

嘱患者注意休息，多吃滋阴养液之品，适当活动，以养心肾之气阴。药后症状消失。

用药分析：加减复脉汤养阴复脉，人参补益心气，桂枝温通心阳，瓜蒌宽胸理气。

心之气阴得以滋养，功能得以恢复，症状自然得以消除。

[陈锦芳.加减复脉汤的临床应用.江苏中医药，2008，（3）：12-13.]

问题

简述加减复脉汤的方义。

参考答案

本方由《伤寒论》炙甘草汤去参、桂、姜、枣加白芍而成。方中以白芍、生地黄、阿胶、麦冬滋养肝肾真阴；炙甘草、麻仁扶正润燥。全方共奏滋阴退热、养阴润燥之功。为治疗温邪深入下焦，肝肾阴伤之主方。吴鞠通《温病条辨》所云："热邪深入，或在少阴，或在厥阴，均宜复脉。"

案例 2 高某，25 岁，业农，住盐山城东北张马村。

初诊：仲夏上旬，麦秋将至，远出办事，又欲急回收麦，长途趋行烈日之中，辛苦殊甚，因得温病。其叔高鲁轩及其表叔毛仙阁皆医士，又皆善治温病，二人共治旬日无效。盖因其劳力过甚，体虚不能托病外出也。愚诊视时，其两目清白，竟无所见，两手循衣摸床，乱动不休，谵语无伦，分毫不省人事。其大便从前滑泻，此时虽不滑泻，每日仍溏便一两次。脉象浮而无力，右寸之浮尤甚，两尺按之即无，一分钟数至一百二十至。舌苔薄黄，中心干而微黑。

中医诊断：泄泻（真阴大虚）。

分析与辨证：细思此证，其两目清白无见者，肾阴将竭也。其两手乱动不休者，肝风已动也。病势至此，危险已至极点。幸喜脉浮为病还在太阳，右寸浮尤甚，有将汗之势。其所以将汗而不汗者，人身之有汗如天地之有雨，天地阴阳和而后雨，人身亦阴阳和而后汗。此证尺脉甚弱，阳升而阴不应，是以不能作汗也。

治法：此症若欲其出汗，不可分毫用发汗之药，当用大润之品，峻补其真阴，济阴以应其阳，必能自汗，汗解则病愈矣。

处方：大怀熟地黄二两，生怀山药三钱，玄参一两，甘枸杞一两，真阿胶四钱（烊冲），甘草三钱。煎汤一大碗，徐徐分数次温饮下。

上方以法煎服，一日连进 2 剂，汗出通体而愈。

（《全国名医验案类编》）

问题

如何理解此案中患者便溏的病机？

参考答案

此案患者邪陷下焦，肾阴欲竭，已现两目清白、循衣摸床等水不涵木，肝风内动之症，病势极危，然阴液大伤，无源以作汗，邪无出路，必滋其化源助其汗出，患者服药后汗与邪俱出而愈。

大便滑泄和便溏均为阴液损伤的过程。《温病条辨》云："下焦温病，但大便溏者，即与一甲复脉汤。温病深入下焦劫阴，必以救阴为急务。然救阴之药多滑润，但见大便溏，不必待日三四行，即以一甲复脉法，复阴之中，预防泄阴之弊。"但本例患者已见两目清白、循衣摸床等危重症，当用大剂润药急复真阴。病缓后可合用一甲煎，以滋阴固摄。

五、虚风内动

【实训要求】

1. 掌握虚风内动证的辨证要点及相应的治法方药。
2. 了解虚风内动证临床运用的注意事项。

【知识要点】

1. 临床表现

低热，手足蠕动，甚或瘛疭，心悸或心中憺憺大动，甚则心中痛，时时欲脱，形消神倦，咽干齿黑，舌干绛，脉虚细无力。

2. 病机分析

本证为肾精肝血耗损，虚风内动之候。肝肾阴虚，虚热内生则发低热；真阴欲竭，心失所养，故心悸或心中憺憺大动，甚则心中痛；阴亏至极，阴不维阳，阳气欲越，则时时欲脱；肾精肝血耗损，筋脉失养，故手足蠕动，甚或瘛疭；肾阴亏竭，无以充养，则形消神倦，咽干齿黑；舌干绛，脉虚细无力为肝肾阴亏之征。以手足蠕动，甚或瘛疭，舌干绛为本证辨证要点。

热盛动风证痉厥与本证相似，但多见于温病极期，病属热极生风，四肢抽搐，强急有力，多伴有高热、神昏、肢厥、渴饮、脉弦数等症状。本证则见于温病后期，病属虚风内动，手足蠕动、震颤，徐缓无力，伴见心中憺憺大动、时时欲脱、形消神倦、咽干齿黑、舌干绛、脉虚细无力等一派虚象。

3. 治法

滋阴养血，柔肝息风。

4. 方药

三甲复脉汤（《温病条辨》）

炙甘草　干地黄　生白芍　麦冬　阿胶　麻仁　生牡蛎　生鳖甲　生龟板

三甲复脉汤系加减复脉汤加牡蛎、鳖甲、龟板而成。方以加减复脉汤滋养肝血肾阴，加三甲以潜阳息风。适用于手足蠕动，心中憺憺大动，脉细促为主症的虚多邪少之虚风内动证。

大定风珠（《温病条辨》）

炙甘草　干地黄　生白芍　麦冬　阿胶　麻仁　生牡蛎　生鳖甲　生龟板　五味子

鸡子黄

大定风珠方为三甲复脉汤加鸡子黄、五味子而成。以三甲复脉汤滋阴养血，潜阳息风；加鸡子黄以增强滋阴息风之效；五味子补阴留阳以防厥脱之变。此方以血肉有情之品填阴，为救阴重剂，其药味厚滋腻，用之不当，有恋邪之弊。适用于纯虚无邪，阴虚至极，阴阳时时欲脱之虚风内动证。

5. 临证运用

三甲复脉汤和大定风珠是针对真阴损伤严重，虚风内动而设，对邪热已去，纯属阴虚风动者方可使用。若邪热尚盛者，不得与之，以防滋腻恋邪难解。正如吴鞠通所言："壮火尚盛者，不得用定风珠、复脉。"在临床上，如肝肾阴液亏耗严重，可配合麦味地黄口服液或用生脉注射液等静脉滴注；兼有肺气将绝而喘息气促者，急加人参以培元固本；若将成阴阳两脱之势而兼见自汗不止者，加龙骨、人参、浮小麦以益气敛汗固脱；若心阴心气大伤，而兼见心悸者，加人参、茯神、炒枣仁、浮小麦等以益气养心安神。

【实训医案】

案例 1 郭某，男，52 岁，教员。就诊日期：1982 年 3 月 29 日。

初诊：自述头痛头晕 4 年，双手颤抖 1 年，近来加重。患者平素情绪暴躁，喜饮酒，嗜食肥甘厚腻之味。从 1978 年秋季起始感头痛眩晕，睡眠欠佳，头重脚轻如醉酒之状，当即测得血压 186/114mmHg，化验血胆固醇 325mg/dl。曾被某医院诊断为"动脉硬化""高血压"，经服用"牛黄降压丸""益寿宁"等药物，病症有所减轻，但常因情绪不佳或饮酒而加重。患者于 1 年前又出现双手颤抖不已，伸直或写字时颤抖加重，拿东西自觉无力，十分苦恼，无力工作，生活不能自理，但无肢体疼痛之感。曾在某医院诊断为"功能性震颤""神经性震颤"等，曾用镇静等药物罔效而就诊。症见头痛如掣，眩晕如坐车船，旋转不定，视物模糊，周身乏力，双手不由自主颤抖，难以抑制，写字吃饭均不方便，同时伴有少寐多梦，急躁善怒，耳鸣，口苦咽干，肢体麻木，下肢时有拘急，肌肉瞤动，便干溲赤。舌红苔少而干，脉弦数，左尺脉见细弱。

西医诊断：功能性震颤。

中医诊断：颤证（肝肾亏乏，阴虚阳亢，引动肝风）。

分析与辨证：所谓"手颤"，是指双手或单手不由自主颤抖的一种病态。《黄帝内经》云："诸风掉眩，皆属于肝。"可见手颤与肝密切相关。此例患者属于肝肾亏乏，阴虚阳亢，肝风内动所致。肝肾阴虚，阳气亢进，上逆升腾，则见眩晕，头痛如掣，急躁善怒。阴虚阳无所制，神无所养而不内守，阴阳不相济，则少寐多梦。阴虚阳亢，肝风内动，散于四末，则见肢体麻木，颤抖，肌肉颤动。肝火上炎则见口苦咽干。

治法：滋阴潜阳，平肝息风。

方药：大定风珠加减。

阿胶 10g（烊化），生龟板 15g，生地黄 18g，鳖甲 15g，石决明 30g（先煎），钩藤 24g（后下），天麻 10g，怀牛膝 10g，菊花 10g，全蝎 10g，僵蚕 10g，白芍 24g，鸡蛋黄2枚。水煎服。

二诊：患者服上方4剂，双手颤抖，头痛、头晕稍减轻，仍觉烦躁不安，少寐多梦，肌肉眴动、麻木。守前方加炒枣仁24g，山茱萸15g，何首乌15g，黄芪24g，当归12g。

三诊：患者继续服用上方7剂后，手颤大有好转，其右手能勉强写字。但字体歪斜，耳鸣仍存在。故原方加石菖蒲15g。

服用上方共27剂，已获痊愈，手无颤抖，身体趋于康复。再拟上方4剂，以巩固之。同年7月15日随访，患者手颤未曾复发，身体健康。

［吕建光.大定风珠加减治疗手颤.河北中医，1985，（6）：22.］

问题

简述大定风珠使用的注意事项。

参考答案

大定风珠是针对真阴损伤严重，虚风内动而设，对邪热已去，纯属阴虚风动者方可使用，若邪热尚盛者，不得与之，以防滋腻恋邪难解。正如吴鞠通所言："壮火尚盛者，不得用定风珠、复脉。"本证治宜滋阴潜阳，平肝息风。加用石决明、钩藤、全蝎、僵蚕、菊花等平肝明目、潜阳息风以治其标，山茱萸、何首乌、生地黄、白芍、鳖甲、龟板等养阴以固其本，黄芪、阿胶、当归补气养血以根除肢麻之症。

案例2　唐某，女，39岁，农民。

初诊：1988年5月足月顺产一男婴，第2胎。20天后，反复发热，头痛身疼，在当地治疗6天，病势不减日渐加重，转送某医院予解热、抗感染、输液等治疗10多天，高热仍持续不退，大汗淋漓，每天停止输液痉厥即作，告病危。家属丧失治疗信心，自动出院，求治于我院门诊。

检查：体温39℃，脉搏108次/分，呼吸24次/分。症见闭目倦卧，神昏谵妄，循衣摸床，头身灼热，四肢逆冷，汗水淋漓，时作痉厥，口干肌削，烦渴不止，小便短少而赤，无大便。舌干绛、无苔，脉沉微细数，重按欲无。

西医诊断：败血症。

中医诊断：厥证（真阴大亏）。

分析与辨证：温病深入营血，热盛久羁，灼烁真阴，营阴大亏引动肝风，热深厥深，阴津衰竭，亡阴欲脱之危证。

治法：滋阴息风，镇摄固脱。

处方：仿大定风珠三甲复脉之法。

生地黄20g，麦冬20g，生鳖甲20g（先煎），天冬20g，钩藤30g（后下），玄参30g，白芍30g，人参10g，五味子6g，阿胶15g（烊冲），生牡蛎40g（先煎），生石决明40g（先煎）。

嘱煎汁不拘时频频分服，并自烧竹沥汁 300mL，渴即给饮，与上药交替分服。

翌晨再诊，神情略清，痉厥烦渴减少，但动则呃逆晕厥，服上药后排出臭秽黏稠水样便 2 次。有便排则邪从内泄，是病机顺转之候；呃逆晕厥，是邪去正气大虚，药已中綮，效不更法。上方人参量用 15g，加代赭石 20g，滑石 30g，冀扶正降逆，顺导腑泄。续进 2 剂，如法煎服。

三诊：患者神清厥止，出汗减少，溏泄增多，日夜十余行。照上方去滋腻滑利之阿胶、生地黄、玄参、麦冬、天冬减去半量，加黄连 6g，苦甘化燥育阴，与滑石清里泄热以导浊。

四诊：患者热退神清，便溏亦止，但口舌起疮，牙龈糜损，心烦不寐，舌淡红，无苔，脉沉细略数。改投甘露饮、导赤散加减。

处方：天冬 15g，麦冬 15g，生地黄 15g，竹叶 15g，木通 15g，石斛 20g（先煎），甘草 6g。

连服 3 剂，诸症皆平，唯余神疲气弱，不思饮食。嘱用莲子煮粥以生胃气，并拟集灵煎加味，熬成膏剂，调治 1 月痊愈。

［谈宗麟，郑笑山 . 产后温病热厥验案 1 则 . 新中医，1997，（3）：54.］

问题

请详细分析本案各阶段病机演化。

参考答案

本案患者素体阴亏，病届产后，又在夏月感受温热时邪，亢热持久，阴亏之体更受邪热灼烁，重伤阴液，久羁之热，熏灼心营，扰及神明而神昏谵妄；营阴大亏，引动肝风，水不涵木而致痉厥，汗淋肢冷；此乃热深厥深，阴津衰竭行将阴竭阳脱、阴阳离决恶险之候，非急投大剂甘润填阴、益气固脱，难救竭涸欲脱之源。三诊时患者溏泄大作，蕴热得以外泄，正合因势利导，略减滋腻润滑之药，加入黄连、滑石苦甘化燥育阴。四诊见患者口糜龈损，心胃余火上炎改投导赤甘露加味，甘淡育阴，轻清降火而泄余热，各候皆平，后又见胃阳受损，脾运欠旺，用莲子粥渐进以苏胃气，清心醒脾和胃，后以缪仲淳氏加味集灵煎熬成膏剂，寓滋阴充营祛邪于扶正之中，缓服匝月，病瘥而安。

案例 3　顾

此痿厥也。盖厥阴风旋，阳冒神迷则为厥。阳明络空，四末不用而为痿厥。午后黄昏，乃厥阴、阳明旺时，病机发现矣。凡此属络病，《金匮》篇中有之。仲景云：诸厥宜下，下之利不止者死。明不下降之药，皆可止厥。但不可硝、黄再伤阴阳耳。但积年沉疴，非旦夕速效可知矣。

中医诊断：痿证。

分析与辨证：四肢不用伴神志昏蒙，发于午后，无表证，为下焦证。

治法：填补真阴，息风潜阳。

活鳖甲　真阿胶　方诸水　鲜生地　玄参　青黛

又　照前方去玄参，加天冬。

厥从肝起，其病在下。木必得水而生，阴水亏，斯阳风烁筋，而络中热沸即厥。拙拟血属介类，味咸入阴，青色入肝，潜阳为法。

又　阴络空虚，厥阳内风掀然鼓动而为厥。余用咸味入阴和阳，介类有情之潜伏，颇见小效。但病根在下深远，汤剂轻浮，焉能填隙？改汤为膏，取药力味重以填实之，亦止厥一法。

鲜鳖甲　败龟板　猪脊髓　羊骨髓　生地黄　天冬　阿胶　淡菜　黄柏

熬膏。早服七钱，午服四钱。

（《临证指南医案》）

问题

简述首诊方诸水的用意。

参考答案

本案患者为失血阴虚，风木大震之证。方诸水即河蚌中水，性味甘寒无毒，可除烦、安神，外洗明目，此水取自血肉有情之品，与本证阴虚本质相应。此案例体现了叶天士阳化内风学说及其运用血肉有情之品的用药特色。

【小结】

温热类温病发展过程中的病理变化，主要反映了温热性邪气对人体卫、气、营、血的功能活动和营养物质的病理损害。故后世医家多采取卫气营血辨证纲领，用以判断温热病的浅深轻重，分析疾病的发展和预后，并指导临床治疗。

温热类温病的卫分证以发热、微恶寒、口微渴为主症，可伴见头痛、少汗、咳嗽、舌苔薄白、舌尖边红、脉浮数等。本类温病的致病邪气虽有风热、温热、暑热和燥热多种，但犯卫表者以风热和燥热为多，治疗以解表透邪为基本大法，宜选用辛凉之剂，解表泄热，透邪外出，而忌予辛温发散之剂。

风温、秋燥初起，表邪不解，传入气分；或春温、暑温，病之初起即见气分证。气分证是温邪入里，正邪相争，造成脏腑功能紊乱，病属里热实证的一类证候类型。其复杂多变，临床表现除具备发热、不恶寒、口渴、苔黄等基本症候外，可依病位在肺、胸脘、胸膈、胃、肠、肝、胆、三焦等的不同，出现相应的临床表现。治疗宜寒凉药物直接清泄里热，早期不可过用寒凉，如叶天士所说："到气才可清气。"根据感邪轻重及病位不同，选用辛寒、苦寒、甘寒之法，并结合兼夹病理产物，辨证施治。

营分证多由气分邪热不解，传入营分，少数则由卫分传营或直接病发营分。见于风温、春温、暑温等温热类温病的极期。由于"心主血属营"，因而营分证病变多影响到心包的功能，其病理特点：一是营热炽盛，热扰心神，热窜血络和热闭心包；二是心营阴津受损。治疗以清营透热或清心开窍为主，辅以滋养营阴。

血分证指邪热深入血分，引起动血、耗血所产生的一类证候。可由卫气分邪热不解，深陷血分；或营热不得及时转出气分，进而深入血分；或伏气温病发于血分。多见于风温、春温、暑温等温热类温病的危重阶段，预后不佳。治疗应凉血解毒，滋阴增液，活血散血。

温热类温病，在卫、气、营、血阶段，经过恰当的治疗，病可向愈。若虽经治疗但未能及时挽回病势，而邪恋正虚，产生诸多变证。所以病至后期，可表现为邪气仍盛，而正气已虚，或邪虽退但正气虚极不复，或余邪未尽留扰阴分等。临床上须分辨不同情况，清解余邪，扶助正气，耐心调治以善后。

【思考题】

1. 热闭心包证、热灼营阴证、热盛迫血证是温病营血证中的三大类证候，请说说各证的病机、辨证要点和相互间的联系。

2. 温病阳明热结有许多兼证，请结合教材总结温热类温病阳明热结五个兼证各自的病理和主要临床表现及相应治法、方剂。

第四单元 湿热性证候 ▷▷▷▷

第一节 卫气分证治

一、湿遏卫气

【实训要求】

1. 掌握湿遏卫气证的辨证要点及相应的治法方药。
2. 了解湿遏卫气证临床运用的注意事项。

【知识要点】

1. 临床表现

身热不扬，午后热势较显，恶寒，无汗或少汗，头重如裹，身重酸困，四肢倦怠，胸痞脘闷，口不渴，苔白腻，脉濡缓。

2. 病机分析

本证是湿温初发的常见证型，为卫气同病，内外合邪，湿重热轻之证。既有湿郁卫分之表证，又有湿遏气机之里证。其病机是湿邪偏重，郁遏肌表，肺气失宣。肺主气而属卫，湿遏卫阳，失于温煦、开合则恶寒，无汗或少汗；湿中蕴热，热被湿遏，故虽发热而身热不扬，午后热势较显；湿邪蒙蔽清阳，清阳不宣，则头重如裹；着于肌肉四肢，则身重酸困，四肢倦怠。

本证见发热恶寒，头痛少汗而口不渴，类似风寒表证，但脉不浮紧而濡缓，项不强痛，且有胸闷脘痞、苔白腻等湿郁见症，据此可作鉴别。本证胸闷脘痞与食滞相似，但无嗳腐食臭。本证午后热甚与阴虚潮热类似，但无五心烦热、颧红、盗汗、舌红少苔等见症。

3. 治法

芳香辛散，宣化表里湿邪。

4. 方药

藿朴夏苓汤（《医原》）

藿香 半夏 赤苓 杏仁 生薏苡仁 蔻仁 猪苓 泽泻 淡豆豉 厚朴

本方用淡豆豉、杏仁宣肺疏表，肺气宣化，则湿随气化；藿香、厚朴、半夏、蔻仁芳香化浊，燥湿理气，使里湿祛除而气机得畅；猪苓、赤苓、生薏苡仁、泽泻淡渗利湿，并可泄热，为湿邪寻求出路。本方集芳香化湿、苦温燥湿、淡渗利湿于一方，以使表里之湿内外分解。

三仁汤（《温病条辨》）

杏仁　飞滑石　白通草　白蔻仁　竹叶　厚朴　生薏苡仁　半夏

本方用杏仁轻宣肺气；白蔻仁、厚朴、半夏芳香化浊，燥湿理气；生薏苡仁、白通草、飞滑石淡渗利湿；合用竹叶以轻清宣透郁热。吴鞠通言："唯以三仁汤轻开上焦肺气，盖肺主一身之气，气化则湿亦化也。"

5. 临证运用

表郁甚，恶寒无汗，用桔梗、葱白、苏梗以加重疏卫透表之力；湿滞经络，酸楚作痛，加防己、秦艽以通经活络。

【经典诵读】

"湿热证，始恶寒，后但热不寒，汗出胸痞，舌白，口渴不引饮。"

"湿热证，恶寒无汗，身重头痛，湿在表分。宜藿香、香薷、羌活、苍术皮、薄荷、牛蒡子等味。头不痛者，去羌活。"

"湿热证，恶寒发热，身重，关节疼痛，湿在肌肉，不为汗解。宜滑石、大豆黄卷、茯苓皮、苍术皮、藿香叶、鲜荷叶、白通草、桔梗等味。不恶寒者，去苍术皮。"（《湿热病篇》）

【实训医案】

案例 1　张某，男，1 岁半。就诊日期：1964 年 5 月 3 日。

患儿 4 月 24 日发热，恶寒，咳嗽气急，体温 39～40℃，于某医院确诊为"腺病毒肺炎"。用多种西药治疗未效，病情缠绵，其母心情焦急异常，经同道介绍前来治疗。患儿迄今发热未退，烦躁多哭，烦躁时头额有汗，咳嗽较甚，咳声不畅，不思食，不饮水，且拒食饮，大便溏软，腹不胀满，小便黄，脉沉滑，面黄，舌质淡，苔白黄腻带秽。

西医诊断：腺病毒肺炎。

中医诊断：湿温（湿遏卫气）。

分析与辨证：本案因春末多雨，气候偏湿，感受湿邪，清阳郁闭，卫失疏泄，肺失清肃，痰湿内聚，以至热不得越所致。病机是湿热郁闭，肺气失宣。患儿起病发热，恶寒，咳嗽气急，用多种西药，体温稍降，而胸透阴影不吸收，咳嗽仍频，烦躁多哭，哭时仅头额有汗，便溏腹软，面黄，小便黄，脉沉滑，舌质淡，苔黄腻带秽。据上述病情分析，辨证当属外感湿热，湿郁卫气。湿热郁闭则见高热，哭时仅头额少汗，烦躁，溲黄，苔黄腻；湿阻气机，肺气失宣则咳嗽；中运受困则面黄，腹软，便溏；湿阻经脉，则舌质淡，脉沉滑。由此可见，湿邪为患并非皆属脾胃，亦有偏于上焦肺者。

治法：宣通肺卫，通阳利湿。

方药：连皮茯苓二钱，法半夏二钱，杏仁一钱五分（去皮），薏苡仁四钱，冬瓜仁二钱，白蔻八分（打），芦根三钱，桑皮一钱五分，麦芽一钱五分（炒），竹茹一钱，象贝一钱，枇杷叶炙二钱（炙）。慢火煎30min，取30mL，每次2匙，2剂。

用药分析：方以杏仁、白蔻、薏苡仁宣上、畅中、渗下；半夏、茯苓、冬瓜仁燥湿渗湿；桑皮、象贝、枇杷叶宣肺降气，使肺气得降，咳嗽得平；竹茹、芦根、麦芽化湿醒脾。2剂服后上焦得通，胃气即和，遍身汗出，而体温恢复正常。

5月5日二诊：患儿服上药2剂后，周身絷絷汗出，即思乳食。今日体温已平，烦躁亦除，精神活跃，面色转红润，唯咳嗽较频，食欲渐增，大便每日一行，夹有少量黏物，脉沉滑微数，舌正红，秽腻苔已去。

（《蒲辅周医案》）

问题

1. 简述湿温治疗三禁。
2. 二诊患者仍咳，如何治疗？

参考答案

1. 湿温初起治疗禁用辛温峻汗、苦寒攻下、滋养阴液。即吴鞠通提出的"汗之则神昏耳聋，甚则目瞑不欲言；下之则洞泄；润之则病深不解"。

2. 患者二诊仍咳嗽较频，此为郁闭已开，痰湿外出之象，故因势利导，于前方中加入橘红一钱，疏利痰湿，调理脾胃。

案例2 宋某，女，45岁，干部。就诊日期：1992年3月13日。

主诉：患者子宫摘除术后20日，现低热不除，体温37.5～38℃，伴身重乏力，胸闷纳呆，口干不渴，汗出便溏，舌淡苔白厚黏腻，脉弦细。

西医诊断：术后发热。

中医诊断：湿阻（脾虚湿困，湿邪弥漫，卫气失宣）。

分析与辨证：身重、纳呆为湿阻气机之象；口干不渴即口渴不欲饮，为气为湿阻、津不上承，不可误认为热邪伤津而用滋阴之品。舌象是辨证关键，临证时要仔细分辨湿与热的轻重。

治法：芳香宣卫，醒脾化湿。

方药：杏仁10g，白蔻仁10g，滑石10g（包），佩兰10g（后下），半夏曲10g，茯苓10g，藿梗10g，厚朴花10g，竹叶10g，砂仁6g（后下），炒薏苡仁20g。3剂。

二诊：患者低热已除，纳增胀减，现仅便软，纳少乏力。上方减藿梗、佩兰，加炒苍术、焦三仙各10g，以扶脾调中。

用药分析：湿重于热，以三仁汤调畅气机，气化则湿亦化。

[张淑瑛.三仁汤临床新解.北京中医，1994，（6）：36-37.]

问题

简述三仁汤的方义。

参考答案

三仁汤以杏仁轻宣肺气；白蔻仁、厚朴、半夏芳香化浊，燥湿理气；生薏苡仁、滑石、通草淡渗利湿；竹叶轻清宣透郁热。如吴鞠通云："唯以三仁汤轻开上焦肺气，盖肺主一身之气，气化则湿亦化也。"

案例3 步某，男，18岁。就诊日期：1992年8月12日。

主诉：患者半个月前始见发热恶寒，按感冒治疗，恶寒减轻，身热不退。

刻诊：身热绵绵（体温38℃），午后热甚，头痛身重，胸腹热闷，汗黏衣，脘痞纳差，口干不渴，大便不畅，小便色黄。舌质红，苔白腻，脉濡。

西医诊断：发热（原因待查）。

中医诊断：湿温（湿遏卫气）。

分析与辨证：湿遏卫气。身热绵绵，午后热甚为湿热郁蒸之象；湿热郁于卫表故而头痛身重；脾为湿土，外感湿邪，脾胃运化不利，脘痞纳差；湿性黏腻，汗出黏衣。

治法：宣化湿热。

方药：三仁汤原方4剂，不应。

二诊：查其脉虽濡，沉取尚有力，遂大胆用三仁汤合调胃承气汤化裁。

处方：生薏苡仁12g，杏仁12g，白蔻仁12g，滑石12g，半夏6g，通草6g，淡竹叶6g，大黄10g（后下），芒硝6g（冲服）。2剂，水煎服。

1剂不知，患者求愈心切，半日内服2剂尽。至午后泻下秽浊稀便甚多，之后顿觉脘腹轻松，如释重负。至晚身凉脉静，嘱其清淡饮食，调理数日而愈。

[袁晋河，韩冠先，连华敏.误治病例4则分析.江西中医药，1996，（3）：38.]

问题

请分析"一剂不知"的原因。

参考答案

一诊用三仁汤清热利湿而不解，为湿热阻滞肠道，大便不畅，气机不通所致，邪不得出，但非阳明腑实，热盛津伤之便秘。二诊加用调胃承气汤，意在通利肠腑，气机调畅，湿热得以祛除，遂得奏效。

案例4 毛某，男，31岁。

主诉：初夏淫雨缠绵，晴后湿气上蒸，晨起冒雾而行，遂致头重如裹，身热无汗，遍体不舒，四肢倦懈。脉右浮缓而软，左微弦而滞，舌苔薄白而滑。

中医诊断：冒湿。

治法：宣疏表湿。

方药：紫苏叶一钱，佩兰叶钱半，淡竹叶钱半，青箬叶钱半，白豆蔻壳八分，藿香叶钱半。先用浙苓皮八钱、桂枝木八分，煎汤代水。

二诊：患者服药一剂而微微汗出，头重肢懈均除。服药二剂而身热退，遍体舒。唯胸中略痞，口淡胃钝，兼吐稀痰，溺亦短少，脉左弦象虽退，右尚缓滞，舌苔白转微黄。

治以辛通淡渗，二陈合四苓汤加减。

方药：姜半夏钱半，浙茯苓四钱，猪苓钱半，霍梗二钱，新会皮钱半，生薏苡仁四钱，泽泻钱半，炒谷芽二钱。

连服 3 剂，胸宽胃健，小便畅利而痊。

（《全国名医验案类编》）

问题

1. 患者因何起病？可否使用羌活胜湿汤？

2. 试分析初诊用药特点。

3. 试分析二诊时病机及相应用药变化。

参考答案

1. 患者因冒雾出行，感受湿邪，困阻肌表，郁遏卫阳而发病。患者目前症见头重如裹，四肢倦怠，没有出现关节疼痛、脉弦紧等表现，提示感受湿邪较轻，不必用羌活胜湿汤这类辛温重剂，以免药重病轻，伤阴助热。

2. 初诊所用药物多为叶类、皮类，质轻能走表皮，且多有芳香之味，能行气化湿，以散在表之湿邪。紫苏叶、佩兰叶、藿香叶、白豆蔻壳药性均偏温，并使用桂枝木煎汤代水，这是因为湿为阴邪的缘故，需借用温药以化气利水。青箬叶是夏季时令药物，恰能针对夏季的湿热病邪。除青箬叶之外，丝瓜叶、鲜竹叶、鲜薄荷、鲜佩兰、鲜苇根等也是临床可用的针对夏季暑湿之邪的药材。

3. 初诊药后汗出身畅，提示表湿已除。患者此时出现胸中略痞，口淡胃钝，吐稀痰，溺少，右脉缓滞，舌苔白转微黄，提示里湿壅滞，主要病位在中焦脾胃，并且略有化热的趋势。这可能与患者平素体质有关，患者平素脾胃有湿，外湿困表，引动内湿，同时周身气机不畅，气停湿聚，也会加重里湿的程度。患者见到舌苔白转微黄，此时不宜使用苦温燥湿法，以免助热。故二诊治以淡渗利湿，佐以运脾燥湿。

湿气在于皮肤者，宜用麻、桂、二术以表其汗，譬如阴晦非雨不晴也；湿气在于脏腑之内、肌腠之外，微而不甚者，宜用术、苍、朴、夏之属以健脾燥湿，譬如微湿以灰掺之则湿自燥也。此案为冒湿轻证，无须麻、羌重剂，初方五叶、桂、苓，清稳新颖，接方二陈四苓奏效。

二、邪阻膜原

【实训要求】

1. 掌握邪阻膜原证的辨证要点及相应的治法方药。
2. 了解邪阻膜原证临床运用的注意事项。

【知识要点】

1. 临床表现

寒热往来如疟，寒甚热微，身痛有汗，手足沉重，呕逆胀满，舌苔白厚腻浊如积粉，脉缓。

2. 病机分析

寒热往来如疟，寒甚热微，为湿热浊邪入于膜原，湿遏热伏，表里之气失通，营卫不和，邪正交争于膜原之内；身痛有汗，手足沉重为湿浊外渍肌肉，经气受阻；呕逆胀满为湿阻气机失调；舌苔白厚腻浊如积粉，脉缓为湿浊偏盛，病位膜原。

3. 治法

疏利透达膜原湿浊。

4. 方药

雷氏宣透膜原法（《时病论》）

厚朴（姜制） 槟榔草 果仁（煨） 黄芩（酒炒） 粉甘草 藿香叶 半夏（姜制） 生姜

本证湿浊郁闭较甚，非一般化湿之剂所能为功，须投以疏利透达之方，以开达湿浊之邪，本方系从吴又可达原饮化裁而来。方用厚朴、槟榔、草果芳香辟秽，苦温燥湿，辛开行气，直捣膜原，开泄透达盘踞之湿浊；辅以藿香、半夏、生姜增强化浊燥湿，开达湿浊之力；佐以黄芩清泄湿中之热；甘草为和中之用。

达原饮（《温疫论》）

槟榔 厚朴 草果 知母 黄芩 芍药 甘草

本方用于邪在膜原，湿遏热伏，症见寒热往来，或憎寒壮热，头身重痛，胸胁痞闷，呕恶，苔如积粉，舌红赤，脉弦数。方中槟榔消积利气，行滞祛湿；厚朴破戾气所结而燥湿；草果辛烈气雄，除伏邪盘踞。三药协同，直达膜原使邪气溃散。知母滋阴，芍药和血，黄芩清热，甘草和中。四味药是全方的调和之品，有助于疏化湿热，祛邪扶正。

5. 临证运用

上两方药性偏温燥，临床应用注意中病即止。慎勿过剂使用，以免助热劫津而酿生他变。湿热阻遏，热象较显，如小便黄加清利之品，如大便燥加通下之品。体质阳虚者，可加肉蔻仁、干姜破阴化浊。

【经典诵读】

"湿热证，寒热如疟，湿热阻遏膜原。宜柴胡、厚朴、槟榔、草果、藿香、苍术、半夏、干菖蒲、六一散等味。"（《湿热病篇》）

【实训医案】

案例 1　舒某，男，31 岁。就诊日期：1992 年 2 月 28 日。

初诊：患者高热 10 余天，某医院诊为"病毒性感冒"，经退热、抗生素治疗热仍不退。现症见体温 39.6℃，头痛，不思饮食，口干喜冷饮，气粗面赤，便秘 4 日未行，舌红苔黄垢腻，脉弦数。

西医诊断：病毒性感冒。

中医诊断：湿温（邪伏膜原）。

分析与辨证：温疫初起，湿遏热伏，踞于膜原，汗之不宜，下之不可，邪伏不出，则高热不止。

治法：疏利泄热，通达膜原。

方药：川厚朴 12g，草果 6g，槟榔 15g，白芍 10g，知母 10g，黄芩 10g，葛根 12g，大黄 6g，甘草 10g。

［张士恭，任占敏 . 达原饮验案二则 . 北京中医，1998，（2）：50.］

问题

简述达原饮的方义，并说明葛根、大黄用意。

参考答案

槟榔、厚朴、草果苦温燥湿，辛开气机，直达膜原，透达湿热秽浊；配知母滋阴清热，白芍敛阴和血，黄芩清湿中之热，甘草和中。全方共奏疏利透达膜原湿浊之功。加葛根、大黄者，以外散内通，助之以除热。

案例 2　张某，女，29 岁，工人。就诊日期：1975 年 12 月 25 日。

初诊：患者 1 个月前，每日不定时发热恶寒。初期周身寒战，头痛，脘痞腹胀，恶心欲吐。约半小时后又高热，口渴不欲饮，身痛楚，汗后又复恶寒。某卫生所按疟疾治疗，服药多日未能奏效，每日仍不定时恶寒发热。转某医院诊治，化验血液未找见疟原虫，用柴胡注射液治疗。次日适逢寒热复发，即抽血化验，仍未找到疟原虫而遂请中医会诊。诊时，除上述症状外，还见肢厥脉伏，舌苔白滑厚如积粉，舌质四边紫绛。

西医诊断：发热（原因待查）。

中医诊断：湿温。

分析与辨证：寒热往来，苔厚如积粉，舌四边紫绛，脉伏，乃湿热伏于膜原之象。

治法：疏利开达膜原。

方药：达原饮加味。

厚朴 9g，草果 9g，槟榔 9g，黄芩 9g，白芍 9g，知母 9g，甘草 3g，生姜 3 片。

二诊：患者服药 3 剂后寒热退净，脘痞腹胀亦减，苔较前转薄，舌质转红。倦怠乏力，不思饮食，脉象濡缓。上方去黄芩加半夏 9g，再进 3 剂。逐渐痊愈出院。

用药分析：湿热伏于膜原的典型见证是舌苔白腻厚如积粉，舌质紫绛，并见寒热起伏及脾胃症状表现。达原饮乃辛燥之方，不可久服。停用的标志之一就是积粉苔的变薄。

（《古今名医临证金鉴》）

问题

患者症见寒热往来，可否使用小柴胡汤？为什么？

参考答案

《伤寒论》中对小柴胡汤有如下论述："血弱气尽，腠理开，邪气因入，与正气相搏，结于胁下。正邪分争，往来寒热，休作有时。"因人体正气不足，不能抗邪外出，邪留于少阳枢机，正邪抗争故见寒热往来。后世所说"虚人外感小柴胡"即是此意。《伤寒论》虽未明言舌脉，据方测之，应是苔不垢腻、舌红不甚。本例患者见到高热寒战、寒热往来，又见肢厥脉伏、舌苔白滑厚如积粉、舌质四边紫绛，提示湿遏热伏。湿热郁闭气机，故肢厥脉伏；舌苔白滑厚如积粉为湿浊内盛之象；舌质紫绛，提示内热炽盛。小柴胡汤中人参、生姜、甘草、大枣，此时不可使用，否则助湿生热，延误病情。

三、卫气同病

【实训要求】

1. 掌握卫气同病证的辨证要点及相应的治法方药。
2. 了解卫气同病证临床运用的注意事项。

【知识要点】

1. 临床表现

发热，恶风寒，头痛，周身酸痛，无汗或少汗，心烦，口渴，小溲短赤，脘痞，苔腻，脉濡数。

2. 病机分析

本证为暑湿内郁于气分，又感时令邪气外束于表所致之卫气同病证。暑热内郁，故见心烦口渴，小溲短赤，脉数；湿邪阻滞气机，则见脘痞，苔腻，脉濡。时邪郁于表，故见发热，恶风寒，头痛，周身酸痛，无汗或少汗等表现。

3. 治法

清暑化湿，疏表透邪。

4. 方药

银翘散去牛蒡子、玄参加杏仁、滑石方（《温病条辨》）

即于银翘散内，去牛蒡子、玄参，加杏仁、飞滑石。

银翘散疏透表邪且轻清泄热，又因有暑湿之邪内阻，故去牛蒡子、玄参之润，加杏仁、滑石宣开气机，分利暑湿，使表里之邪各得分解。

黄连香薷饮（《类证活人书》）

香薷　扁豆　厚朴　黄连

本方又称四物香薷饮。方中用香薷、厚朴、扁豆以解表散寒，涤暑化湿；黄连清热除烦。诸药配合可使表里之邪各得分解。故适用于暑湿郁于气分，暑热亢盛，心烦、口渴较甚，且有风寒束表，复见恶寒发热，无汗身痛较重者。

以上二方所治的病证有所不同：银翘散去牛蒡子、玄参加杏仁、滑石方适用于在表之邪偏热者；而黄连香薷饮适用于在表之邪属寒者。

5. 临证运用

如胸闷，加郁金、香豉；呕而痰多，加半夏、茯苓；小便短赤，加薏苡仁、白通草；如里热较甚者，可酌加山栀、黄芩以清在里之郁热；如苔腻、脘痞、泛恶等湿邪内阻症状明显者，加半夏、荷叶、佩兰、滑石等；如心烦、口渴、溲赤、舌红等暑热症较甚者，加金银花、连翘、寒水石、竹叶等。

【实训医案】

案例 1　李某，男，1 岁半。就诊日期：2000 年 8 月 29 日。

初诊：患儿 1 个月来发热、咳嗽气促，曾在当地医院诊为"支气管肺炎"，经中、西医治疗，咳嗽气促逐渐好转，但发热持续不退。后又用青霉素、护彤口服液等治疗，热稍退旋即复发，体温在 37.5 ～ 39.5℃。诊见患儿消瘦，目大无神，唇焦色黑，体温 39℃，手足心热，脘腹痞硬，口干时欲饮水，不欲纳食，舌红苔白中黄，脉象浮弦滑数。

西医诊断：支气管肺炎。

中医诊断：疰夏（卫气同病）。

分析与辨证：小儿夏季热病机为暑气蕴遏肺胃。小儿体弱不耐暑热熏蒸，暑气乘虚侵袭肺胃，肺气失宣则汗闭，热不能泄而发热不退；暑气内蕴，耗伤胃内阴津而致口渴引饮；暑热伤气，气不化水，故尿清长而频。尿多伤津，便口渴喜饮。暑必兼湿，暑湿相合，缠绵难愈。

治法：消解暑邪，消磨积滞。

方药：香薷 10g，淡豆豉 10g，苏叶 10g，建曲 10g，枳壳 10g，谷芽 10g，麦芽 10g，青蒿 10g，连翘 10g，橘皮 10g，厚朴 6g，胡黄连 6g，焦山楂 15g。

加水 500mL 浸泡 30min，煎取 200mL 去渣。2 日 1 剂。

患儿服 2 剂后体温降至 37.6℃，仍见口渴，但饮水量明显减少，精神稍好转，纳食稍增。续服 3 剂后热退神安，后嘱增强体质，加强营养。

［魏敏 . 黄连香薷饮加味治疗小儿夏季热 15 例 . 实用中医药杂志，2005，（10）：602.］

问题

试分析本案处方及药物作用。

参考答案

本案处方为黄连香薷饮化裁。方中香薷辛温发表兼能利湿；厚朴、枳壳、橘皮宽中除满，理气消滞；苏叶、豆豉既加强香薷解表作用，又可以助厚朴行气调中；青蒿宣透暑热；胡黄连、连翘苦寒泻火解毒；山楂、神曲、麦芽消食磨积。诸药合用，发表解暑，调和营卫，使汗出而热退，诸症自除。

案例 2　华某，男，30 岁。

初诊：身热 6～7 日，体温 39℃，头晕目沉，面色淡白，胸中满闷不舒，周身酸楚乏力，大便略溏，小溲黄短，腰际酸沉，夜寐不安。经中医治疗，先服银翘解毒丸，后又服汤剂，甘寒清气热，以生地黄、玄参、知母、沙参等为主。药后身热加重，周身乏力，大便溏泻，小溲短少，口淡无味。舌白滑润，根部厚腻，两脉沉濡，按之无力，近似迟缓。

西医诊断：肠伤寒。

中医诊断：湿温。

分析与辨证：病属素体中阳不足，脾胃运化欠佳，外受暑湿之邪，留连不去，误服甘寒之品，湿邪增重，气机受阻，三焦不利。湿重于热，故面色淡白，唇口不华，脉象亦为寒湿阻遏中阳之象。

治法：拟以芳香宣化，疏调气机，以畅胸阳。俟湿化阳复，气机宣畅，则三焦通利，病自渐愈。

方药：淡豆豉 12g，炒山栀 3g，藿香叶 10g（后下），陈香薷 1.5g，焦苍术 4.5g，厚朴 4.5g，白蔻仁 3g，杏仁泥 10g，川黄连 2g，半夏 10g，陈皮 4.5g，鲜煨姜 3g，冬瓜皮 20g。2 剂。

忌食甜黏及有渣滓食物。

二诊：患者服药后身热减退，体温 38.5℃，头晕沉重渐解，胸闷渐轻，胸部头额略见小汗，大便仍溏，小溲赤短，腰痛，周身酸楚乏力，苔白滑腻，根部略厚，两脉弦滑力弱，按之濡软。此为暑热、湿邪互阻不化，且过服甘寒，脾阳受遏，三焦不通，气机不畅。再以芳香宣化，通阳祛湿。

方药：淡豆豉 12g，炒山栀 3g，藿香叶 10g（后下），香白芷 6g（后下），白蔻仁

4.5g，杏仁 10g，半夏 12g，厚朴 6g，炒薏苡仁 12g，焦苍术 4.5g，川连 2g，煨姜 3g，茯苓皮 12g。2 剂。

三诊：叠服芳化通阳祛湿之剂，患者自觉通体潮润，已下至两腿，胸中满闷大减，气分已畅，头部沉重渐解，小溲通畅色深，体温 37.8℃，大便今日已渐成形，腰痛，周身酸楚乏力，舌苔白腻略厚，脉象已转濡滑，较前有神。暑湿互阻不化，连服芳香宣解，湿邪渐减，热象亦轻，再以宣化上中二焦，希图 3 周热退为吉。

方药：白蒺藜 10g，香豆豉 12g，嫩前胡 3g，香青蒿 4.5g，制厚朴 4.5g，焦苍术 6g，焦薏苡仁 10g，制半夏 10g，白蔻仁 3g，煨姜 2g，杏仁泥 10g，白米 30g（炒焦煎汤代水）。2 剂。

四诊：患者身热已退净，体温 36.6℃，头部尚觉微痛，大便通畅，咳嗽痰多，口淡无味，舌苔白腻，两脉和缓有神，湿温 3 周而解，遍体潮润，唯胃纳欠佳，脘闷仍不思食。再以辛泄余邪，调和阳明。病虽向愈而正气未复，由虚涉怯，意中事也，饮食寒暖，备宜小心。

方药：白蒺藜 10g，香青蒿 4.5g，粉丹皮 4.5g，厚朴花 4.5g，川黄连 2g，川贝母 10g，杏仁 10g，香砂枳术丸 15g（布包），范志曲 12g（布包），香稻芽 10g，新会皮 3g，白米 30g（炒焦煎汤代水）。3 剂。

3 剂之后，诸恙皆安，停药后 1 周而饮食二便皆正常，逐渐康复。

按语：湿温乃感受湿热之邪，胶固难解，缠绵难愈。因其高热不退，医者往往执寒药以疗之，每致误事。

（《赵绍琴临证验案精选》）

问题

二诊为何加用薏苡仁、茯苓皮等味？

参考答案

湿温之邪黏腻不解，舌苔白滑，根部尤厚，说明病位已由上中焦传入下焦，故淡渗利湿之法不可缺，用薏苡仁、茯苓皮等味淡渗利湿。

案例 3 叶某，男，7 岁。就诊日期：1994 年 7 月 10 日。

初诊：月初因发热不退，曾入某院治疗，经全面检查无特殊，诊断为流感，治疗 7 天，热仍不退。患儿面赤，神烦，壮热（体温 40.2℃），无汗，胸痞，肌肉疼痛，溺黄，口苦不渴。舌赤，苔黄，脉数，寸浮关滑。

西医诊断：流行性感冒。

治法：清化暑热，兼以解表化湿。

方药：清络饮合鸡苏散加减。

丝瓜络 15g，荷叶 15g，金银花 15g，淡竹叶 15g，扁豆花 15g，西瓜皮 25g，滑石 25g，甘草 5g，薄荷 7g。1 剂，水煎服。

患儿服药后约黄昏时微汗，体温始降，又将药渣再煎服 1 次，入夜汗出溱溱，热随汗退，翌晨已退至 37.5℃，脉数大减，唯口渴思饮，再予竹叶石膏汤 2 剂病愈。

[马凤彬 . 何炎燊老师治疗温病经验 . 新中医，1997，（5）：10–11.]

问题

1. 本例中医诊断为何病？为何出现无汗、肌肉疼痛？
2. 本例可否使用白虎汤？为什么？
3. 方中滑石、甘草、薄荷同用的治疗作用是什么？

参考答案

1. 患儿发病于七月，正值暑热季节，症见高热不退、面赤神烦、舌赤、苔黄、脉数等阳明气分大热证，故可诊断为暑温。暑热兼湿，湿邪闭阻气机故无汗出，湿阻肌腠故肌肉疼痛。

2. 暑温见阳明气分大热，可用白虎汤治疗，以其辛寒退热，甘寒养阴生津。但本例患儿除气分热证外，尚有无汗、身疼、脉浮等表现，提示气分邪气未尽，应属卫气同病。此外本例尚有湿阻气机的表现，故不宜单用白虎汤，应配伍辛凉透表以散表邪，甘淡渗利以除湿。

3. 六一散（滑石、生甘草）内加薄荷叶即为鸡苏散。有人认为鸡苏是一种形态、功效类似薄荷的植物，古人不察，用作薄荷别名。薛氏《湿热条辨》第 21 条云："湿热证，胸痞，发热，肌肉微痛，始终无汗者，腠理暑邪内闭，宜六一散一两，薄荷三四分，泡汤调下即汗解。"滑石、甘草、薄荷三药共用，清暑利湿。妙在以一味薄荷，辛开气机以助邪外达。

第二节　气分证治

一、湿重热轻，困阻中焦

【实训要求】

1. 掌握湿重热轻，困阻中焦证的辨证要点及相应的治法方药。
2. 了解湿重热轻，困阻中焦证临床运用的注意事项。

【知识要点】

1. 临床表现

身热不扬，脘痞，腹胀，恶心，呕吐，口不渴，或渴不欲饮，或渴喜热饮，大便溏泄，小便浑浊，苔白腻，脉濡缓。

2. 病机分析

身热不扬，口不渴，或渴不欲饮，或渴喜热饮，为湿热直犯中焦，湿重热轻；脘痞腹胀，恶心呕吐为脾湿气阻，胃气失降；大便溏泄，小便浑浊因湿浊趋下，大肠传导失司，小肠泌别失职；苔白腻，脉濡缓为湿重之象。

3. 治法

芳香宣化，燥湿运脾。

4. 方药

雷氏芳香化浊法（《时病论》）

藿香叶　佩兰叶　陈广皮　制半夏　大腹皮（酒洗）　厚朴（姜汁炒）　鲜荷叶

湿浊偏盛，当以温运化湿为主；湿中蕴热，不可早投寒凉。藿香、佩兰芳香化湿；陈皮、半夏、厚朴、大腹皮理气燥湿，散满除胀，降逆止呕；荷叶升脾中清气，且又透泄郁热，清升则浊自降。原方药量较少，临证可酌加。此方雷氏治芒种后霉湿之证。湿浊之邪壅遏上中焦气分，非香燥之剂不能除，本方燥湿化浊，升运脾气，使气机得通而湿浊得去。

5. 临证运用

上焦胸闷加杏仁以宣降肺气，气行湿化；下焦湿浊加茯苓、猪苓、生薏苡仁、茵陈以渗湿导邪。

【经典诵读】

"湿热证，初起发热，汗出胸痞，口渴舌白，湿伏中焦。宜藿梗、蔻仁、杏仁、枳壳、桔梗、郁金、苍术、厚朴、草果、半夏、干菖蒲、佩兰叶、六一散等味。"

"湿热证，舌遍体白，口渴，湿滞阳明。宜用辛开，如厚朴、草果、半夏、干菖蒲等味。"

"湿热证，舌根白，舌尖红，湿渐化热，余湿犹滞。宜辛泄佐清热，如蔻仁、半夏、干菖蒲、大豆黄卷、连翘、绿豆衣、六一散等味。"（《湿热病篇》）

【实训医案】

案例 1　王某，男，32 岁。就诊日期：1980 年 6 月 28 日。

初诊：患者突然吐利、腹痛 2 天，呕出物残渣及下稀粪，泻下黄色水样便。当地医院诊断为"急性肠胃炎"。经用抗生素及补液后，脱水已基本纠正，但吐利、腹痛如故，并伴恶寒发热，体温 38℃，头痛而晕、汗出不畅，渴不欲饮，胸闷纳呆等症，遂来就诊。症见面色淡黄，精神困倦，表情痛苦，呈急性病容，苔白腻，脉濡缓。

西医诊断：急性肠胃炎。

中医诊断：湿温（湿热中阻）。

分析与辨证：夏月吐利、腹痛，湿热秽浊壅滞中焦，脾阳受遏，运化无权，谷易成滞，不能化水谷、生津液以输布全身。清气不升，浊气不降，以致清浊不分而吐利交作。证属湿滞中焦，升降失司。

治法：芳香宣化，燥湿运脾。

方药：藿香 10g，滑石 10g，苏叶 10g，陈皮 10g，半夏 10g，大腹皮 10g，厚朴 10g，佩兰 6g，木香 6g，苍术 6g。

服药 1 剂，患者吐利、腹痛均减。原方再进 3 剂，患者诸恙悉平。

用药分析：藿香、佩兰、滑石、苏叶、陈皮、半夏、大腹皮、苍术、厚朴化湿、利湿、燥湿，木香、厚朴行气。

［杜勉之 . 雷氏芳香化浊法的临床辨证鉴别运用 . 中医杂志，1982，（7）：53.］

问题

本例可否使用藿香正气散？

参考答案

本例湿阻中焦之象明显，热象不甚，用药应着重于芳香化湿，佐以淡渗利湿，可用藿香正气散加减。宜于藿香正气散原方减去甘草、白术、生姜、大枣，以免助湿生热，并加滑石、竹叶、车前子等利小便之品。加减用药之后，与本例所处方药没有太大出入，因湿重热轻，治疗大法即是芳化燥湿，佐以淡渗。

案例 2 陈水芳之室，忘其年，住虹口。

初诊：首夏身热有汗，口渴喜饮，身热面油，胸闷异常，渴喜冷物，溲红而短。前医泥其渴饮以为热病，用鲜石斛六钱，石膏、鲜地等称是，服之恶心吐出，转延余诊。脉糊细按则数，舌苔揩腻色白。

中医诊断：湿温。

分析与辨证：误治后患者现面垢、胸闷、苔白腻均为湿邪留滞脾胃，气机受阻之表现，而身热、口渴为热邪伤阴所致，本证为湿重于温，痰浊停阻。

治法：吴氏三仁汤加减。

方药：光杏仁三钱，姜半夏三钱，蔻仁六分（拌研），滑石六钱（包煎），生薏苡仁四钱，川通草钱半，知母三钱，玉枢丹五粒（药汤调下）。先用活水芦笋一两，鲜刮淡竹茹三钱，煎汤代水。

二诊：患者连服 2 剂，胸闷顿减，热势起伏，有时厥冷，卧向阴僻，口说妄言，脉舌如前。

三诊：患者肢末转暖，胸前遍发疹痦，胸闷大退，向之渴喜冷饮者转喜热饮，稍温即拒，且涌吐冷涎，喜卧向日暖处，移榻时坐起即厥，目定口噤，四肢转冷，诊时齿震，言謇不清。种种变症，总属痰湿重使然。防变痰迷湿蒙，急进大剂涤痰，参以化湿。

方药：姜半夏三钱，白僵蚕二钱，茯神三钱，淡姜渣八分，广橘红一钱，广郁金三钱（生打），远志一钱，制胆星一钱，生薏苡仁四钱，赤苓四钱，鲜石菖蒲一钱（剪碎，冲），白蔻末五分（冲）。

四诊：患者服药一剂即痉定，冷涎略少，腹闷，连得矢气。原方加礞石滚痰丸三钱（包煎）。

服后得便，病减大半。续与化痰理湿，热退而安。

编者按：本证乃湿温误用润法，以致湿热之邪黏腻不解。故首方用三仁汤辛苦开泄，清淡芳化并用，开肺气以化湿浊；接方加栀、豉以宣降气机；三方则偏重苦温燥湿，条理分明，可为后世规范。

（《全国名医验案类编》）

问题

1. 为何患者服用前医药物后出现恶心呕吐？

2. 患者服药后为何出现热势起伏、有时厥冷、卧向阴僻、口说妄言等症状？对此应如何用药？

3. 试分析二诊药后患者症状变化的原因。

参考答案

1. 患者夏季发病，见身热面油、胸闷、溲红而短，是湿热邪气所致。湿性黏腻，故见面油；湿阻气机，故见胸闷；湿浊下流，故溲红而短。湿阻气机、津不上承，或热灼津伤，均可见口渴，未必用滋阴治疗即为得法。吴鞠通在《温病条辨》中言："状若阴虚……润之则病深不解。"提示湿热病误用滋腻的后果。本例患者本为湿热病，又服甘寒滋腻药物加重湿浊中阻，脾胃升降失司故见恶心呕吐。

本证乃湿温误用润法，以致湿热之邪黏腻不解。故首方用三仁汤辛苦开泄，清淡芳化并用，开肺气以化湿浊；二方加栀、豉以宣降气机；三方则偏重苦温燥湿。

2. 初诊药用三仁汤加减，气机得畅，内伏于湿邪中的热邪逐渐透散出来，故见热势起伏；热郁气机故有时厥冷；患者曾服甘寒滋腻药物，助湿生痰，痰与热结有蒙蔽心窍之势，故见卧向阴僻、口说妄言。此时应在芳香淡渗基础上，加用石菖蒲、郁金、竹沥等豁痰开窍之品，以防窍闭神昏。

3. 二诊药后患者肢末转暖，胸前遍发疹痞，胸闷大退，提示气分湿邪已化，气机透达。但患者体内痰浊仍未尽除，涌吐冷涎足以为证。痰浊为阴邪，故见渴喜热饮、喜卧向日暖处；痰随气行上下，闭阻气机，故移榻时坐起即厥、目定口噤、四肢转冷；痰蒙机窍，故齿震、言謇不清。本例可见湿热病误用滋腻，化生痰浊，留祸甚重。

二、湿热并重，困阻中焦

【实训要求】

1. 掌握湿热并重，困阻中焦证的辨证要点及相应的治法方药。

2. 了解湿热并重，困阻中焦证临床运用的注意事项。

【知识要点】

1. 临床表现

发热汗出不解，口渴不欲多饮，脘闷，呕恶，心中烦闷，便溏色黄，小溲短赤，苔黄腻，脉濡数。

2. 病机分析

发热，汗出热不解为湿热郁蒸；口渴不欲多饮为热伤津，湿邪阻气；脘痞，呕恶为脾胃升降失常；便溏色黄，小便短赤为湿热流下；苔黄滑腻，脉濡数为湿热内蕴。

3. 治法

燥湿泄热，辛开苦降。

4. 方药

王氏连朴饮（《随息居重订霍乱论》）

川连　炒山栀　厚朴　制半夏　淡豆豉　石菖蒲　芦根

本方药用黄连、山栀苦寒泄热；厚朴、半夏辛温燥湿。此寒温同施，苦辛并进，分解中焦湿热，调整脾胃功能，故谓之"辛开苦降"。辅以石菖蒲芳化湿浊，豆豉透热除烦，芦根清热生津止渴。

5. 临证运用

若湿热郁蒸肌肤发白㾦痦，用薏苡竹叶散，组成为滑石、竹叶、薏苡仁、白蔻仁、连翘、茯苓、白通草，以清泄湿热，透邪外达。如吴鞠通道："辛凉解肌表之热，辛淡渗在里之湿。"若为枯㾦，当补益气液，选生脉散等。若呕吐甚加姜汁、竹茹。

【经典诵读】

"湿热证，数日后自利，溺赤，口渴，湿流下焦。宜滑石、猪苓、茯苓、泽泻、萆薢、通草等味。"（《湿热病篇》）

【实训医案】

案例 1　陈某，男，64 岁。就诊时间：1997 年 5 月 7 日。

初诊：患者间断胃痛 2 年，曾服用过复方氢氧化铝、雷尼替丁、阿莫西林、胃苏冲剂、气滞胃痛冲剂等中西药物，疗效不佳。经胃镜检查诊为"慢性浅表性胃炎"。症见脘部疼痛，时有嘈杂吞酸，食后脘胀，纳差，口干苦，大便不爽，舌质暗红，苔黄腻，脉滑。

西医诊断：慢性胃炎。

中医诊断：胃痛（湿热伤中）。

分析与辨证：慢性胃炎常表现为胃脘胀满隐痛、纳差、恶心、嘈杂或腹泻，迁延不愈常出现消瘦、乏力等症。本案患者乃因湿热蕴滞中焦，阻碍气机，故脘部胀痛；胃中郁热，逆而上冲，故泛酸嘈杂、口苦而干；气机不畅，脾胃受纳，腐熟无能，故纳差；

湿热之邪互结，故大便不爽；舌质暗红，苔黄腻，脉滑，为湿热蕴阻中焦之征。

治法：清胃化湿，理气和胃。

方药：黄连 12g，川厚朴 12g，陈皮 12g，半夏 9g，炒二芽各 12g，大白 12g，草豆蔻 9g，连翘 15g，芦根 15g，苍术 15g，炒萝卜子 12g，当归 15g，白芍 10g，元胡 12g，甘草 3g。

服药 3 剂，脘部胀痛，口干苦即减。服药 1 周，泛酸亦缓，纳食基本如常，大便正常。守方继进 5 剂，诸症消失。随访 1 年，未再复发。

［王玉芳.连朴饮新用.河北医学，1999，（5）：83.］

问题

结合王氏连朴饮方义，阐释本案的治疗用药。

参考答案

本证病机重点是湿热交蒸于中焦脾胃，徒清热则碍湿，徒化湿则易助热，故治疗必须清热祛湿并举。方中黄连、山栀清热燥湿，厚朴、半夏理气燥湿，苦辛并进，顺其脾胃升降，分解中焦湿热。配以香豉助山栀清宣郁热，石菖蒲芳香化浊，芦根清利湿热，生津止渴，防湿去阴伤。

本证以连朴饮加减清胃化湿，理气和胃。黄连、连翘清热，川厚朴、陈皮、半夏、苍术、草豆蔻、大白即槟榔行气燥湿，炒二芽、炒萝卜子消食助胃，当归、白芍、元胡理气血止痛，芦根生津止渴，甘草调和诸药。

案例 2 王某，男，42 岁。

初诊：发病 7 日，初见寒热，胸闷，身痛。继而发热增高，午后甚，恶寒渐减。入院时体温达 39.6℃，汗出口渴不多饮水，胸闷脘痞，恶心呕吐，食减便溏，尿黄短，舌红，苔黄腻，脉濡数。

问题

请分析病机，并予以辨证、立法、处方。

参考答案

病机分析：寒热，汗出，不多饮，胸闷身痛，恶心呕吐，食少便溏，小便黄短，舌红苔腻为湿热困阻中焦，脾胃升降失司，湿热并重。

辨证：湿温，湿热困阻中焦。

立法：辛开苦降，清热化湿。

处方：王氏连朴饮化裁。

黄连 6g，石菖蒲 10g，厚朴 10g，半夏 10g，炒山栀 10g，淡豆豉 10g，陈皮 10g。

水煎服，分 2 次，6 剂，每日 1～2 剂。

三、热重湿轻，蕴阻中焦

【实训要求】

1. 掌握热重湿轻，蕴阻中焦证的辨证要点及相应的治法方药。
2. 了解热重湿轻，蕴阻中焦证临床运用的注意事项。

【知识要点】

1. 临床表现

高热，汗出，面赤，气粗，口渴欲饮，脘痞，身重，苔黄微腻，脉滑数。

2. 病机分析

本证为阳明热炽，兼太阴脾湿，而成热重湿轻之候。其高热汗出、口渴欲饮、面赤气粗、苔黄、脉滑数等症状均为阳明热盛之象，身重脘痞、苔微腻为太阴脾湿之征。

3. 治法

清泄阳明胃热，兼燥太阴脾湿。

4. 方药

白虎加苍术汤（《类证活人书》）

石膏　知母　甘草（炙）　粳米　苍术

本方由白虎汤加苍术而成，以白虎汤清阳明胃热，苍术燥太阴脾湿。暑热夹湿为患，徒清热则湿不退，而湿祛则热易清，故应清暑、祛湿同施。

5. 临证运用

如中焦湿邪较盛，可加藿香、佩兰、滑石、通草等芳化渗利之品。若阳明热盛较著，可酌加竹叶、金银花等以清热；若热盛化火，可酌加黄芩、黄连、栀子以清热解毒。

【经典诵读】

"湿热证，壮热口渴，自汗，身重，胸痞，脉洪大而长者，此太阴之湿与阳明之热相合。宜白虎加苍术汤。"（《湿热病篇》）

【实训医案】

案例 1　李某，男，6 岁。就诊日期：1990 年 7 月 31 日。

初诊：患者持续发热 3 天，曾到某医院以西药治疗热不退，入夜热骤升 40.5℃，全身肌肤灼热，乳蛾红肿（+++），右侧化脓，唇干。舌红，苔黄腻，脉滑数。

西医诊断：急性化脓性扁桃体炎。

中医诊断：急乳蛾（热重于湿）。

分析与辨证：肺胃热盛，火邪上冲。小儿为纯阳之体，热病易伤津液，正对患儿正盛邪实之阶段，因南方气候多湿邪，感邪多夹湿，且小儿"脾常不足"，而脾为湿困。

治法：清热解毒燥湿，佐以疏风解表。

方药：生石膏 30g（先煎），知母 10g，马勃 10g，青天葵 8g，蝉蜕 8g，板蓝根 15g，玄参 15g，苍术 6g，甘草 3g。2 剂，每日 1 剂，嘱停用西药。

8 月 2 日二诊：其母谓服中药 1 剂后，热退至 37.5℃，夜凉安睡。尽剂，热退纳可，二便自调，咽喉红肿（+），脓点消失。再处 1 剂善后。

[曾沛森. 白虎加苍术汤为主治小儿高热. 新中医，1993，（3）：38.]

问题

从白虎加苍术汤的使用可以看出本案有何治疗特色？

参考答案

白虎加苍术汤出自《类证活人书》，具有清热燥湿、生津止渴之效。急乳蛾表现为咽喉肿痛，本案治疗从阳明入手，方中石膏与知母相须为用，有极好的清气分热作用；苍术辛温，芳香化湿，醒脾助运，既能燥脾湿又能发散表湿；板蓝根、青天葵清热解毒凉血；蝉蜕疏风热。

案例 2　某女，26 岁，船民。就诊日期：1988 年 8 月 9 日。

初诊：因恶寒发热 1 周，伴头胀痛、恶心、呕吐，以"湿温"收住院。

入院查：体温 40.3℃，脉搏 118 次 / 分，神清，面赤气粗，口渴欲饮，身重脘痞，肝肋下未及，脾肋下 2cm，质中。苔燥薄黄，脉滑数。WBC $3.2×10^9$/L，E $0.028×10^9$/L；血肥达氏反应示"O"1∶160，"H"1∶160。入院后体温持续波动在 40℃上下，呈稽留热型，患者肌肤灼热无汗，精神萎靡，食纳不振。入院 4 天虽经西药抗生素及银翘白虎汤、羚羊角粉等治疗，热势仍不退。13 日晚加用西洋参 10g 煎汤分服，继予中药清热生津。

中医诊断：湿温。

分析与辨证：初发恶寒发热伴脾胃不和表现，为外感湿温之邪，表气被郁、脾胃湿滞之象。后湿温入里化热，表现出一派阳明大热、热重于湿的证候。

治法：清热生津。

方药：生石膏 60g（先煎），黄连 4g，知母 10g，淡竹叶 10g，麦冬 10g，生地黄 10g，芦根 15g，北沙参 10g。

2 剂后患者肌肤微汗，颈胸部有散在白痦显现，摸之碍手，色白不晶莹，治拟白虎汤加味。

处方：生石膏 60g（先煎），黄连 4g，知母 10g，淡竹叶 10g，芦根 10g，天花粉 10g，生白术 10g，西洋参 10g（另煎代茶）。3 剂。

17 日查见白痦仍显现，但已转晶莹透亮，体温已下降到 38.7℃，中药继以清热化湿，佐以养阴生津 3 日，病情日见好转，体温正常。后以竹叶石膏汤加减清透余邪，益气生津，痊愈出院。

［胡震宇.湿温病验案.浙江中医学院学报，1996，（5）：53.］

问题

患者为何经银翘白虎汤、羚羊角粉等治疗后热势仍不退？

参考答案

患者虽见面赤气粗、口渴欲饮、苔燥薄黄、脉滑数等气分热证，但亦有身重脘痞的湿邪之证，故单纯使用辛凉清热药效果不显，应配伍祛湿之品，分解湿热，使湿邪得利、热邪得散，疗效可期。

四、湿热蕴毒

【实训要求】

1. 掌握湿热蕴毒证的辨证要点及相应的治法方药。
2. 了解湿热蕴毒证临床运用的注意事项。

【知识要点】

1. 临床表现

发热口渴，小便黄赤，身目发黄，脘腹胀满，呕吐，头晕胀，咽喉肿痛或颐肿，苔黄腻，脉滑数。

2. 病机分析

热伤津故发热口渴，小便黄赤；湿热交蒸，胆汁外溢故身目发黄；气阻故脘腹胀满，呕吐，头晕胀；热毒上壅故咽喉肿痛或颐肿；苔黄腻，脉滑数为湿热内蕴。

3. 治法

清热化湿解毒。

4. 方药

甘露消毒丹（《温热经纬》）

藿香　绵茵陈　黄芩　连翘　薄荷　石菖蒲　蔻仁　川贝母　射干　滑石　木通

原作散剂或丸剂服，现可水煎服。方中滑石、茵陈、木通清热利湿；黄芩、连翘、薄荷清热透邪，兼能解毒；藿香、蔻仁、石菖蒲芳香化湿；射干、贝母解毒利咽，消肿散结。本方芳香化湿、苦辛燥湿清热、淡渗利湿共用，使湿热分解并从上下分消。

5. 临证运用

恶心呕吐，加姜汁、竹茹、半夏和胃降逆止呕；口渴心烦重，加栀子、竹叶、芦根清热生津除烦；外发白㾦，加竹叶、薏苡仁透泄湿热。本方又名普济解毒丹，王孟英谓之为治疗湿温时疫、邪在气分的主方。

【实训医案】

江某，男，26 岁。就诊日期：1978 年 9 月 2 日。

初诊：患者 1 个月前因寒战高热，相对脉缓，白细胞减少，腹胀，脾脏肿大入院。检查 WBC 2.5×10^9/L，N 70%，L 28%，肥达氏反应"H"1∶310，"O"1∶310，诊为"肠伤寒"。出院 1 周后因过食鸡肉、甲鱼遂致"肠伤寒食复证"。午后体温 38℃，项背部畏寒，身热不扬，日晡为甚，胸闷少汗，少腹隐隐作痛，大便色如黄酱，尿黄浊，渴不多饮，舌苔白腻厚浊，舌根部尤甚，脉濡缓。每天嗜睡 12 小时以上，头目昏蒙。

西医诊断：肠伤寒。

中医诊断：湿温（湿热蕴毒）。

分析与辨证：《素问·热论》云："病热少愈，食肉则复，多食则遗。"此湿温因食复发热，症见身热不扬，口渴尿赤，舌苔白腻厚浊。为湿热酝酿，滞于肠道。

治法：清热化湿解毒。

方药：白蔻仁 6g，薄荷 6g（后下），连翘 12g，射干 10g，藿香 12g，木通 6g，川贝母 6g，石菖蒲 6g，淡子芩 15g，绵茵陈 35g，飞滑石 15g（包煎）。

连服 14 剂后嗜睡减少，大便转爽，胃纳转馨，日晡低热止。

用药分析：本证符合甘露消毒丹证之特点。湿热病不仅应重治疗，更应重护理。

二诊：再以上方加枳实、穿心莲、制大黄，飞滑石改用六一散 12g。

前后服汤剂 1 个月，诸症均除。

［苏云放. 甘露消毒丹（汤）的临床应用. 浙江中医学院学报，1994，（2）：25-26.］

问题

简述湿热并重成毒的表现是什么？与湿热并重，困阻中焦证的区别是什么？

参考答案

咽喉肿痛、身目发黄等为肿毒表现。湿热蕴毒与湿热困阻中焦证的区别在于湿热蕴毒可有热毒上壅、胸闷咽痛、身目发黄、颐肿等表现，后者主要以脘痞腹胀为主。

五、暑湿积滞，郁结肠道

【实训要求】

1. 掌握暑湿积滞，郁结肠道证的辨证要点及相应的治法方药。
2. 了解暑湿积滞，郁结肠道证临床运用的注意事项。

【知识要点】

1. 临床表现
身热稽留，胸腹灼热，呕恶，便溏不爽，色黄如酱，苔黄垢腻，脉滑数。

2. 病机分析
本证暑湿郁蒸气分，困阻中焦，与积滞互结，阻滞肠道。暑湿郁蒸，故见身热稽留；湿热交阻于肠道，传导失司，气机不畅，故见大便溏而不爽，色黄如酱；暑湿、积滞蕴结于里，则胸腹灼热；胃气不降，浊气上逆，则恶心呕吐；舌苔黄而垢腻，脉滑数，均为里有暑湿积滞之象。

3. 治法
导滞通下，清热化湿。

4. 方药
枳实导滞汤（《通俗伤寒论》）

枳实　生大黄（酒洗）　山楂　槟榔　川朴　川连　六神曲　连翘　紫草　木通　甘草

本证属暑湿与积滞胶结于肠道，非通导不能祛其积滞，非清化不能解其暑湿，故用枳实导滞汤苦辛通降、清热化湿、消导积滞。方中大黄、枳实、厚朴、槟榔荡涤积滞，通腑泄热；山楂、六神曲消导化滞和中；黄连、连翘、紫草清热解毒；木通利湿清热；甘草调和诸药。

5. 临证运用
注意本证与伤寒燥热结于肠的鉴别。伤寒邪热在里，灼烁津液，下之宜猛、峻；大便溏为邪已尽，不可再下。本证湿热内搏，下之宜轻、缓；大便溏为邪未尽，必大便硬，慎不可再攻也。本证与宣清导浊汤证不同，前者热多湿少，后者湿多热轻。

【经典诵读】

"湿热证，口渴，苔黄起刺，脉弦缓，囊缩舌硬，谵语昏不知人，两手搐搦，津枯邪滞。宜鲜生地、芦根、生首乌、鲜稻根等味。若脉有力，大便不通，大黄亦可加入。"

"湿热证，发痉撮空，神昏笑妄，舌苔干黄起刺或转黑色，大便不通者，热邪闭结胃腑。宜用承气汤下之。"（《湿热病篇》）

【实训医案】

许某，男，60岁。就诊日期：1983年1月10日。

患者1个月前患感冒，经服解热类西药，其头痛、身困重等症减轻，但逐渐出现嗜睡，无论是正在进食或交谈或干家务时，只要睡意袭来即不可抑制，睡时可唤醒，或睡数十分钟或数小时自醒，醒后可继续做事。曾在某医院神经内科按"发作性睡病"以西药治之而无效，故介绍其服中药治疗。刻诊：嗜睡同前，伴乏力身困，脘痞腹胀，口苦纳呆，口角糜烂，矢气臭秽，舌红苔黄腻，脉弦滑。

西医诊断：发作性睡病。

中医诊断：嗜睡（湿热积滞，郁结肠道）。

分析与辨证：患者为易蕴痰湿之人，易患嗜睡之症，以阳主动阴主静故也。痰热与积滞交阻中脘，浊气上逆；清阳不升，神明失用。该患者形体肥胖，平时睡眠中鼾声颇重，此次感冒发热后睡眠明显增多，系邪热未解内传入胃，与素有之痰湿、食积相接，蒙蔽清阳所致。

治法：化痰清热开窍，消积和胃降浊

方药：枳实18g，大黄9g，黄芩10g，黄连6g，茯苓15g，泽泻15g，槟榔12g，石菖蒲15g，麦芽20g，神曲20g，白术12g，荷叶6g。

日1剂，水煎服。患者服药后泻下大便甚多，痞胀、口苦大减，睡眠较前减少。原方减大黄为6g，继服3剂，嗜睡基本消失，唯感身困乏力，时有呵欠，苔薄腻略黄，脉弦缓，改用健脾汤加减，7剂后诸症失而病愈。随访半年无复发。

[张海深.枳实导滞汤的临床活用.河南中医，2001，（1）：67–68.]

问题

1.请解释本案处方用药功效。

2.简述何为轻法频下？适用于何种证候类型？

参考答案

1.大黄、枳实、槟榔荡涤积滞，通腑泄热；麦芽、神曲消导化滞和中；黄连、黄芩清热解毒；泽泻利湿清热；茯苓、白术健脾化湿；石菖蒲、荷叶芳香化湿开窍。全方清热化痰、和胃导滞。

2.湿热夹滞胶结肠腑，非一次攻下即使病邪尽除，每需连续攻下，但所用制剂宜轻，因势利导，不宜用重剂猛攻，即所谓"轻法频下"。此法适用于湿热滞肠证。

六、暑湿郁阻少阳

【实训要求】

1.掌握暑湿郁阻少阳证的辨证要点及相应的治法方药。

2.了解暑湿郁阻少阳证临床运用的注意事项。

【知识要点】

1.临床表现

寒热似疟，口渴心烦，脘痞，午后身热较甚，入暮尤剧，天明得汗诸症稍减，胸腹灼热不除，苔黄白而腻，脉弦数。

2. 病机分析

暑热夹湿郁阻少阳，阻于少阳，枢机不利，故寒热往来如疟，脉弦数；暑热上蒸则口渴、心烦；暑湿内阻则脘痞、苔腻；湿为阴邪，旺于阴分，邪正于午后暮夜相争剧烈，故身热增高；天明阳气渐旺，机体气机伸展，腠理开泄得以出汗，故诸症减轻。但邪未能尽解，故胸腹灼热不除。

3. 治法

清泄少阳，分消湿热。

4. 方药

蒿芩清胆汤（《通俗伤寒论》）

青蒿　黄芩　淡竹茹　仙半夏　枳壳　陈皮　赤苓　碧玉散

青蒿芳香清透，黄芩苦寒泄降，两药合用以清泄少阳暑热，疏利气机；陈皮、半夏、竹茹、枳壳辛开湿郁，和胃降逆化痰；赤苓、碧玉散清暑热，渗利湿邪。

按：《黄帝素问宣明论方》云益元散："砂仁、滑石（各二两），甘草（炙，四钱）……今以若加黄丹，令桃仁色，是以名之红玉散。若加青黛，令轻粉碧色，名碧玉散。若加薄荷叶（末，一分，同研），名鸡苏散。主疗并同，但以回避愚俗之妄侮慢耳。"现在临床所用碧玉散，系六一散内加少量青黛制成。

仙半夏为生半夏经明矾水、石灰水浸漂后，再浸入由甘草、薄荷、陈皮、青皮、砂仁、五味子、枳壳、丁香、枳实、肉桂、木香、豆蔻、川芎、沉香等熬制的汤药内，吸尽药汁后晾干而成。其炮制意义在于增加行气化痰功效，现今临床未见此炮制品。

5. 临证运用

若暑热较重者可加栀子、荷叶等；若湿渐重可加白蔻仁、薏苡仁、通草等。

【实训医案】

案例 1　孔某，女，26 岁。就诊日期：1979 年 5 月 18 日。

初诊：患者 5 月 15 日开始发病，每于怕冷寒战 10 分钟后继之高热，持续 2～3 小时，微汗出热稍退，继而反复发作，每日发作数次。17 日在某医院验血找到疟原虫，因停经 45 天，不能使用奎宁，转我院中药治疗。询其口干渴喜热饮，全身酸痛困重，胸闷呕恶，大便稀薄，小便清长。查体温 38℃，舌体胖，质暗红，苔黄厚腻，脉寸关弦数，两尺滑。血液化验结果 WBC $12.8×10^9$/L，N 78%，L 22%，查到疟原虫。尿常规显示白细胞（+++），脓球（++），妊娠免疫试验阳性。

西医诊断：疟疾、尿路感染、妊娠。

中医诊断：疟疾（湿热郁阻少阳）。

分析与辨证：江南患疟多因湿热，见于夏秋，患者发热如虐，口干渴喜热饮，全身酸痛困重，胸闷呕恶，大便稀薄，小便清长，苔黄厚腻，脉寸关弦数，两尺滑。为湿热弥漫三焦，热重于湿。

治法：清宣郁热，兼以利湿。

方药：青蒿 15g，条芩 15g，生石膏 30g，竹茹 9g，法半夏 9g，陈皮 9g，枳壳 9g，草果 9g，碧玉散 10g。

当天寒热仍作，晚上 8 时体温达 40℃，至 12 时降至 38.2℃。次日寒热未作，体温 37.1～37.7℃。入院第 3 天起体温一直正常。上方服 4 剂后改用竹叶石膏汤、益胃汤益气和胃，兼清热生津。患者因原有下肢肌肉萎缩，继续住院治疗至 7 月 2 日出院。住院期间未再发热，化验多次均未查到疟原虫。

［刘义生．也谈蒿芩清胆汤的临床应用．江西中医药，1983，（6）：30–31.］

问题

患者疟病见寒热往来，可否使用小柴胡汤？为什么？

参考答案

本例患者虽见寒热往来，但有身痛困重、胸闷呕恶、舌质暗红、苔黄厚腻、脉寸关弦数等症状，是湿热邪气阻于少阳三焦所致，小柴胡汤之人参、炙甘草、生姜、大枣等不宜使用，以免助湿生热，变生他证。应用柴、芩配伍分消湿热、疏利三焦之品以治疗，后世蒿芩清胆汤即为此类。王孟英云："风寒之疟可以升散，暑湿之疟必须清解。"有医者报道蒿芩清胆汤加草果可清胆利湿截疟，热甚者可加石膏。一般服药 1～2 剂后疟不再作。

案例 2 胡某，女，34 岁，护士。就诊日期：2002 年 12 月 6 日。

初诊：患者高热 39.5℃左右已 1 周，每天清晨 6 时热起，关节酸痛，至下午 2～3 时渐降，热起出汗，汗出热减身痛亦随减。胸闷，心悸，气短，脘腹不适，或恶心，便软欠畅，尿黄热，脉弦数而濡，苔腻黄白相兼，边尖鲜红，咽部漫红，罩薄黏痰液，隐痛，扁桃体略大。此患者发热起伏近 1 年，近数月来加重。经检查有心包、胸腹积液，肝脾大，尿有红白细胞。诸检查难以定诊，近以激素及消炎药治疗后，原下午发热转为上午高热。

西医诊断：发热（原因待查）。

中医诊断：发热（三焦湿热）。

分析与辨证：身热汗出，肢体关节酸痛，脘痞不适为湿温发热之典型表现，舌脉均说明湿热为患，咽部望诊既有漫红充血，又有黏液留滞，为湿热并重。病久邪遏，内侵脏腑，外流经脉，表里混乱，邪热游溢。

治法：疏利三焦，畅气透营。

方药：青蒿 15g，柴胡 10g，半夏 10g，黄芩 10g，白蔻仁 6g（后下），滑石 30g（包），生甘草 5g，板蓝根 10g，牡丹皮 10g，连翘 15g，赤芍 10g，秦艽 10g，苍术 10g，黄柏 10g。4 剂，每日 1 剂，水煎。

［司庆阳，谷晓红，赵岩松．孔光一教授咽部辨治经验初探．北京中医药大学学报，2003，（2）：71–72.］

问题

此案患者三焦湿热的表现有哪些？湿热邪气为何可导致关节酸痛？

参考答案

上焦：胸闷，心悸，气短；中焦：脘腹不适，恶心；下焦：便软欠畅，小便黄热。湿热邪气有弥漫特性，上至头面清窍，下至下焦足下，外达体表肌肤，内蕴留脏腑，并以脾胃为病变中心。脾主肉，胃主肌，故湿热为患易导致关节肌肉酸痛。

七、暑湿弥漫三焦

【实训要求】

1. 掌握暑湿弥漫三焦证的辨证要点及相应的治法方药。
2. 了解暑湿弥漫三焦证临床运用的注意事项。

【知识要点】

1. 临床表现

发热汗出口渴，面赤，耳聋，胸闷咳喘，痰中带血，脘痞腹胀，下利稀水，小便短赤，舌红苔黄滑，脉滑数。

2. 病机分析

此证属热重于湿之证。发热汗出口渴，面赤为热邪伤津；热多湿少，热蒸湿邪，浊邪害清，清窍不利故耳聋；胸闷咳喘，痰中带血为热损肺络，宣降失调；脘痞腹胀为湿阻于中焦，气机失降；下利稀水，小便短赤为热与湿蕴结下焦，泌别失职；舌红苔黄滑，脉滑数为湿热内蕴。

3. 治法

清热化湿，通利三焦。

4. 方药

三石汤（《温病条辨》）

生石膏　竹茹（炒）　寒水石　飞滑石　白通草　杏仁　银花（露更妙）　金汁（冲）

生石膏、竹茹（炒）清中上焦之热；寒水石清中下焦之热；飞滑石清利下焦湿热；白通草清利下焦之湿，宣肺；杏仁宣降肺气，气化湿化；金银花、金汁涤暑解毒。

按：银花露为金银花煮水取蒸汽冷凝而得的液体，能清热祛暑，并有芳香之性。金汁为健康成年人大便加水滤汁，储存瓦罐内埋于地下，数十年后所得澄清液体，其性大寒，能退高热。人中黄系将生甘草粉装入竹筒，两头封堵后自冬至日起浸入粪坑，至来年惊蛰前后取出，劈开竹筒，取甘草粉块晾晒所得，性味甘寒，能解热毒。金汁近年已无制作，且寒凉性大，易伤脾胃，《温热论》中提及"金汁……老年或平素有寒者，以人中黄代之"，临床可用人中黄代替。

5. 临证运用

上焦见症明显加黄芩、连翘、瓜蒌皮等以清泄上焦之热；中焦见症明显加黄连、厚朴、蔻仁等理气和中泄热；下焦见症明显加薏苡仁、茯苓、车前子等清利湿热。

【实训医案】

王某，男，8 岁。就诊日期：2003 年 6 月 30 日。

初诊：患儿从 3 岁起手足心热，夏季尤甚，每每需用冰敷方能入睡，且平素大便干、汗多。患儿已经过多家诊治，效不显。

中医诊断：汗证（暑湿充斥三焦）。

分析与辨证：患儿素体属热，于夏季则内外之热邪充斥三焦，故出现此症。

治法：清热退暑利窍，兼清肺胃大肠。

方药：石膏 30g，滑石 30g，寒水石 30g，金银花 15g，香薷 6g，黄连 5g，灯心草 6g，杏仁 6g，白薇 15g，地骨皮 15g，青黛 12g（包）。予 6 剂，日 1 剂煎服。

用药分析：应用三石汤加减。石膏、滑石、寒水石清三焦之热；金银花、青黛、黄连清热解毒；香薷、杏仁开肺气化湿；灯心草清热利尿；病久阴伤，白薇、地骨皮退虚热。

7 月 6 日二诊：家长代诉患儿手足心热减轻，但仍需用冰敷方能入睡，大便软，汗减。上方去香薷、灯心草、白薇、地骨皮，加水牛角 15g，生地黄 12g，鳖甲 10g。予 8 剂，日 1 剂，煎服。

7 月 14 日三诊：患儿上述症状基本消失。上方减生地黄为 6g，继服 5 剂。

[孙香娟，张玲，佘姝娅. 常克主任中医师运用三石汤经验评析. 中医药学刊，2004，（10）：1792.]

问题

阐述为何暑热邪气多兼夹寒湿之邪？

参考答案

夏季炎热，天暑下迫，地湿上蒸，暑热盛而湿气重，故暑热病邪往往夹有湿邪而成暑温兼湿之证。又因炎夏盛暑之季，人们每喜恣食生冷，贪凉露宿，空调无度，以致暑邪又常夹湿兼寒而成暑湿兼寒之证。

八、暑湿伤气

【实训要求】

1. 掌握暑湿伤气证的辨证要点及相应的治法方药。

2. 了解暑湿伤气证临床运用的注意事项。

【知识要点】

1. 临床表现
身热，自汗，心烦，口渴，胸闷，气短，四肢困倦，神疲乏力，小便短赤，大便溏薄，舌苔腻，脉大无力或濡滑而数。

2. 病机分析
暑湿内蕴，热迫津液外泄，故见身热自汗；暑热扰心，损伤津液，故心烦口渴；暑湿困阻气机，伤及中气，故见胸闷、气短、四肢困倦、神疲乏力；暑热下迫，小便短赤；暑湿内阻，大便溏薄；舌苔腻，脉大无力或濡滑而数属暑湿内困之征。

3. 治法
清暑化湿，益气和中。

4. 方药
东垣清暑益气汤（《脾胃论》）

黄芪　苍术　炒党参　升麻　橘皮　炒白术　泽泻　黄柏　麦冬　青皮　葛根　当归身　六神曲　五味子　炙甘草

本方用人参、黄芪、炙甘草益气固表，扶正敛汗；苍术、白术健脾燥湿；泽泻利水渗湿；麦冬、五味子保肺生津；黄柏泻火存阴；当归养阴血；升麻、葛根升举清气；青皮、陈皮理气和中；六神曲和胃消食。在清化暑湿的同时，又能助运和中、补益气阴。

5. 临证运用
暑湿尚盛者，加重清化暑湿之品。如气虚较甚，则当重用补气之品。

【经典诵读】

"湿热证，湿热伤气，四肢困倦，精神减少，身热气高，心烦溺黄，口渴自汗，脉虚者，用东垣清暑益气汤主治。"

"暑月热伤元气，气短倦怠，口渴多汗，肺虚而咳者。宜人参、麦冬、五味子等味。"（《湿热病篇》）

【实训医案】

仲某，男，35岁。就诊日期：2004年10月15日。

初诊：该患者每于长夏季节溏泻不爽，苦不堪言，现已逾十余载。自诉逢夏秋之交，天气渐凉时大便次数即增多，每日3～4次以上，质稀不成形，倦怠懒言，精神不振，不思饮食，性欲低下，天稍热则大汗不止。舌质淡红，苔白微腻，脉细。

西医诊断：腹泻。

中医诊断：泄泻（暑湿伤气）。

分析与辨证：长夏是湿令盛行季节，天暑下迫，地湿上腾，人所感受之邪，暑湿每多兼夹，故叶天士《幼科要略》有"暑必兼湿"之语。湿为阴邪，若暑湿兼感，则病机复杂，并非一派阳热之象矣。且夏日人身之阳，以汗而外泄，人身之阴，以热而内耗，阴阳两有不足，不如冬令之封藏固密，故可见虚象。该患者脾胃之气本不足，复感受长夏暑湿之邪致湿热内蕴，故成气虚湿热证。辨证为脾胃气虚，夹有湿热。

治法：培元益气，清暑化湿。

方药：炙黄芪 6g，当归 6g，苍术、白术各 10g，猪苓、茯苓各 15g，黄柏 10g，泽泻 10g，党参 9g，麦冬 10g，五味子 6g，神曲 10g，青皮、陈皮各 6g，赤芍、白芍各 10g，山萸肉 9g，仙鹤草 30g，功劳叶 15g，葛根 10g，益智仁 9g，枸杞子 10g。14 剂。

用药分析：李东垣之清暑益气汤正为劳逸失节、脾胃气虚之人感受暑湿之邪、耗气伤津而设。本方以参、芪、术、归补脾胃、益气血，合生脉散养阴生津为基础；再加苍术、青皮、陈皮、神曲以燥中焦之湿；黄柏、泽泻、猪苓、茯苓泻下焦之火；葛根升发脾胃之清阳；仙鹤草、功劳叶补气而不上火；益智仁、枸杞子暖肾生精。全方共奏培元益气、清暑化湿之功。药味虽广而立意周密，遂能数剂起效。

10 月 30 日二诊：患者溏泻症状已明显好转，大便每日 1～2 次，基本成形，倦怠、纳呆等症亦改善，但心烦、寐差。于上方加炒栀子 10g，炒枣仁 15g，清心除烦安神。

此后随访，病情稳定，已无所苦。

［李春颖，李光善．姜良铎教授巧用东垣清暑益气汤举隅．北京中医药大学学报（中医临床版），2005，（4）：42-43.］

问题

1.泄泻的定义及基本病机是什么？泄泻与痢疾的区别在哪？

2.本例患者泄泻的病因是什么？应如何立法选方用药？

3.本例处方与李东垣之清暑益气汤有何区别？为什么有这样的区别？

4.试比较李东垣的清暑益气汤与王孟英的清暑益气汤有何区别。

参考答案

1.泄泻是以大便次数增多，粪质稀薄，甚至泻出如水样为临床特征的一种病证。泄与泻在病情上有一定区别，粪出少而势缓，若漏泄之状者为泄；粪大出而势直无阻，若倾泻之状者为泻，然近代多泄、泻并称，统称为泄泻。《素问·阴阳应象大论》云："湿胜则濡泻。"致泻的病因是多方面的，外感、内伤诸多因素可导致脾虚湿盛，脾失健运，大小肠传化失常，升降失调，清浊不分，而成泄泻。同时，在发病和病变过程中外邪与内伤，外湿与内湿之间常相互影响，外湿最易伤脾，脾虚又易生湿，互为因果，故泄泻的基本病机是脾虚湿盛。

泄泻与痢疾两者均表现为大便次数增多、粪质稀薄。痢疾以腹痛、里急后重、便下赤白脓血为主症，而泄泻以大便次数增多、粪质稀薄，甚至泻出如水样为主症，其大便中无脓血，无里急后重，腹痛或有或无。

2.患者泄泻发作于长夏季节，表现为大便次数增多，质稀不成形，舌苔白微腻，提示湿邪致病。患者兼见倦怠懒言，精神不振，不思饮食，汗出多，脉细等气虚的表现，故患者辨证为气虚夹湿。长夏季节暑热耗气，脾胃本虚，加之暑必兼湿，湿邪内蕴，发为泄泻。治法应益气除湿，可选用李东垣的清暑益气汤加减治疗。

3. 本例所用方药在李东垣清暑益气汤的基础上，加用山萸肉、枸杞子、益智仁，因患者有性欲低下的表现，这是久病、久泻，脾病及肾的表现，所以加用补肾益精的药物。

4. 李东垣的清暑益气汤出自《脾胃论》，组成为黄芪、苍术、升麻、人参、泽泻、神曲、橘皮、白术、麦冬、当归身、炙甘草、青皮、黄柏、葛根、五味子。原书引《刺志论》云："气虚身热，得之伤暑，热伤气故也。"并言"时当长夏，湿热大胜，蒸蒸而炽，人感之多四肢困倦，精神短少，懒于动作，胸满气促，肢节沉疼"。由此可知，李氏着重关注暑热伤气引起的气虚以及湿热困阻的问题，故用药以益气健脾、升阳除湿，佐以清热。

本方的方解可参考《脾胃论》中的论述："暑邪干卫，故身热自汗，以黄芪甘温补之为君；人参、橘皮、当归、甘草，甘微温，补中益气为臣；苍术、白术、泽泻，渗利而除湿；升麻、葛根，甘苦平，善解肌热，又以风胜湿也。湿胜则食不消而作痞满，故炒曲甘辛，青皮辛温，消食快气。肾恶燥，急食辛以润之，故以黄柏苦辛寒，借甘味泄热补水，虚者滋其化源，以人参、五味子、麦冬酸甘微寒，救天暑之伤于庚金为佐。"

王孟英的清暑益气汤出自《温热经纬》。王氏认为《脾胃论》中的清暑益气汤"虽有清暑之名，而无清暑之实"。这是由于王氏更关注暑热耗气伤阴所引起的气阴两虚的缘故。王氏组方以甘寒益气养阴药物为主，使用的是西洋参、麦冬、石斛、荷叶、西瓜翠衣、黄连、竹叶、知母、甘草、粳米。

在临床上，见到气虚湿热证，表现为中焦气虚与湿热困阻并见的，即可使用李东垣的清暑益气汤。而见到暑热耗伤气阴，出现身热汗多，心烦口渴，小便短赤，体倦少气，精神不振，脉虚数等表现时，则可使用王孟英的清暑益气汤。

九、湿热酿痰，蒙蔽心包

【实训要求】

1. 掌握湿热酿痰，蒙蔽心包证的辨证要点及相应的治法方药。
2. 了解湿热酿痰，蒙蔽心包证临床运用的注意事项。

【知识要点】

1. 临床表现
身热不退，神志昏蒙，时清时昧，似清似昧，脘痞腹胀，舌红苔黄腻，脉濡滑数。
2. 病机分析
身热不退为热蕴湿中，湿热蒸蕴，热蒸湿动；神志昏蒙，时清时昧，似清似昧，为气分湿热酿痰蒸成痰浊，蒙蔽清窍；湿热中阻，升降失调故脘痞腹胀；舌红苔黄腻，脉濡滑数为湿热内阻。

3. 治法

清利湿热，豁痰开窍。

4. 方药

菖蒲郁金汤送服苏合香丸或至宝丹

菖蒲郁金汤（《温病全书》）

鲜石菖蒲　广郁金　炒山栀　青连翘　细木通　鲜竹叶　粉丹皮　淡竹沥　灯心草　紫金片（即玉枢丹）　滑石　菊花　牛蒡子

菖蒲郁金汤药用石菖蒲、郁金、竹沥、玉枢丹芳香辟秽，豁痰化浊；辅以连翘、鲜竹叶、山栀、牡丹皮轻清宣透湿中之热；木通、灯心草导湿热下行。方中药物多用鲜、青者，乃取其鲜活灵动之性，以利湿热痰浊之化解。湿偏盛者，送服苏合香丸；热已盛者，送服至宝丹，增强化浊开窍之力。

苏合香丸（《太平惠民和剂局方》）

白术　青木香　犀角　香附　朱砂　诃黎勒　檀香　安息香　沉香　麝香　丁香　荜茇　龙脑　苏合香油　熏陆香

按：唐、宋时期方书中所说之"青木香"即现今所用木香，为菊科植物木香的根，性味辛苦温，因木香含油丰富，饮片呈青灰色故名。清代以来所用"青木香"为马兜铃科植物马兜铃的根，性味辛苦寒。因该药含有马兜铃酸等毒性物质，自2000年起已不被中国药典收录。熏陆香，即乳香。

至宝丹（《太平惠民和剂局方》）

水牛角　朱砂　雄黄　生玳瑁　琥珀　麝香　龙脑　金箔　银箔　牛黄　安息香

菖蒲郁金汤药用石菖蒲、郁金、竹沥、玉枢丹（山慈菇、雄黄、朱砂、千金子霜、红芽大戟、五倍子、麝香）芳香辟秽，豁痰化浊；辅以连翘、鲜竹叶、山栀、牡丹皮轻清宣透；木通、灯心草导湿热下行。方中药物多用鲜、青者，乃取其鲜活灵动之性，以利湿热痰浊之化解。湿偏盛者，送服苏合香丸；热已盛者，送服至宝丹，增强化浊开窍之力。

5. 临证运用

若热偏重，送服至宝丹增强清热化痰之力；若痰浊重，服苏合香丸增强化浊通窍之力。

【经典诵读】

"湿热证，初起壮热口渴，脘闷懊恼，眼欲闭，时谵语，浊邪蒙闭上焦。宜涌泄，用枳壳、桔梗、淡豆豉、生山栀，无汗者加葛根。"（《湿热病篇》）

【实训医案】

案例1　杨某，男，38 岁。就诊日期：1971 年 7 月 6 日。

初诊：患者身热 40℃，今日突陷昏迷，头汗如淋，四肢瘈疭，呼吸喘促，两目对光反射迟钝，瞳孔散大，角膜呈混浊，舌苔黄燥，质淡红，脉象细数。

西医诊断：昏迷。

中医诊断：神昏（湿热蒙蔽心包）。

分析与辨证：暑热夹秽之邪，蒙蔽心包，肺失清肃，肝风扇动。

治法：急拟清暑宣肺，开窍息风。

方药：鲜竹沥 60g，石菖蒲 9g，郁金 6g，川贝母 6g，扁豆花 12g，六一散 9g（包），麦冬 6g，远志 4.5g，鲜芦根 30g，金银花 18g。人参至宝丹一颗。上药浓煎，分 2 次鼻饲。

本例入院后，虽行腰穿、血象等检查，但原因未明，除应用抗生素、脱水剂等西药外，并进如上所拟中药。于治疗第 3 天后，至宝丹改为每日 2 颗，汤剂依上方加减。至治疗第 6 天始神志略清，身热减轻。后因肺部感染霉菌，身热又升，自动转上海治疗而无效。

（《名家中医温病汇讲》）

问题

阐述热闭心包与湿热酿痰，蒙蔽心包的病机和临床表现的区别。

参考答案

湿热蒙蔽心包与热闭心包均以神志异常为主要表现。湿热蒙蔽心包为湿热病邪，郁蒸气分，酿痰上蒙，故以神志如蒙、时清时昧、时有谵语、意识尚清、身热不扬、朝轻暮重、舌红苔黄腻、脉濡滑而数为主要表现；而热闭心包，为温热病邪，内陷营血，闭阻心窍，故见神昏谵语或昏聩不语、意识不清、身体灼热、舌謇肢厥、舌绛无苔、脉细数等。临床应注意鉴别。

案例2　王姓商人，年逾不惑。

初诊：患湿温证，起病 1 周，始属发热无汗，形寒肢痹，胸痞不渴，投以藿香正气散加减。药后汗出而热不退，入夜神志如蒙，时时谵语，苔转黄腻，脉滑而数。疑其病邪内陷，改用清宫汤加至宝丹连服 2 剂，身热仍炽，神志时明时昧。

检查：视其苔黄垢腻，舌虽红而不绛，时或谵语，但问话则对答如常，自述胸脘窒塞异常，口渴而喜热饮。

西医诊断：肠伤寒。

中医诊断：湿温。

分析与辨证：胸脘痞塞、口渴喜热饮均是湿热闭阻气机之征象；舌红而不绛则说明邪不在营分；苔黄垢腻，时或谵语为湿热酿痰上蒙清窍之象。

治法：清宣湿热，豁痰泄浊。

方药：白蔻仁、杏仁、生薏苡仁、朱染滑石、石菖蒲、广郁金、炒香豉、焦山栀、带心连翘、生枳实、淡竹沥、玉枢丹。

服药2剂，神志转为爽朗，肌热略减，汗出黏手，颈胸白痦已现，口渴不思多饮，苔黄厚腻，脉濡滑数。于前方去玉枢丹、豆豉，加川黄连、全瓜蒌。

又服2剂，汗出溱溱，热已挫降，腹行甚畅，胸腹白痦透达，晶莹饱满，痰浊已得下达，湿热亦有出路。续与三仁汤加减，调治1周，身热退净，白痦渐回，胸闷已开，思饥能寐。仍投芳香淡化，以靖余氛。嘱其避风寒，慎饮食，又旬日停药而愈。

（《古今名医临证金鉴》）

问题

1. 试分析患者前两次处方使用后无效的原因。

2. 患者自述胸脘窒塞异常，口渴而喜热饮，提示了什么病机？

3. 针对患者的病机，初诊处方在用药上有什么偏重点？

4. 二诊处方与初诊相比有何变化？为什么如此改动？

参考答案

1. 患者感受湿热邪气，初起时表现为湿重热轻，导致医师误判为寒湿证，使用了芳香苦温、散寒除湿的藿香正气散，助长热邪的力量，所以见到内热增重的表现。患者继而出现神昏谵语，舌苔黄腻，脉滑数，类似湿热内陷心包，蒙蔽清窍，此时改用清宫汤加至宝丹，意在清心退热、化痰开窍，但药后仍然无效。

细察患者的症状，舌虽红而不绛，提示虽然热盛但似乎尚未波及营血分；时或谵语，但问话则对答如常，如果确属湿热内陷心包，蒙蔽清窍，应表现为彻底的神昏谵语，而不能答问如常。同时患者自述胸脘窒塞异常，可知患者神志时昧时清是因为湿热邪气充斥上焦，熏蒸心神所致，有窍闭之势但尚未发生。此时使用清宫汤加至宝丹属于药不对证，并且清宫汤内玄参、麦冬能助长湿邪，于患者不利。所以使用后症状没有改善。

2. 患者神志时昧时清，如果是因为热入营血，扰动心神所致，那么患者应表现为渴不欲饮或喜冷饮。患者胸脘窒塞异常，口渴而喜热饮，是因为痰湿阻滞胸中气机的缘故。痰、湿均为阴邪，患者饮用热水后，上焦气机暂时通畅，可得到暂时的舒缓感，所以患者渴喜热饮。

3. 患者痰、湿、热邪蕴蒸于上焦，所以用药时应注重针对上焦用药。本例初诊处方以三仁汤加减，减去偏于中焦的半夏、厚朴，合用栀子豉汤，开上焦气机郁结，并能清上焦热邪。滑石用朱砂染后，能入心经，除心经的湿邪；连翘带心使用，能以心入心，散心经的热邪；石菖蒲、郁金能开心窍；玉枢丹尤为化痰浊之要药。全方用药偏重于上焦，功效为宣通气机，清热除湿，化痰开窍。患者患湿热蒙蔽清窍，病在气分，与热入心包之高热神昏，病在营分不同。

4.患者初诊服药后，神志清醒，出现白㾦，提示上焦气机逐渐通畅，湿热邪气不再熏扰心神，并逐渐透达外出。口渴而不思多饮，是痰湿阻闭气机，津不上承的缘故。二诊相比于初诊，着重于清降痰热，患者神志已经清醒所以减去玉枢丹，加用黄连、全瓜蒌增强清热化痰之力。

据病案所见，患者似乎素有痰疾，此次外邪引动，才导致病情复杂难解。

第三节　营血分证治

一、暑湿内陷心营

【实训要求】

1.掌握暑湿内陷心营证的辨证要点及相应的治法方药。
2.了解暑湿内陷心营证临床运用的注意事项。

【知识要点】

1.临床表现
灼热烦躁，目合耳聋，神志不清，时有谵语或四肢抽搐，舌绛苔黄腻，脉滑数。
2.病机分析
湿热化燥，由气入营，内陷心包。心神被痰热内闭，则神志不清，目合耳聋；湿热内蒸则灼热烦躁；湿热化燥伤阴，并见两厥阴同病，发痉发厥则时有谵语或四肢抽搐；热入营则舌绛，湿在气分则苔黄腻；湿热郁蒸生痰则脉滑，热盛则脉数。
3.治法
清心开窍，泄热化湿。
4.方药
清营汤合六一散，送服至宝丹。
清营汤（《温病条辨》）
犀角　生地黄　玄参　竹叶心　麦冬　丹参　黄连　金银花　连翘（连心用）
本方为清透营分热邪之主方。方中犀角（水牛角代）咸寒，清解心营热毒；黄连苦寒，配合水牛角清热解毒，唯黄连苦燥，用量宜小；生地黄、麦冬、玄参甘寒配以咸寒，滋营阴，清营热；金银花、连翘、竹叶性凉质轻，轻清透热，宣通气机，使营热外达，透出气分而解，此叶天士"入营犹可透热转气"之法；丹参清热凉血，活血化瘀，以防瘀热互结。诸药配合，共奏清营解毒，透热养阴之效。
六一散（《伤寒直格》）
滑石　甘草
六一散为清利暑湿的名方，其滑石味淡、性寒、质滑，淡能渗湿，寒可祛热，滑则利窍，使暑湿之邪从小便而出。

至宝丹（《温病条辨》）

犀角（镑） 朱砂（飞） 琥珀（研） 玳瑁（镑） 牛黄 麝香

至宝丹虽属凉开之剂，但宣通开窍之力较强，用于湿热蒙蔽清窍者较为适宜。

5. 临证运用

本证热入心营，湿阻气分，用药不可过于寒凉，防止遏阻气机，碍湿难去。祛湿之药不可过重，慎苦温燥湿，多采用清利湿邪之品。

【经典诵读】

"湿热证，壮热口渴，舌黄或焦红，发痉，神昏谵语或笑，邪灼心包，营血已耗。宜犀角、羚羊角、连翘、生地、玄参、钩藤、银花露、鲜菖蒲、至宝丹等味。

湿热证，发痉，神昏笑妄，脉洪数有力。开泄不效者，湿热蕴结胸膈，宜仿凉膈散；若大便数日不通者，热邪闭结肠胃，宜仿承气微下之例。"（《湿热病篇》）

【实训医案】

案例1 某男，68岁。就诊日期：2010年8月23日。

初诊：因夏天农忙过于劳累，后渐觉体倦，心前区轻度压迫感，无发热恶寒，饮食二便调。某医院诊断为"轻度主动脉瓣关闭不全"和"窦性心动过缓"（53次/分）。处方为参柏舒心胶囊（主要成分为丹参、黄柏、龙骨、牡蛎、沙参）和振源胶囊（主要成分为人参皂苷），嘱加强休息。服药2天后渐觉症状加重，且出现头晕，晨重暮轻，早上起床后要静坐十多分钟才能行走，心率降至50次/分。面色淡黄，舌红苔腻微黄，脉濡迟。

西医诊断：主动脉瓣关闭不全，窦性心动过缓。

中医诊断：眩晕（暑湿侵袭营分）。

分析与辨证：暑湿闭阻清窍则头晕；暑热内灼营阴则全身发热或五心发热；暑热扰神则心烦；湿邪闭阻胸阳则胸闷不适；湿邪阻滞气机则体倦肢困；舌绛苔黄腻，脉滑数为暑湿内袭营分之征；濡迟者在此不做阴脉，暑邪耗伤津气则脉道不充而软细，暑性发散则脉偏浮，合为濡脉，湿邪阻滞脉络，脉行不畅则脉迟。何廉臣说："其脉无力者，热主散漫，散漫则脉软，非比寒主收敛而脉紧也。"此型多见于老年体弱者，且有些患者曾被某些医院诊断为冠心病或窦性心动过缓却治疗效果不明显，可按此论治。

治法：清营透络，涤暑化湿。

方药：生地黄15g，金银花10g，连翘12g，玄参15g，川黄连10g，竹叶15g，青蒿10g（后下），鳖甲20g（先煎），知母10g，牡丹皮6g，滑石30g，荷叶10g，太子参10g，甘草6g。

3剂，水煎服，每日1剂。外用鲜大青叶加少量盐共捣烂敷手足心30分钟，每天1次。

用药分析：清营汤、青蒿鳖甲汤、六一散三方合一以清营透络，涤暑化湿。

8月27日二诊：患者头晕体倦减轻，心前区压迫感消失，双脚心微微发热，外敷药后手脚皮肤出现紫黑色斑块，压不退色，苔变薄，心率55次/分。

方药：青蒿10g（后下），鳖甲20g（先煎），知母10g，牡丹皮6g，白薇15g，地骨皮15g，荷叶15g，太子参15g。

5剂，每日1剂。外用鲜大青叶加少量盐共捣烂敷足心30分钟，每天1次。后告知病愈如常。

[许成辉.张铁文从暑湿论治头晕.中国民间疗法，2011，19（4）：10-11.]

问题

此案为何使用针对心源性问题的药物没有效果？

参考答案

患者出现窦性心动过缓，为暑湿内陷心营所致，湿热熏蒸，闭阻心窍则神志不清，心胸不适。外邪不除，则心络之气难以通行，故治疗应清暑祛湿，透热转气。只补益心气，无法祛除病邪，故无效。

案例2 王某，男，34岁，农民。

初诊：因发热9天，神志不清，反复抽搐6天，于1996年8月28日入院，经西医检查确诊为"病毒性脑膜炎"。行气管切开后人工呼吸机维持呼吸、抗感染、神经营养剂等治疗，仍昏迷不醒，发热不退，时时抽搐，遂请中医会诊。

诊查：身热汗出，昏聩不语，舌謇，张口不能，痰多，舌边尖红，苔黄白厚，脉弦滑数，重按无力。

西医诊断：病毒性脑膜炎。

中医诊断：暑温。

分析与辨证：病发于夏季，高热神昏，为暑温夹湿，蒙蔽心包，神明被闭之象。患者兼见汗出、舌謇、痰多，为暑邪灼伤津液，痰热动风所致。

治法：解暑清热，豁痰开窍。

处方：生石膏30g（先煎），石菖蒲10g，川贝母10g，胆南星10g，天竺黄12g，知母12g，连翘12g，瓜蒌皮12g，大青叶20g，太子参20g，天花粉15g，板蓝根15g。每日1剂，取汁400mL，分4次鼻饲。

安宫牛黄丸，早晚各1丸，凉开水溶化后鼻饲。

服药1周后再诊时，患者神志已转清，对答尚可，热亦退，二便调。但汗多，舌边尖红，苔黄白，脉数无力。

处方：太子参15g，板蓝根15g，连翘15g，天花粉15g，瓜蒌皮15g，白扁豆花15g，川贝母6g，糯稻根30g，甘草3g。每日1剂煎服。

西洋参10g炖服。

调治月余而愈。

［曾庆利．热病神昏的中医辨治．新中医，1999，（4）：61-62.］

问题

1. 安宫牛黄丸与至宝丹的区别？

2. 患者二诊热退，便调，但汗多，舌边尖红，苔黄白，脉数无力。其病机治法为何？

参考答案

1. 安宫牛黄丸、至宝丹皆有清热解毒、透络开窍、苏醒神志之功，属凉开之剂，药物组成不同，功效各异。安宫牛黄丸药性最凉，长于清热兼能解毒，主要用于高热昏迷；至宝丹则长于芳香辟秽，多用于窍闭谵语。

2. 为热病后期，津气两伤的表现，治宜清除余邪，益气生津。

二、热闭心包，郁阻血脉

【实训要求】

1. 掌握热闭心包，郁阻血脉证的辨证要点及相应的治法方药。

2. 了解热闭心包，郁阻血脉证临床运用的注意事项。

【知识要点】

1. 临床表现

身热夜甚，神昏谵语，口干而漱水不欲咽，斑疹逐渐增多、扩大，斑色青紫，舌深绛或紫暗。

2. 病机分析

此为血分瘀热闭塞心包，阻滞血络之候。邪热深入营血分则身热夜甚；迫血妄行，则见皮肤黏膜出血而斑点进行性扩大，斑色青紫则为瘀血之征；瘀热阻滞心包络，故神昏谵语；口干漱水不欲咽、舌深绛或紫暗等，均为瘀血阻滞脉络的征象。

本证与一般的热闭心包证临床表现相似，但本证由于有瘀血与邪热互结而闭塞于心包，所以还有斑疹及口干而漱水不欲咽、舌深绛或紫暗等瘀血见症。

3. 治法

凉血化瘀，开窍通络。

4. 方药

犀地清络饮（《通俗伤寒论》）

犀角（水牛角代）　粉丹皮　青连翘（带心）　淡竹沥（和匀）　鲜生地　生赤芍　原桃仁（去皮）　生姜汁（同冲）

先用鲜茅根、灯心草煎汤代水，煎上药后，鲜石菖蒲汁冲服。

何秀山在《重订通俗伤寒论》中言："热陷包络神昏，非痰迷心窍，即瘀塞心孔，必用轻清灵通之品，始能开窍而透络。"本方轻清透络、通瘀泄热，方中犀角地黄汤加桃仁以凉血化瘀，滋阴通络；连翘、灯心草清心泄热；石菖蒲、竹沥、生姜三汁以涤痰开窍。全方合用，共奏凉血清心、化瘀通络之效。若瘀热阻滞心包络，神昏谵语明显者，可配合犀珀至宝丹以增强清心化瘀开窍之力。

5. 临证运用

临床若见神昏谵语较明显，可加用安宫牛黄丸或紫雪丹，也可用清开灵注射液或醒脑静注射液加入静脉补液中点滴。

【经典诵读】

"湿热证，壮热烦渴，舌焦红或缩，斑疹，胸痞，自利，神昏痉厥，热邪充斥表里三焦。宜大剂犀角、羚羊角、生地、玄参、银花露、紫草、方诸水、金汁、鲜菖蒲等味。"

"湿热证，经水适来，壮热口渴，谵语神昏，胸腹痛，或舌无苔，脉滑数，邪陷营分。宜大剂犀角、紫草、茜根、贯众、连翘、鲜菖蒲、银花露等味。"

"湿热证，上下失血或汗血，毒邪深入营分，走窜欲泄。宜大剂犀角、生地、赤芍、丹皮、连翘、紫草、茜根、银花等味。"（《湿热病篇》）

【实训医案】

李某，男，19岁。就诊日期：1965年8月14日。

初诊：患者3天前在酷日下劳动，晚即壮热头痛，汗出淋漓，口渴引饮，当地药农予草药1剂（药物不详），其热持续不解，小便极少，延至次日晚，复神志不清，今晨口鼻出血。见其面赤肢厥，答非所问，胸、背、颈部出现红紫斑点，体温40.2℃，身热如燔，尺肤如灼，脉细微数，舌质绛干。

西医诊断：出血（原因待查）。

中医诊断：暑温（热闭心包）。

分析与辨证：此证为暑邪内陷心包，劫夺血分，阳邪鸱张，真阴欲竭，由于营血被灼，脉络壅滞，血行受阻而奔溃脉外。

治法：急投凉血散血，清心开窍。

方药：水牛角100g，生地黄30g，麦冬30g，牡丹皮10g，赤芍10g，桃仁10g，淡竹叶10g，石菖蒲10g，郁金10g，紫草10g，茅根50g，灯心草5寸。

日进2剂。服药前先服童便1杯，灌下紫雪丹1支。

用药分析：宗叶氏"入血就恐耗血动血，直须凉血散血"之旨，主以俞氏犀地清络饮加减。取犀角地黄汤合桃仁、紫草、茅根凉血止血，去瘀生新；加竹叶、麦冬清上焦之热，滋水之上源；加石菖蒲、郁金、灯心草清心开窍，以行瘀滞；取童便、紫雪丹止血活血，清热开窍，以防药迟生变。络脉通畅，血能归经，阴液得复，邪火自息，热降而神清矣。后以生脉散加味，补益气阴，凉血活血，以清余热，而安营血。

二诊：患者次日血止神清，热亦解，体温 37.6℃，斑疹稀疏，渴、汗俱减，小便短赤，脉细数，舌红无苔。更与生脉散加味。

方药：太子参 30g，麦冬 30g，茅根 30g，五味子 6g，石斛 20g，淡竹叶 10g，天花粉 10g，丹参 15g，益元散 20g。

每日 1 剂，4 剂告愈。

［洪中孝 . 危重出血治验二则 . 安徽中医学院学报，1985，（2）：46.］

问题

1. 根据病史，试述本例病机转化过程。

2. 张凤逵提出的暑病治疗原则是什么？在本案中是如何体现的？

参考答案

1. 患者发病于盛夏，根据临床表现可确定中医诊断为暑温。暑为夏季酷烈之热邪，最易耗气伤阴，并且极易传变发生危急重症，这些特点在本例中展现无余。患者日中劳作感受暑热邪气，当晚即见到壮热汗出、口渴引饮的阳明气分大热证，未经正确治疗，高热不退，小便极少，是热灼阴伤的表现。邪热不解，向内传变，邪陷心包，热闭心窍，故见神志不清。邪热传入营血分，耗灼营阴，故见舌质绛干。迫血外溢，故口鼻出血、肌肤出斑。

2. 张凤逵提出："暑病首用辛凉，继用甘寒，再用酸泄酸敛，不必用下。"因暑邪侵犯人体，初起表现为阳明气分大热证，故用辛凉如白虎汤一类以治疗。暑热最易耗气伤阴，气阴耗伤的症状很快会表现出来，所以要使用甘寒之剂以滋养。若暑热久羁耗伤肝肾阴液，见到心热烦躁、消渴不已、肢体麻痹、舌红苔薄黄或薄黑而干、脉细数等表现，即可使用酸甘敛阴、酸苦泄热法进行治疗，代表方如吴鞠通的连梅汤。

在本例中，患者感受暑热邪气当晚即出现阳明气分大热证，此时若使用白虎汤类，纵使不能一剂病退，也不至于使热邪传变发生重证。当热邪传入营血分，则按照营血分治法治疗即可。热退之后，针对暑热耗气伤阴的表现可继续使用甘寒类药物以益气养阴。

三、湿热化燥，伤络便血

【实训要求】

1. 掌握湿热化燥，伤络便血证的辨证要点及相应的治法方药。

2. 了解湿热化燥，伤络便血证临床运用的注意事项。

【知识要点】

1. 临床表现

灼热烦躁，骤然腹痛，便下鲜血，腻苔剥脱，或转黑燥，舌质红绛，脉细数。

2. 病机分析

本证为湿邪化燥化火，深入营血，灼伤肠络而致的下血证，故以便下鲜血为辨证要点。热入营血，故有灼热烦躁，舌红绛，脉细数；热伤肠络，故见骤然腹痛，便下鲜血；伤血伤阴，故见腻苔剥脱或黑燥。

3. 治法

清火解毒，凉血止血。

4. 方药

犀角地黄汤合黄连解毒汤。

犀角地黄汤（见温热类温病证治）

本方以犀角清热凉血解毒，用水牛角代，但量酌增；生地黄清解血中热毒，滋阴生津；芍药选赤芍为宜，侧重清热凉血散血，若阴伤重则用白芍；牡丹皮凉血泻火。四药合用，凉血散血，养阴清热。

黄连解毒汤（《外台秘要》）

黄连　黄柏　黄芩　栀子

黄连、黄柏、黄芩、栀子清热泻火解毒。

5. 临证运用

若热势重，加大青叶、知母、栀子增强清热解毒；斑色紫赤，加大青叶、玄参、丹参、紫草增强凉血解毒活瘀；若躁扰神昏谵妄者，可用本方加服安宫牛黄丸清心凉营开窍。

【经典诵读】

"湿热证，十余日后，左关弦数，腹时痛，时圊血，肛门热痛，血液内燥，热邪传入厥阴之证。宜仿白头翁法。"（《湿热病篇》）

【实训医案】

案例1　李某，女，16岁。就诊日期：1998年12月16日。

初诊：患银屑病3年加重1个月。3年前患寻常型银屑病，病情时轻时重，尤以冬天加重。此次秋天吃鱼虾后即发小脓疮，散在四肢，服药后2～3周逐渐消失，吃烧烤后即加重，全身出现小脓点，伴关节肿痛，脓疱逐渐融合成片，发热38.9℃，口渴，入某院，治疗1周，效果不佳，发热不退。即来我院治疗。患者有家族史。全身皮下大量脓疱，延及头面、四肢，患者烦渴引饮，小便黄少，大便干燥，关节肿痛灼热，舌苔黄，质红，脉滑数。

西医诊断：银屑病脓疱型合并关节型。

中医诊断：白疕（热毒炽盛）。

分析与辨证：热毒炽盛，肉腐为脓，脓毒不泄，流溢四肢，侵犯关节而成。

治法：清热凉血，解毒消肿。

方药：水牛角粉30g（先煎），牡丹皮15g，赤芍15g，生地黄30g，黄芩15g，黄连15g，炒栀子15g，生大黄10g，豨莶草30g，海桐皮15g，老鹳草15g，银花藤30g，山药30g，生石膏30g，甘草6g。

6剂，外用三黄散煎水10%浓度湿敷，1日3次。服药6剂后，患者体温下降为37.2℃，脓疮面积缩小，关节红肿减轻，大便已通，口渴仍思饮，纳少，舌苔黄，质红，脉数。

用药分析：犀角地黄汤合黄连解毒汤清热凉血，解毒消肿。石膏、大黄之用意在从阳明泄营血邪热之源。

二诊：上方药证合拍，加鸡内金15g，去生大黄，再进6剂。外用药同上。

三诊：患者服药2周后，患者体温正常，皮下脓液已逐渐吸收结痂，未见新脓点出现，关节已不红而微肿，口仍干，纳增，舌苔薄，质红，脉细。守上方去黄连，加花粉30g，女贞子30g。外用药同上。

患者前后加减服药4周，脓液消失，后改为二至丸合当归饮子1月余，痂壳全部剪除，未见新皮损出现。巩固1个月出院回家，回家继续服药3个月。嘱其注意戒口及发物，随访至今未发。

（艾儒棣．犀角地黄汤加减治疗血热证银屑病之我见//中华中医药学会皮肤科分会．中华中医药学会皮肤科分会第五次学术年会；全国中医、中西医结合皮肤病诊疗新进展高级研修班论文集．成都中医药大学，2008：2．）

问题

如何理解银屑病用犀角地黄汤治疗？

参考答案

银屑病临床表现以红斑、鳞屑为主，中医多以热毒入营血等解释其病机。此患者全身皮下大量脓疱，延及头面、四肢，患者烦渴引饮，小便黄少，大便干燥，关节肿痛灼热，舌苔黄，质红，脉滑数。热毒、湿毒、血热均较重，故用犀角地黄汤凉血止血；黄连解毒汤清热泻火，解毒燥湿；豨莶草、海桐皮、老鹳草、银花藤等入络搜邪。正如薛生白所言："大进凉血解毒之剂，以救阴而泄邪，邪解而血自止矣。"

案例2　郑左。

初诊：湿温16天，身灼热，有汗不退，口渴欲饮，烦躁少寐，梦语如谵，目红溲赤，红疹布于胸膺之间。舌红糙无津，脉象弦数。

西医诊断：肠伤寒。

中医诊断：湿温（湿温化燥入营）。

分析与辨证：身灼热，伴口渴，此温已化热，湿已化燥，伤阴劫津之象；烦躁、谵语、目红、胸膺红疹为燥火入营，有吸尽西江之势，化源告竭、风动痉厥之变。

治法：拟大剂生津凉营，以清炎炎之威，冀其津生邪却，出险入夷为幸。

鲜生地黄六钱，天花粉三钱，川贝母二钱，生甘草八分，粉丹皮二钱，冬桑叶三钱，金银花八钱，白薇钱半，羚羊片八分，朱茯神三钱，带心连翘三钱，芦茅根各一两，鲜石斛四钱，鲜竹叶三十片。

二诊：湿温18天，甘寒清解，已服2剂，舌红糙略润，津液有来复之渐。身灼热、口渴引饮均减，夜寐略安，佳境也。红疹布而渐多，目白红丝，小溲短赤，脉数不静。少阴之阴已伤，水不济火，营分之热尚炽，木火升腾。前方既见效机，毋庸改弦易辙也。

前方加西洋参钱半，鲜藕四两，切片入煎。

三诊：湿温三候，温化热，湿化燥，叠进生津凉解，身灼热大减，寐安，梦语亦止，红疹满布，营分之热已得外达，脉数不静，舌转光红，小便黄，七八日未更衣。阴液难以骤复，木火尚炽，余焰未尽。仍拟生津泄热，佐通腑气，虽缓下，亦寓存阴之意。

西洋参钱半，冬桑叶二钱，天花粉三钱，白薇钱半，鲜生地黄四钱，粉丹皮二钱，川贝母三钱，生甘草六分，鲜石斛四钱，朱茯神三钱，郁李仁三钱（研），麻仁四钱（研），活芦根一尺（去节）。

四诊：湿温22天，身灼热已退，寐安神清，红疹布而渐化，腑气亦通，舌质红，苔微白，脉象濡软而数，精神疲倦，小溲淡黄，谷食无味。邪退正虚，脾胃鼓舞无权。今拟养正和胃，寒凉慎用，虑过犹不及也。

西洋参五钱（米炒），朱茯神三钱，川石斛三钱，生甘草五分，通草八分，瓜蒌皮二钱，广橘皮一钱，川贝母二钱，北秫米三钱（包）。

（《丁甘仁医案》）

问题

为何此案湿温16天方化燥入血？

参考答案

湿热相结，如油入面，传变较慢，大多缠绵于气分，且病程较长，瘥后易于复发。日久，中气盛者，湿热邪气可从阳化燥，中气衰者可从阴化寒。此患者患湿温16日，属湿热化燥入营。立法以清热救阴，泄邪平肝为务，待邪有外达之机，再加用缓下之剂，使阳明之邪仍假阳明而出，终以甘淡平和之品以善后。

第四节　后期证治

一、肾虚失固

【实训要求】

1. 掌握肾虚失固证的辨证要点及相应的治法方药。
2. 了解肾虚失固证临床运用的注意事项。

【知识要点】

1. 临床表现
小便频数量多，甚至遗尿，口渴引饮，腰膝酸软，头晕耳鸣，舌淡，脉沉弱。

2. 病机分析
此证为邪热已退而肾气大伤。肾不固摄，膀胱失约，故小便频数量多，甚至遗尿；肾阳虚弱，气化失司，津液不能上承，故口渴引饮；腰为肾之府，肾主骨，肾气亏虚，故腰酸肢软；肾气不足，不能上奉脑髓及清窍，故头晕、耳鸣；舌淡、脉虚弱也为肾虚之象。

3. 治法
温阳化气，益肾缩尿。

4. 方药
右归丸合缩泉丸
右归丸（《景岳全书》）
熟地　山药　山茱萸　枸杞　鹿角胶　菟丝子　杜仲　当归　肉桂　制附子
右归丸为《金匮》肾气丸去茯苓、泽泻、牡丹皮，加鹿角胶、菟丝子、当归而成，功专于补肾气、滋肾阴、温肾阳。
缩泉丸（《妇人良方》）
乌药　益智仁　山药
缩泉丸可固肾缩尿，配合右归丸治暑邪伤肾，肾气不固，肾阳虚而不能司气化之职所发生的尿频、尿量过多之症。

5. 临证运用
阳虚甚可适当加重附子、肉桂用量；若大便溏薄则去当归。

【经典诵读】

"湿热证，十余日后，尺脉数，下利或咽痛，口渴心烦，下泉不足，热邪直犯少阴之证，宜仿猪肤汤凉润法。"

"湿热证，身冷脉细，汗泄胸痞，口渴舌白，湿中少阴之阳，宜人参、白术、附子、茯苓、益智等味。"（《湿热病篇》）

【实训医案】

张某，男，14 岁。就诊日期：1998 年 12 月 5 日。

初诊：患者遗尿 13 年，近年来，每夜于睡眠中尿床，曾在外科检查无阳性体征，反复服用中西药及针灸等治疗无效。现每夜尿床一两次，形寒，易感冒，四肢稍凉，怕风，喜暖。

望诊：发育正常，神志清楚，舌质、舌苔均无异常，脉左右略沉，右尺稍弱。

西医诊断：遗尿。

中医诊断：遗尿（肾阳亏虚）。

分析与辨证：辨证为肾经虚寒，膀胱开阖失司。肾主蛰，为封藏之本，与膀胱相表里，主水，尿为津液之余，膀胱受肾气所司而开阖有节，肾阳虚则阴气盛，膀胱亦因之虚冷。人体于夜间则阳虚阴胜，阳虚不能制阴，以致阴气独发而膀胱失约，水下不禁而遗尿。

治法：温补肾阳，固摄下元。

方药：熟地黄 20g，桑螵蛸 10g，制附片 6g，肉桂 4g，淫羊藿 10g，益智仁 8g，台乌 10g，覆盆子 10g，续断 10g，锁阳 10g，桑寄生 20g，鸡内金 10g，白术 6g，薏苡仁 20g。

上方共服 68 剂而愈，随访至今无复发。

［杨廷安 . 桂附地黄丸合缩泉丸加减治疗顽固性遗尿例析 . 实用中医内科杂志，2002，（3）：158.］

问题

温病后期是否可见肾阳受损？阐述本案辨治肾阳受损是如何用药的？

参考答案

伏暑是暑湿病邪或暑热病邪郁伏，由时令之邪引动，在秋冬而发的一种急性热病。其起病即见里热证候，多表现为表里同病，且每多兼夹湿邪为患，故病情缠绵而多反复，病程迁延而较难痊愈。本病后期可见肾气已伤，固摄无权，小便量多者，用右归丸合缩泉丸温阳化气、益肾缩尿。

本案为内伤杂病，温补肾阳乃能封藏蛰固，约束膀胱而止遗尿。根据"善补阳者，必欲阴中求阳"的理论，以熟地黄温补肾中阴血的基础上，又用附、桂、淫羊藿大补肾阳；续断、桑寄生、锁阳、益智仁固摄下元。此外，患者已遗尿 13 年，故兼用桑螵蛸、覆盆子、台乌温补肾、膀胱之气，又能收摄缩尿；鸡内金入膀胱，固膀胱之气，止遗尿；白术、薏苡仁除湿。故本方收涩与渗利配伍，标本兼治而共奏良效。

二、余湿留恋

【实训要求】

1. 掌握余湿留恋证的辨证要点及相应的治法方药。
2. 了解余湿留恋证临床运用的注意事项。

【知识要点】

1. 临床表现
身热已退，或有低热，脘中微闷，知饥不食，苔薄腻，脉象濡弱或缓。

2. 病机分析
此为湿热病气分后期，邪热渐衰，余湿未尽的证候。邪热已退，故不发热；余湿未尽，胃气不舒，脾气未醒，则脘中微闷，知饥不食；苔薄腻，脉象濡弱或缓，乃余湿未尽之象。

3. 治法
轻宣芳化，淡渗余湿。

4. 方药
薛氏五叶芦根汤（《湿热病篇》）

藿香叶　鲜荷叶　枇杷叶　佩兰叶　薄荷叶　芦根　冬瓜仁

方中藿香叶、佩兰叶、鲜荷叶、薄荷叶、枇杷叶芳香化浊，轻清宣透，醒脾舒胃以畅中；芦根、冬瓜仁配五叶宣畅气机，还可清利余湿。

5. 临证运用
邪气已衰，不宜重剂克伐，以免再伤中焦之气。薛生白云："此湿热已解，余邪蒙蔽清阳，胃气不舒，宜用极轻清之品以宣上焦阳气，若投味重之剂，是与病情不相涉矣。"如症见低热，头目昏胀不清，口渴或咳，舌红苔薄腻，药用清络饮（《温病条辨》）加陈皮、砂仁等理气和中。

【经典诵读】

"湿热证，数日后，脘中微闷，知饥不食，湿邪蒙绕三焦，宜藿香叶、薄荷叶、鲜荷叶、枇杷叶、佩兰叶。"

"湿热证，十余日，大势已退，唯口渴汗出，骨节痛，余邪留滞经络，宜元米（即糯米）汤泡于术，隔一宿，去术煎饮。"

"湿热证，七八日，口不渴，声不出，与饮食亦不却，默默不语，神识昏迷，进辛香凉泄、芳香逐秽俱不效，此邪入厥阴，主客浑受，宜仿吴又可三甲散、醉地鳖虫、醋炒鳖甲、土炒穿山甲、生僵蚕、柴胡、桃仁泥等味。"（《湿热病篇》）

【实训医案】

杨某，男，37 岁。就诊日期：1985 年 9 月 16 日。

初诊：患者午后身热渐增 8 天，汗出热不退，口苦而干，纳呆便秘，舌质红，苔黄腻，脉缓。于 9 月 9 日入院，化验检查结果为 WBC $5.1 \times 10^9/L$，N 0.624，L 0.376。血肥达氏反应 "O" 1∶320（阳性），"H" 1∶320（阳性）。经氯霉素片（0.25g，每日 4 次）及中药王氏连朴饮化裁治疗 1 周，热退身凉，但觉头昏身倦，脘中微闷，不思饮食，大便不爽。舌红，苔黄腻，脉濡。

西医诊断：伤寒。

中医诊断：湿温（余邪留滞）。

分析与辨证：湿热病后期，此湿热已解，余邪蒙蔽清阳，胃气不舒。病在上、中焦气分可知。

治法：宣气醒胃，清利湿热。

方药：藿香叶 5g，荷叶 5g，枇杷叶 5g，佩兰叶 5g，薄荷叶 5g，扁豆衣 5g，芦根 12g，生薏苡仁 12g，冬瓜仁 6g。

3 剂。加水适量，稍微浸泡，轻煎（以下煎法同）。续服氯霉素片。服药后，身倦头昏明显减轻，胃脘不闷，知饥但纳食不馨，苔脉如前。前方续进 3 剂，并嘱患者饮食宜清淡无渣，勿饱食，忌油腻。药后无不适主诉而出院。后门诊随访患者血肥达氏反应正常。

用药分析：叶天士言："炉烟虽熄，灰中有火。"故忌投浓浊腻滞之品，恐反生变证。治疗上须特别注意用轻清灵动之品，同时勿忘鼓动中焦之气。本方用五叶极轻清之品以宣上焦阳气，芳香醒胃；佐以芦根、冬瓜仁以清利湿热余邪；另加扁豆衣、生薏苡仁加强该方调理脾胃之功。诸药合用，则正气宣布，邪气潜消而窒滞得通，因而收功。

（徐天景. 薛氏五叶芦根汤临床运用体会. 上海中医药报，2004 年 6 月 4 日，第 6 版.）

问题

本方为何轻煎即服？

参考答案

本例患者为湿热病后期，余湿留恋，蒙蔽清阳而见诸般不适。用药应以轻清灵动之品拨动气机，方选薛氏五叶芦根汤。方中药物多气味芳香，久煎则香味耗散，药效不显，因此轻煎即服。

三、余邪留扰，气阴两伤

【实训要求】

1. 掌握余邪留扰，气阴两伤证的辨证要点及相应的治法方药。
2. 了解余邪留扰，气阴两伤证临床运用的注意事项。

【知识要点】

1. 临床表现
身热已退或有低热，口渴唇燥，神思不清，倦语，不思饮食，舌红苔少，脉虚数。

2. 病机分析
此为温病后肺胃气液两虚的证治。多因湿热病历经发汗、清里、攻下等治法，病势已退，是为病后恢复之际。神思不清，语言倦懒，是元气大伤，气虚未复之象；不思饮食，是胃气弱而胃阴亦伤之征；唇齿干燥，胃阴耗伤；溺数，为肺阴不足而肺气不能通调使然。

3. 治法
清泄余热，扶中益虚。

4. 方药
薛氏参麦汤（《湿热病篇》）
人参 麦冬 石斛 木瓜 生甘草 生谷芽 鲜莲子
本方出自薛生白《湿热病篇》第二十八条，方名为后人所加。王孟英谓："此肺胃气液两虚之证，故宜清补，不但阴腻不可用，且与脾虚之宜于守补温运者亦异。"故方以人参、麦冬、石斛、甘草补元气而养胃津；木瓜、谷芽和胃化湿而醒脾胃；鲜莲子健脾养心。诸药甘平，补而不腻，故王旭高说："此生津和胃之法，清补元气，体气薄弱者最宜仿此。"

5. 临证运用
若有低热持续不退，并见心烦喜呕者，可改用竹叶石膏汤。

【经典诵读】

"湿热证，曾开泄下夺，恶候皆平，独神思不清，倦语不思食，溺数唇齿干，胃气不输，肺气不布，元神大亏，宜人参、麦冬、石斛、木瓜、生甘草、生谷芽、鲜莲子等味。"

"湿热证，按法治之，诸证皆退，唯目瞑则惊悸梦惕，余邪内留，胆气未舒，宜酒浸郁李仁、姜汁炒枣仁、猪胆皮等味。"（《湿热病篇》）

【实训医案】

孙某，男，56岁。就诊日期：2000年1月。

初诊：患者每遇劳累则胸前疼痛，诊为冠心病7年。近日劳累过度，气温下降，病情加重，胸痛次数增加，面色苍白，口唇紫暗，烦躁，汗出，手足湿冷。舌质暗淡，苔白干燥，脉沉细。

西医诊断：冠心病。

中医诊断：胸痹（气阴两虚）。

分析与辨证：证属气阴虚衰，络脉瘀阻。气虚不复生津，津亏胃气不苏。

治法：急予益气养阴，通脉化瘀。

方药：红参9g，赤芍9g，石菖蒲9g，麦冬10g，五味子10g，川芎6g。

服药3剂症状减轻，发作次数减少，手足转温，睡眠好。上方加减服用20剂而病情稳定，精神体力恢复。

［金淑琴.《湿热病篇》生津滋阴法及临床应用.陕西中医，2002，（12）：1135-1136.］

问题

此案治法如何借鉴《湿热病篇》生津滋阴法？

参考答案

《湿热病篇》云："湿热证，曾开泄下夺，恶候皆平，独神思不清，倦语不思食，溺数唇齿干，胃气不输，肺气不布，元神大亏，宜人参、麦冬、石斛、木瓜、生甘草、生谷芽、鲜莲子等味。"自注："开泄下夺，恶候皆平，正亦大伤，故见证多气虚之象，理合清补元气。若用腻滞阴药，去生便远。"本案患者邪不甚而正气虚弱，气虚不复生津，津亏胃气不苏，元气难以运生，津气两亏昭然，即以人参、麦冬、五味子等味补气阴，也体现生脉散保肺气，生津液，防止津气外越有喘脱之险。

四、余热未清

【实训要求】

1.掌握余热未清证的辨证要点及相应的治法方药。
2.了解余热未清证临床运用的注意事项。

【知识要点】

1.临床表现
低热未除，头目不清，昏眩微胀，口渴不甚，舌淡红，苔薄腻，脉濡。

2. 病机分析

此为暑湿余邪未尽之证。暑湿余邪留滞气分，故仍见低热不解；暑湿余邪蒙扰清阳，故见头目不清，昏眩微胀；阴伤未复，故口虽渴而不甚；舌淡红，苔薄腻，脉濡为微有余湿，病变轻浅之象。

3. 治法

清化暑湿余邪。

4. 方药

清络饮（《温病条辨》）

鲜荷叶边　鲜银花　西瓜翠衣　丝瓜皮　鲜竹叶心　鲜扁豆花

方中鲜银花、西瓜翠衣、丝瓜皮清暑泄热，其中西瓜翠衣尚能生津止渴，并能导暑热由小便而去；鲜荷叶边、扁豆花清暑化湿；鲜竹叶心清心利水，令暑湿从下而泄。全方共奏清化暑湿、祛除余邪之功。

5. 临证运用

本方能清暑利湿，但利湿之力较弱；若尿少而黄、苔腻者，可加薏苡仁、滑石、甘草梢以泄热利湿。

【实训医案】

陈某，男，1岁。就诊日期：1980年7月21日。

初诊：患儿近1个月来发热，咳嗽，气促，痰少，精神萎靡，吃乳少，大便正常。当地治疗不效，门诊以"暑温"（支气管肺炎）收入住院。检查结果示体温39.1℃，脉搏160次/分，发育正常，母乳哺育，面色苍白，汗出，呼吸急促，鼻翼扇动，胸高撷肚，口唇干燥发绀，喉头有痰声，抽搐，角弓反张，舌红苔黄。心率160次/分，心律尚齐，两肺可闻及明显湿性啰音。立即给青霉素、链霉素、红霉素、地塞米松等，中药予羚角钩藤汤之类，病无好转。7月22日上午会诊症见发热39℃，神昏，咳嗽，气促，鼻翼扇动，抽搐握拳，角弓反张，摇唇弄舌，角膜反射存在，瞳孔较正常人明显缩小，等圆等大，对光反射存在，心率200次/分，律齐，两肺有干湿性啰音，舌红苔黄，指纹红紫。中医认为属肝热生风，治宜平肝息风，方用羚角钩藤汤加洋参、蜈蚣、全蝎、抗热牛黄散等。西医诊为中毒性肺炎，继用上药加苯巴比妥镇痉。经上述中西医处理后，病情未能控制。中午12时又高热40℃，神昏，呼吸急促，鼻翼扇动，抽搐加重，角弓反张，脉舌如前，病情愈剧，已入险途。

西医诊断：支气管肺炎。

中医诊断：暑风（暑热动风）。

分析与辨证：暑风乃暑热炽盛而见昏迷、抽搐等症。暑热为阳邪，热性急迫，变化迅速，暑热亢极，引动内风，故现抽搐等症。叶天士言："重镇攻消，清气愈伤。夫暑邪皆着气分。"故用羚角、蜈蚣并不见效，这是重剂遏制病机所致。陈姓儿乃暑邪在上，热邪内迫，气分阻闭而现咳嗽痰阻气促、鼻扇之症；逆传膻中，而现昏迷厥逆；暑热亢极，引动内风，而现四肢抽搐、角弓反张。

治法：清泄暑邪。

方药：雄黄 20g（研末），加 1～2 个鸡蛋白，调敷胸腹消热解毒，透邪外出；次用鲜荷叶铺地，令其卧之以解暑退热；再服清络饮。

鲜荷叶 6g，扁豆花 6g，鲜竹叶 6g，金银花 6g，丝瓜络 6g，鲜西瓜翠衣 20g。

1 剂，水煎服。西药只给氧和支持疗法，停用抗痉退热之药。经上述处理后，患者体温逐渐下降，抽搐等症逐渐减轻。

［邱德泽 . 张寿民老中医用"清络饮"治小儿暑风的经验 . 江西中医药，1982，（4）：32-33.］

问题

何为"轻可去实"？温病的方药中还有哪些示例？

参考答案

"轻可去实"指的是使用性质轻扬、升散的药物来治疗病邪在表，即外感表实证。这个概念最早由徐之才提出，他认为轻扬的药物能够解除邪气在表的实证。《汤液本草》云："轻可以去实，麻黄、葛根之属是也。"如头痛身热，微恶风寒，无汗，咳嗽，苔白，脉浮数之表实风热，可用葱豉桔梗汤以疏风清热。又如暑湿郁于肌表而不得外泄，气机不宣，见发热无汗、肌肉微疼、胸痞不适，治用薄荷、六一散，泡汤调服，以取其轻清宣透之妙，即为"轻可去实"。本案遵"轻可去实"的原则，用轻清凉润之品以和肺，肺气得清，喘咳自平，暑邪得泄，发热自降而抽搐自止。

思考题参考答案 ▷▷▷▷

第一单元

1. 白苔有厚薄滑腻之分。薄苔主表，候卫分之邪；厚者主里，候气分之邪。若白苔欠润，为风热之邪客表；苔薄白而干，舌边尖红，为表邪未解，肺津已伤，亦可见于素体阴虚而外感风热或燥热病邪初犯肺卫；若苔薄白而滑或微腻，为湿邪在表。苔白厚而黏腻为湿热相搏，阻于气分，常伴见口吐浊厚涎沫；苔白厚而干燥，为脾湿未化而津液已伤或肺气伤不能布化津液；苔白厚腻如积粉而舌质紫绛为湿热秽浊郁闭膜原；若苔白腻而舌质红绛为气分湿遏热伏或热入营分而脾湿未化。

2. 邪陷心包，欲动风发痉可见舌体强硬；热入手足厥阴，可见舌卷囊缩；热盛动风，内夹痰浊，阴液失养可见舌体短缩；热入厥阴肝经，动风发痉可见舌斜舌颤。

3. 舌象的变化，一般可客观显示邪热的盛衰、邪热对气血及脏腑的影响程度和病位的浅深，显示营血、津液的盛衰；舌苔的征象，一般也可显示病邪的性质、津液的盈亏以及病变的阶段。如舌红而苔黄燥者反映了热邪炽盛于气分，津液已伤，病位尚不深入。但也有二者的变化不一致的情况，如舌质红绛可与白苔并见，其中有舌红绛而苔白滑腻者，为湿浊未化而邪热已入营分，气分之邪未尽之征象。因此，在舌诊时必须把舌苔与舌质的变化结合起来进行综合分析，才能得出正确的判断。

4. 在温病过程中，舌苔与舌质往往有较快的变化，通过观察其动态的变化，就能有效把握其邪正的进退和气血、津液的盛衰。如舌苔从薄白苔变黄再转为灰黑，表示病邪从表入里，邪势渐甚；如舌苔、舌质由润转燥，提示津液已伤，或湿邪逐渐化燥；如舌苔从厚浊变薄，或由胶滞板结而转浮罩松散状，多为病邪消退之象；如原有舌苔突然退净而光洁如镜，则预示胃阴已经衰亡。如伏气温病初起舌红无苔而渐显舌苔，多为内伏邪热由营血分外转气分之象；如舌质由红绛而突然转为淡红，多为阳气暴脱所致。

5. 下列证型可见到咽喉红肿疼痛：①风热袭肺，风温初起，常伴发热咳嗽；②秋燥病燥热上干清窍者也常出现；③湿热蕴毒上壅之证，常伴有发热，胸痞腹胀，舌苔黄腻等。

6. 斑为阳明邪热迫于血分，疹属太阴风热内逼营分，因此治疗上斑宜清化，疹宜透发。即治斑应清泄胃热，凉血化斑；治疹要宣肺达邪，凉营透疹。如果夹斑带疹，则以化斑为主，兼以透疹。斑疹由于燥屎内结而透发不畅者，应通下腑实，腑气通则表气畅，斑疹自然外透。治疗禁忌：一为斑疹初发之际不可过用苦寒；二为不可妄用升提之品；三为不可妄用滋补，阻塞气机。

7. 水晶痦当清热祛湿，宣畅气机；枯痦当养阴益气为主，佐以清泄湿热。忌用辛温疏散，或纯用苦寒清里。故吴鞠通说："纯辛走表，纯苦清热，皆在所忌。"

8. 温病常见热型有8种，其病机分别是①发热恶寒：为温病初起邪在肺卫的征象；②寒热往来：为热郁半表半里，少阳枢机不利的表现；③壮热：病属邪入气分，热盛阳明；④日晡潮热：病由热结肠道，腑气不通所致；⑤身热不扬：系热为湿郁，湿蕴热蒸的表现；⑥发热夜甚：病由邪热传营，劫烁营阴所致；⑦夜热早凉：系温病后期，余邪留伏阴分的征象；⑧低热：多由温病后期，肝肾阴虚所致。

9. 邪留气分，邪正相持，正气奋起鼓邪外出，出现四肢厥冷，爪甲青紫，脉象沉伏，全身战栗，继而通体汗出等症，谓之战汗。

战汗是正气驱邪的表现。由于邪正抗争的转归不同，临床意义有别：如症见汗出热退，脉静身凉，倦卧不语，脉虚软和缓，是正胜邪却，邪退正虚，病渐向愈的表现；如见战栗而不汗出，多因中气亏虚，不能升发托邪所致，预后差；若见全身战栗，肤冷汗出，烦躁不安，脉疾急不平，为邪气内陷、阳气外脱的危象。

10. 大汗是指全身大量汗出。其病机及表现主要有：①气分热炽，迫津外泄，表现为壮热，烦渴，脉洪大，苔黄燥等。②津气外泄，亡阴脱变，表现为骤然大汗，淋漓不止，汗出黏稠，唇干齿槁，舌红无津，神识恍惚，脉散大。③气脱亡阳，表现为冷汗淋漓，肢冷肢厥，面色青惨，舌淡无华，神气衰微，脉伏或微细欲绝。

11. 温病口渴不欲饮，见于①湿温病初起、湿邪偏盛时，为湿郁不化，脾气不升，津液不布所致，常伴见身热不扬、胸脘痞闷、舌苔白腻等。②兼夹痰饮，表现为饮水不多或饮下不舒，伴见胸闷、呕恶、苔腻。③温病热入营分，营阴蒸腾，上潮于口，也表现为口干反不欲饮或不甚渴饮，常伴见身热夜甚、心烦时有谵语、舌红绛、脉细数等。④瘀热搏结，津液不足和有形瘀滞并存，阻滞气机，津不能上承，出现口渴漱水不欲咽，伴见胸胁或少腹硬满刺痛、舌紫晦或有瘀斑、脉沉涩。

12. 神志昏蒙指神志不清，时清时昧，似清似昧，呼之能应，或时有谵语。多为湿热类病证湿热郁蒸于气分，病位重在中焦脾胃，湿热酿痰、蒙蔽清窍所致。

13. 实证痉厥的表现：手足抽搐、颈项强直、牙关紧闭、角弓反张、两目上视等，来势急剧，抽搐频繁有力，同时可见肢冷、神昏、脉弦数有力等。

病机：多为邪热炽盛，热极生风，筋脉受灼而致肝风内动，可见于温病气分、营血分阶段。若并见壮热、口渴、大汗、苔黄者或便秘腹满，为阳明热盛或热结腑实而引动肝风；若并见壮热、咳喘、汗出、苔黄者，为肺（金）受灼，肝（木）失制而风从内生，肝风内动，又称为"金旺木囚"；若并见灼热、昏谵、舌绛等，为心营热盛或血分热盛而引动肝风。

14. 热厥的表现：胸腹灼热而四肢逆冷或不温，常伴神志异常或伴大汗，渴饮，尿黄，便秘，或斑疹、出血症，舌红或绛，苔黄燥或少苔，脉沉实或沉伏而数。病机：热毒炽盛，气机郁滞，阴阳气不相顺接，阳气不能外达四肢所致。

寒厥的表现：无发热，通体清冷，面色苍白，大汗淋漓，气短息微，神情萎靡，甚不识人，舌淡脉沉细欲绝。病机：温病后期阳气大伤，无以温煦全身，虚寒内生所致。

第二单元

1.指温病过程中卫分之邪未尽即见气分证候，或一起病即见卫分证和气分证并见。如发热、微恶风寒、心烦、口渴、舌质红、苔黄、脉数等症。

2."卫营同病"是指卫分证未罢而营分证又起，或一起病即卫分证与营分证同时并见。例如伏暑病初起既有发热、微恶风寒、头痛、少汗、脉浮数等邪袭卫表的卫分证；又见邪热内舍营分，营热炽盛，营阴耗损的口干反不甚渴饮、舌红绛少苔等营分证。

3.卫气营血辨证的意义是：①明确病变深浅层次；②确定证候类型及病变性质；③为确立正确的治法提供依据。

4.热入心包的病变，虽应归属营分范围，但其病理变化及临床表现与热入营分者有所不同。在病理上，热入心包是邪热炼痰，热痰闭阻心窍；热入营分是热损营阴而心神被扰。在症状表现上，热入心包以灼热肢厥、神昏谵语或昏聩不语、舌謇为主要见症，神志症状最为严重；热入营分以身热夜甚、心烦不寐、或时有谵语、反不甚渴饮为主要见症，热损营阴症状显著而神志症状较轻。

5.营分证：营热阴伤，心神被扰；身热夜甚，口干不甚渴饮，心烦不寐，时有谵语，斑疹隐隐，舌质红绛，脉细数；身热夜甚，心烦谵语，舌红绛。

血分证：热甚迫血，热瘀交结；灼热夜甚，躁扰不安或神昏，谵语，斑疹显露，吐、衄、便、溺血，舌质深绛，脉细数；斑疹，出血，舌深绛。

6. 手太阴肺、手厥阴心包

手太阴肺包括邪袭肺卫证、邪热壅肺证和湿热袭肺证。邪袭肺卫证的病机为卫气受郁，肺气失宣，辨证要点为发热，微恶风寒，咳嗽；邪热壅肺证的病机为邪热壅肺，肺气闭郁，辨证要点为发热，咳喘，苔黄；湿热袭肺证的病机为湿热阻肺，肺失清肃，辨证要点为身热不扬，胸闷，咳嗽，苔白腻。

手厥阴心包包括热闭心包证和痰蒙心窍证。热闭心包证的病机为邪热内陷，机窍阻闭，辨证要点为神昏，肢厥，舌绛；痰蒙心窍证的病机为湿热酿痰，蒙蔽心包，辨证要点为神识昏蒙，苔腻。

7.剧烈运动后汗出多，腠理疏松，表气不固，外邪乘虚而入。从当晚的症状恶寒发热、口干、咽微痛，以及第二天的咳嗽白痰来看，可以判定温邪袭于上焦，符合风热病邪初犯肺卫的证候。由于治疗不力，致使病邪由表入里，由卫及气，见恶寒消失而发热加重，咳嗽痰黄，口渴，舌红苔黄，脉数，符合肺经里热证的诊断，故辨证为邪热壅肺证。

本证按卫气营血辨证属气分证，按三焦辨证属上焦证，按病证性质分类属温热证（或痰热证）。

第三单元

1.热闭心包证多由邪在手太阴肺卫时，或因感邪太重，或因失治、误治，或因心气素亏，以致邪热内陷，逆传心包而成。其临床表现主要是身体灼热，神昏谵语或昏聩不语，舌謇肢厥，舌质红绛，脉细数等。治以清心开窍，用清宫汤送服安宫牛黄丸或紫雪散、至宝丹。

热灼营阴证多因素体营阴不足，复感温热病邪，或气分之热不解，病邪深传营分所致。邪热入营，阴损热炽则身热夜甚，咽干不甚渴，舌绛无苔，脉象细数；热毒入营，心神被扰则心烦躁扰，甚或时有谵语；热窜血络则斑疹隐隐。治宜清营泄热法，方选清营汤。

热盛迫血证为血分热毒炽盛，迫血妄行之候。热陷血分，扰于心神则躁扰不安，甚或昏狂谵妄；热盛营血则身体灼热；热邪伤络，迫血妄行，溢于脉外则见便血、溺血之候；血溢肌肉，瘀于皮下则斑出稠密，成片成块；斑色紫黑，舌质深绛，脉数均为血分热毒壅盛之象。热毒内陷血分，迫血妄行要以凉血散血、清热解毒为治法，方选犀角地黄汤。

2. 吴鞠通《温病条辨》论阳明温病下之不通五证，其云："阳明温病，下之不通，其证有五：应下失下，正虚不能运药，不运药者死，新加黄龙汤主之。喘促不宁，痰涎壅滞，右寸实大，肺气不降者，宣白承气汤主之。左尺劳坚，小便赤痛，时烦渴甚，导赤承气汤主之。邪闭心包，神昏舌短，内窍不通，饮不解渴者，牛黄承气汤主之。津液不足，无水舟停者，间服增液，再不下者，增液承气汤主之。"

	主治证候	主要临床见症	组成
宣白承气汤	痰热阻肺，腑有热结	痰涎壅盛，喘促不宁，潮热便秘，苔黄滑	生石膏、生大黄、杏仁、瓜蒌皮
牛黄承气汤	热陷心包兼腑实	神昏，舌謇肢厥，便秘，腹满硬痛，舌绛，苔黄燥	安宫牛黄丸、生大黄末
增液承气汤	阳明腑实，阴液亏损	身热，便秘或热结旁流，苔焦燥，脉沉细	玄参、麦冬、生地黄、大黄、芒硝
新加黄龙汤	阳明腑实，气液两虚	身热便秘，口干咽燥，倦怠少气，目不了了，脉沉弱	玄参、麦冬、生地黄、大黄、芒硝、人参、当归、海参、姜汁、甘草
导赤承气汤	阳明腑实，小肠热盛	身热便秘，烦渴，小便短赤痛不畅，舌红	赤芍、生地黄、黄连、大黄、芒硝、黄柏

附录　现代温病医案选 ▷▷▷▷

案例 1　韩某，男，74 岁。1960 年 3 月 28 日初诊。

主诉：发热 1 天，体温 38.5℃，小便黄，脉浮数，舌赤无苔。

诊断：风温（感冒）。

辨证：风热犯卫。

治法：治宜辛凉。

处方：桑叶二钱，菊花二钱，牛蒡子二钱，连翘二钱，桔梗一钱半，芦根五钱，僵蚕二钱，竹叶二钱，生甘草一钱，香豆豉三钱，薄荷八分（后下），葱白三寸（后下）。

水煎 2 次，共取 200mL，分早晚 2 次温服，连服 2 剂。

3 月 30 日二诊：患者服药后热退，体温 36.4℃，咳嗽减轻，但痰黏滞不利。舌正无苔，脉缓和。感冒基本已愈，治宜调和肺胃，兼化痰湿。

处方：瓜蒌壳二钱，橘红二钱，川贝母一钱半，前胡一钱半，云茯苓三钱，天冬三钱，竹茹二钱，枇杷叶三钱，芦根四钱。

水煎 2 次，共取 160mL，兑蜂蜜一两，分早晚 2 次温服，连服 2 剂。

按：肺为娇脏，清虚而处高位，选方多宜清轻，不宜重浊，这就是治"上焦如羽，非轻不举"的道理。患者脉诊属风热感冒，故用桑菊饮合葱豉汤辛凉透表，宣肺化痰，治疗而愈。

（《蒲辅周医疗经验》）

案例 2　张某，女，19 岁。1991 年 1 月 10 日来诊。

主诉：低热半年。

现病史：始起于 1990 年 7 月中旬长途骑车疲劳、烦渴而大量饮冰汽水之后。曾在西医院住院，多种检查均无异常发现。曾用抗生素治疗，体温降而复升，刻诊身热（体温 37.1～38℃），午后较甚，时有寒战，头晕不痛，口干不欲饮，食欲不振，一身疲软无力，大便干结，小便短赤。舌白苔腻，脉象濡软，按之细数。

诊断：暑湿。

辨证：暑湿郁阻肺胃证。

治法：轻扬宣解，疏表化湿。

处方：淡豆豉 10g，炒栀子 6g，前胡 6g，杏仁 10g，枇杷叶 10g，柴胡 6g，川楝子 6g，丹参 10g，茅根、芦根各 10g，水红花子 10g，焦山楂、麦芽、神曲各 10g。7 剂，水煎服。

患者服药后体温降至正常，继服行气开郁方。

炒栀子 6g，炒枳壳 10g，旋覆花 10g，焦山楂、麦芽、神曲各 10g，水红花子 10g，茅根、芦根各 10g。

7 剂，水煎服。患者服药后身热未做，体温正常，食振力增，基本痊愈。

按：患者暑日长途骑车之后，又狂饮冰水，外冒暑邪，内积水湿，暑湿阻中，蕴郁不散，中阳郁遏，气机不展，升降失调，故现身热头晕，纳呆便干，苔腻脉象濡软细数。治疗用苦宣折热法，轻清泄热，宣郁疏化。加宣肺理气之杏仁、枇杷叶、前胡，以增宣郁化湿之力；疏肝理气，化瘀之柴胡、川楝子、丹参、焦三仙舒调气机，以复中焦升降之能；茅根、芦根、水红花子为宣阳、疏化、利湿之品。郁开热退之后，继服行气开郁药剂，调畅气机，以固其本。

［艾军. 赵绍琴教授运用栀子豉汤的经验. 广西中医药，1995，（3）：20-22.］

案例 3 常某，男，38 岁，工人。1995 年 4 月 5 日就诊。

主诉：上腹部疼痛已 3 年，进食后缓解，春秋时节反复发作。

现病史：经某医院确诊为十二指肠球部溃疡，曾服用"胃必治""丽珠得乐"等胃药，症状逐渐改善。3 天前因工作劳累，饮酒较多后，上腹部痞满疼痛，呕吐，进水则吐，经某医院诊断为十二指肠球部溃疡合并幽门梗阻，建议手术治疗，患者不同意手术遂来门诊治疗。

诊查：体温 36.8℃，呼吸 16 次/分，脉搏 72 次/分，血压 12/9.5kpa，神清，检查合作，急性面容，略见消瘦，舌红苔黄腻，脉象弦滑。心肺听诊正常，腹部触诊平坦，心窝部硬满，按之疼痛，叩之有振水音，肝脾未触及。

诊断：幽门梗阻。

辨证：痰热结胸证。

治法：辛开苦降，化痰开结。

处方：黄连 15g，瓜蒌 50g，清半夏 20g，枳实 20g。

3 付水煎服。患者服药 3 付后，呕吐停止，有饥饿感，可进半流饮食，上腹部胀闷减轻，脉象仍弦滑，舌红苔黄腻，心窝部较硬满，按之疼痛减轻。湿热痰浊渐除，胃失和降好转。拟黄连 10g，瓜蒌 25g，清半夏、枳实、陈皮、厚朴各 15g。服药 3 付后诸症消失，经随访 1 年未见复发。

按：本例幽门梗阻的患者，其因劳累饮酒过多，日久积热，蕴生痰湿，湿热痰浊搏结中焦，胃脘气机阻滞，胃失和降，升降失司。小陷胸加枳实汤辛温合以苦寒，为辛开苦降之法，黄连清里热；瓜蒌、半夏能除痰热而强胃；枳实取其通降开幽门而引水下行，古代医家认为枳实乃冲墙倒壁、滑窍泄气之药，是治幽门梗阻的重要药物。

［骆宏石. 小陷胸加枳实汤治疗幽门梗阻案例. 中医药学报，1997，（1）：30.］

案例 4　某女，14 岁。

主诉：高热、咽痛、咳嗽、鼻衄、齿衄 20 余天。

现病史：患者入院前曾行抗白血病化疗（治疗过程不详），入院后 20 余天始高热（体温 41.7℃），呈弛张热型。

诊查：发热，头痛，齿衄，烦热，口渴，夜寐不安。体温 41.7℃，心率 120 次/分，呼吸 24 次/分，血压 18.0/10.0kPa。患者神志清，精神萎靡，营养发育可，口腔黏膜出血，双下肢散见出血点，余身体皮肤黏膜未见黄染及出血点，各处浅淋巴结未触及肿大、压痛。心律齐，各瓣膜听诊区未闻及病理性杂音。双肺呼吸音粗，未闻及干湿啰音及哮鸣音。腹软，无压痛及反跳痛，肝剑突下 3cm，质韧，有触痛，脾未触及。肛周红肿，有少许分泌物，灼热疼痛，局部出血。舌质红绛，苔黄，脉弦滑数。实验室检查示 HB 75g/L，WBC 7.4×10⁹/L，MID 78%，PLT 10×10⁹/L。骨髓象示增生明显活跃；粒系异常增生，原始粒细胞+早幼粒细胞占 78%，胞体大小不等，胞体、胞浆呈空泡状变性；红系、巨核系受抑制；全片见巨核细胞 1 个。血培养示大肠杆菌生长。

西医诊断：急性早幼粒细胞白血病，败血症。

中医诊断：冬温。

辨证：热毒炽盛，气血两虚。

辨证分析：患者为少年女性，平素起居无常，饮食不节，损伤脾胃，致正气亏虚，时感寒邪，正邪交争则发热，后寒邪入里化热，重伤津液则致烦热、口渴；热入营血则见斑疹隐现于双下肢；正气不足，邪盛正虚则精神萎靡；舌质绛、舌苔黄、脉弦滑数为热入营血之象。

治法：凉血散瘀，滋阴清热解毒。

处方：清营汤加减。

水牛角粉 30g，党参 18g，生地黄 24g，黄芪 30g，玄参 12g，竹叶心 9g，麦冬 15g，丹参 12g，黄连 6g，金银花 30g，当归 12g，水煎服，日 1 剂。

先后配用氨苄西林 6g，红霉素 240 万单位静滴，日 1 次。用药 7 天后，患者体温开始下降，服药 24 天后，患者体温完全恢复正常，血培养细菌转阴。

按：败血症以起病急骤、寒战，继以高热伴脉数为其临床特征，其治多以清热解毒、化湿清热、气血两清等为纲，有治虽有法，有百中难保一二之说，言其治疗难度较大。本症中温毒已入营血分，在治疗时以《温病条辨》清营汤为主方，取其清营、养阴、凉血之功集于一身，使入营之邪气透热而解，共收清营透热、活血消瘀之功。再针对细菌的不同类型，联合应用适合的抗生素协同治疗，取得了较好的疗效。

[唐旭东.唐由君运用清营汤治疗急性白血病高热经验.山东中医杂志，2003，（9）：559-560.]

案例 5　陈某，男，80 岁。1949 年 2 月 5 日就诊。

主诉：发热半个月，昏迷 1 日。

现病史：发热时重时轻，曾服治感冒之剂，半月来未能好转，因其年老体衰，缠绵已 16 日。昨日高热昏迷，体温 38.9℃，大便 4～5 日未行。

诊查：两脉按之弦滑而数，关尺有力，舌苔老黄根厚。

诊断：风温。

辨证：温热内陷，阳明腑实。

治法：通腑泄热，开郁展气，佐以生津之法。

处方：仿牛黄承气汤。

僵蚕 9g，蝉衣 6g，姜黄 6g，前胡 3g，杏仁 9g，玄参 24g，竹叶 3g，生大黄粉 1.5g（分 2 次药送下，安宫牛黄丸一丸分化）。二付 2 剂，以大便得通即停药。

2 月 8 日二诊：患者连服 2 剂之后，昨日大便畅通一次，今晨小汗，身热已退至 37.1℃，神志已清，小便短黄，夜寐甚安，两脉已起，中取弦滑，数象已退，舌苔黄而不老，质红较前有液，老年温病，阳明腑实，气机不通，连服牛黄承气汤，大便通而神志开，再以甘寒增液，益气通幽之法。

生地黄 15g，玄参 15g，沙参 15g，麦冬 9g，前胡 3g，杏仁 9g，瓜蒌 24g，枳壳 9g。2 剂。

2 月 11 日三诊：患者服用甘寒育阴增液之药后，神志清爽，大便今日又通一次，连日夜寐甚安，脉象渐渐有神，舌苔已化，胃纳渐佳，体温正常，再以调理中焦为法。

北沙参 15g，麦冬 9g，五味子 9g，杭白芍 24g，陈皮 6g，鸡内金 9g，生薏苡仁 24g，焦麦芽 9g。3 剂。

2 月 16 日四诊：患者家属告称，患者已完全恢复健康，并予致谢。

按：吴鞠通的牛黄承气汤，是用生大黄末，送安宫牛黄丸一粒。本例则是仿其义而用之，效若桴鼓。临床上凡高热昏迷便秘者一定要在清热开窍之中佐以通便之品，这是因为阳明燥结，常壅神明，如何秀山言"胃之支脉，上络心脑，一有邪火壅闭，即堵其神明出入之窍，故昏不识人"，若胃中燥屎一去，邪热一清，神志自然得开。所以通便治疗昏迷是很重要的一法。

（《现代著名老中医名著重刊丛书第三辑·温病纵横》）

案例 6　朱某，13 岁，学生。1996 年 6 月 12 日就诊。

主诉：发热 1 个月。

现病史：因过食生冷感冒，午后发热，体温 38℃左右，现症见头痛恶寒，身重疼痛，胸闷不饥，前往某医院治疗半个月，一直不效，又转某分院治疗 2 周未愈。

诊查：脉细濡数，面黄，舌苔白滑而腻，腹胀，口渴而不欲饮，胸闷欲吐，饮食不佳，病情没有好转。

诊断：湿温。

辨证：湿重于热。

治法：温中宣化，清利湿热。

处方：三仁汤加减。

杏仁 6g，滑石 12g，通草 3g，竹叶 3g，厚朴 5g，白蔻仁 4g，半夏 8g，炒薏苡仁

15g，干姜 3g。

服 2 剂后，患者病情向愈。又诊嘱其禁食寒冷，以小麦面之食调养。

按：湿为阴寒之邪，非温而不化，又有无寒不生湿之说，其性黏滞，是万病之源。三仁汤是芳化利湿的常用方剂，加干姜增强温化之功。脾胃为后天之本，气机升降之枢纽，脾胃阳气和谐，湿邪得祛，万物得安。干姜温中散寒，温补脾阳，特别是对误下寒凉之疾有独到的疗效。杏仁苦温，开上焦肺气。肺为华盖，主一身之气，气化则湿化。纵观全方，杏仁是君中之君药，又有提壶揭盖之功；白蔻仁芳香醒脾，宣中焦，脾健则清利，湿自去；炒薏苡仁甘淡利水渗湿，输导下焦。三者相伍，宣上畅中清下，祛湿而不助热，是方中圣药。气畅湿行，湿化热清，脾气健旺，三焦畅通，诸症自除。辅以半夏、厚朴宣化中焦而利气机，除湿而治胸闷；竹叶清心利尿，解热除烦；滑石、通草渗利下焦湿热，使上下分利，三焦宣畅，湿热自去。简言之，干姜之"温"，杏仁之"宣"，厚朴、半夏、白蔻仁之"化"，竹叶、滑石之"清"，合通草、薏苡仁之"利"，共奏祛湿清热、宣透渗湿之功。

［徐世刚．三仁汤加干姜治疗发热不退 2 例．安徽中医临床杂志，2001，（3）：208.］

案例 7　钱某，女，5 岁。1997 年 7 月 28 日初诊。

主诉：2 日前上午始发热，呕吐，时呼头痛，午后热势渐甚，旋即昏迷、抽搐。当即至某医院急诊收住院，经腰穿脑脊液常规检查，确诊为乙型脑炎。经补液、抗感染、激素、解痉及脱水等治疗，病情未见明显好转。

诊查：体温 39.5℃，神志昏迷，项强，手足抽搐，两目呆视，小便短赤，时而烦躁，舌红绛，苔黄腻，脉数。

诊断：暑痉（流行性乙脑）。

辨证：属暑热病毒侵犯气营，逆传心包，肝风妄动，此乃吴鞠通所称之"暑痉"险症。

治法：清营凉心，开窍息风。

药用安宫牛黄丸 1 粒。药后，患儿抽搐减至一昼夜 4 次，体温 38.3℃，目珠微转动，喉中有痰鸣声，舌红绛，苔黄，脉数。证属暑热燔灼，心肝之火仍炽，痰蒙心窍。再予清心息风，涤痰宁心之剂。

处方：龙胆草 5g，川黄连 2g，石决明 20g（先煎），全蝎 6g，石菖蒲 10g，天竺黄 10g，钩藤 10g，竹茹 10g。2 剂，1 日服完。

药后热退身凉，体温 37.3℃，偶有抽搐，项强亦转缓和，目珠已能转动，大便 3 日未解，小便短赤。再仿前法继服 2 剂，药后大便秽垢甚多，痉搐已止，头项转动自如，尿淡黄，饮食渐增，唯两目视力减退。此属高热抽搐时间过久，损伤肝肾之阴所致。治以清滋肝肾，拟杞菊地黄丸方进退，连服旬日，视力尽复。

按：本案属"暑痉"之闭证，来势猛，传变快。暑为阳邪，易从火化，火炽生风，心肝之阴被灼，故出现昏迷、痉厥、狂躁、抽搐等气营两燔及痰热内陷心包之危象。急取安宫牛黄丸，解痉醒神以开其闭，继用龙胆泻肝汤除痰息风，最后用杞菊地黄丸方清滋肝肾，竟收全功。

［钱松本．王玉玲儿科急症验案两则．中国中医急症，1994，（2）：94.］

案例8 姜某，男，16岁。

初诊：发热半个月，汗出不解，渐至神志昏迷，舌垢唇焦，烦闷不安，察脉弦数带滑，苔浊腻如糊，舌质红。

辨证审脉，乃邪毒内陷，痰浊蒙蔽清窍，已属危候。

拟救液生津，涤痰开窍法，使痰祛浊化，能见红疹白㾦，邪毒壅遏之势方有可解之机。

处方：鲜生地黄、鲜竹沥各60g（冲），鲜石斛、鲜沙参、清水豆卷各15g，苦桔梗4.5g，白僵蚕、钩藤各12g，陈胆南星、鲜石菖蒲各9g，牛黄至宝丹2粒分2次研冲。3剂。

二诊：患者服上药1剂后，红疹白㾦齐布，身热渐退，伴有咳嗽，思食稀粥，邪得外达，可以额手称幸矣。然连日大便不通，当宜兼清运肠腑。

处方：西洋参（另煎）、川贝母、浙贝母各6g，鲜石斛、清水豆卷、金银花、净连翘、苦杏仁、凉膈散各12g（布包），香青蒿、大腹皮各9g，制胆南星4.5g，鲜芦根、鲜茅根各30g。

服2剂后，患者大便略通，自觉神清气爽。三诊时续予调理处方，经治匝月后得收全功。

［李毅．严二陵医案3例．浙江中医杂志，1999，（3）：128.］

案例9 宋某，男，25岁。

初诊：发热2～3天，今晨面部、胸腹、四肢皮肤斑疹红晕，咽痛喉肿，扁桃体肿大化脓，有白腐，今晨体温39.5℃，口周围苍白，舌红尖部起刺，状似杨梅，根部黄厚，质绛且干，自觉头晕心烦急躁，不能入睡，唇焦裂流血，大便2日未行，小便短赤深红。

诊断：烂喉痧（猩红热）。

辨证：此温邪蕴热，气营两燔，烂喉丹痧重证。

治法：凉营透斑，清气泄热。

处方：连翘15g，忍冬花30g，紫草9g，生石膏24g，知母9g，玄参45g，生甘草10g，紫花地丁9g，天花粉9g，僵蚕9g，杏仁9g，鲜芦根、茅根各45g，香犀角0.6g（冲）。2剂。

二诊：患者服药后胸腹四肢皮肤丹痧已透，神志清楚，身热渐减，体温38℃，咽喉肿痛皆减，扁桃体肿减轻，仍有白腐，舌绛起刺，状如杨梅，根部黄厚，2日来患者夜寐尚安，心烦减，唇仍焦破，大便已通，小便短红，属烂喉丹痧重证，热毒壅滞，窜扰营分，今日已见转机，再以清透热毒，凉营育阴，病势虽见好转，然毒热甚重，防其逆传。

处方：蝉衣 4.5g，生石膏 24g，玄参 45g，山栀 6g，连翘 30g，金银花 30g，牡丹皮 9g，黄芩 9g，竹叶 6g，鲜芦根、茅根各 45g，香犀角 0.3g（冲）。2 剂。

三诊：患者身热减退，神志也清，体温 37.4℃，皮肤丹痧已透齐，咽痛止而喉肿退，大便每日 1 次，小便黄少，心烦已除，夜寐甚安，舌苔渐化，红刺已退，唇仍色深紫，病势已减，余热未清，再以甘寒余阴，凉营解毒。病已向愈，防其反复，饮食寒暖诸应适宜。

处方：细生地黄 30g，肥知母 9g，淡竹叶 3g，连翘 24g，金银花 24g，牡丹皮 9g，玄参 30g，赤芍 9g，北沙参 30g，冬瓜皮 30g。4 剂。

四诊：患者身热退净，皮肤已渐脱屑，神志甚清，精神好，饮食如常，二便自调，舌苔化净，舌质略红，两脉细弱力差，烂喉丹痧已愈，再以调理肠胃，以后天补先天之法。

处方：北沙参 24g，细生地黄 24g，赤芍、白芍各 9g，冬瓜皮 30g，茯苓皮 24g，焦麦芽 9g，鸡内金 9g。4 剂。

五诊：患者烂喉丹痧已愈，皮肤脱屑未齐，诸恙皆平，胃纳甚佳，夜寐安稳，病已愈，用散剂调理。

焦三仙各 150g，鸡内金 150g，砂仁 3g。共研细末，每早晚各服 9g，加糖 9g，开水冲服，其味酸甜，有助消化，病后最宜。

（《赵绍琴医案》）

案例 10 张某，男，56 岁。

初诊：从本月 2 日开始，发热较重，体温 38.7℃，自觉头晕，胸闷，心烦急躁，阵阵恶寒，周身酸痛，咽痛口渴，近 1 周来夜间不得入睡，曾服银翘解毒丸 6 丸，阿司匹林 6 片，皆未见效。本月 4 日请邻居医生看诊，诊为风寒感冒，遂开一方，桂枝 9g，防风 9g，葛根 6g，荆芥 3g，生姜 3 片，红糖 30g，水煎分服。1 剂。今晨热势突然增重，发热 40℃，神志时清时昧，面色暗，口鼻苍白，舌绛起刺，状如杨梅。舌根厚而黄干，咽喉肿痛白腐，呼吸粗促，口干欲饮，时有谵语，小便赤少，大便 3 日未行，胸部似有斑点，两手脉象沉涩不畅，按之弦细数有力。

诊断：烂喉痧（猩红热）。

辨证：温邪蕴热，内闭于肺，气营两燔，本当清营泄热，误服辛温表散之剂，温热炽盛，阴分过伤，势将昏厥，仿成烂喉丹痧，且火郁内闭，深恐本不胜病，姑予一方，以慰来者之望，备候高明政定。

处方：僵蚕 9g，蝉衣 6g，片姜黄 6g，杏仁 6g，炒牛蒡子 6g，玄参 30g，连翘 24g，金银花 15g，前胡 3g，浙贝母 12g，鲜芦根、茅根各 60g。

另用鲜九节菖蒲根 15g，煎汤送服神犀丹 1 丸，犀角末 0.6g（分 2 次汤药送下），1 剂。

二诊：患者服药后，遍身温疹一涌而出，色深皆重，身热略退，体温 38.5℃，神志渐清，已能言语，自述心烦渴饮，欲食冰，两脉已由沉涩转为弦滑细数，口唇鼻梁仍苍白，舌绛如珠，舌尖部起刺，根部焦黄而厚，口中甚臭，大便虽通不多，小便赤少，咽喉肿痛白腐，不能吞咽，胸闷较轻，呼吸粗促已缓。温毒蕴热，已成烂喉丹痧，火郁渐解，气营交炽，病势甚重，再以清气热以解温毒，凉营血兼透丹痧，饮食寒暖，慎之又慎。

处方：僵蚕 6g，蝉衣 6g，姜黄 6g，生石膏 24g，黄芩 9g，竹叶 6g，金银花 24g，紫草 9g，地丁草 9g，川贝母 6g。

局方至宝丹 2 丸，分 2 次用鲜九节菖蒲跟 30g 洗净打烂，煎汤送下。先服汤药，1 剂。

三诊：患者脉弦滑而按之濡滑略数，周身温疹已透，身热减退，神志清楚，体温 37.5℃，舌苔根部仍黄，尖部起刺已减，面部青暗也退，口周围苍白消失，大便通畅，色深味臭，小便仍黄，但尿量增加，咽红肿已愈，拟以养阴生津，兼去余邪之法。

处方：细生地黄 30g，赤芍 9g，姜黄 6g，连翘 12g，石斛 18g，北沙参 30g，麦冬 12g，川贝母 6g，鲜芦根、茅根各 30g，焦三仙各 9g。3 剂。

四诊：患者身热退净，皮肤脱屑，体温正常，纳谷欠馨，二便自调，两脉沉濡小滑。

处方：茯苓 24g，冬瓜皮 30g，生山药 30g，炒熟薏苡仁 30g，半夏 9g，陈皮 6g，焦三仙各 9g。5 剂。

五诊：患者诸恙皆安，皮肤脱屑已净，饮食、睡眠、二便如常，病已痊愈。

（《赵绍琴医案》）

案例 11　高某，男，32 岁，工人。1978 年 8 月 8 日入院。

主诉：患者头痛、发热 2 天，使用退热药及抗生素无效，因头痛加剧，呕吐、嗜睡而入院。症见高热，体温 39.6℃，项强，巴宾斯基征（＋），WBC 16.3×10⁹/L，N 0.85，L 0.15。腰穿见脑脊液外观清。入院后先予物理降温及对症处理。第 2 天，患者体温上升到 40.5℃，由嗜睡进入昏迷，面肌及足部频频抽搐。

诊查：高热、面赤、神昏、抽搐，舌质红，苔黄腻，脉洪而数。

诊断：暑温［乙脑（重型）］。

辨证：暑热疫疬之邪内侵，逆传心包，引动肝风，乃暑温重症。

治法：清热解毒，息风开窍。

处方：板蓝根 30g，大青叶 30g，金银花 15g，连翘 15g，钩藤 15g，重楼 15g，白花蛇舌草 18g，生石膏 60g（先煎）。

上下午各 1 剂，浓煎，与至宝丹 1 粒分 2 次化开后鼻饲。

第二天，患者仍高热不退，神昏，全身不时抽搐，舌质红绛，苔薄黄，脉数。上方加羚羊角 3g（磨冲），地龙 15g，车前子 15g（包煎）。1 剂浓煎与安宫牛黄散 4 支，分 2 次鼻饲。当夜，患者体温下降至 38℃ 以下，神昏依然，声鼾有痰，全身仍不时抽搐，球结膜轻度水肿，舌红绛，苔黄而干，脉弦数。为痰热互结、蒙蔽清窍，治宜清热豁痰、开窍醒神。

处方：羚羊角 3g（磨冲），生石膏 120g（先煎），钩藤 30g，板蓝根 60g，金银花 30g，生地黄 30g，牡丹皮 12g，赤芍 15g，川贝母 10g，天竺黄 10g。

一剂急煎服，安宫牛黄丸 1 粒化服，另予降利汤（生赭石 45g，大青叶、连翘、怀牛膝、车前草各 30g，杏仁 15g）1 剂，利水以降低颅内压力。

8 月 11 日，患者神昏渐苏，能语，但对答尚不完全切题，时有抽搐，尿赤涩不爽，舌红绛，苔焦黄，脉弦数。邪热未净，肝风未平，治宜清泄余邪、息风安神。

处方：水牛角 9g，玳瑁 12g，钩藤 30g，板蓝根 30g，大青叶 30g，玄参 30g，车前子 30g，鲜生黄地 60g，粉丹皮 15g，赤芍 12g，广郁金 9g，石菖蒲 9g，黄连 3g，白茅根 60g。2 剂。

8 月 13 日，患者神志清朗，对答切题，抽搐已止，知饥欲食，口渴欲饮，动则汗出，大便干结，舌质红，苔薄黄而干，脉细带数。辨证为暑热耗气伤津，治宜清暑益气、养阴生津。

处方：太子参 15g，西瓜翠衣 60g，金银花 18g，鲜荷梗 12g，明麦冬 10g，肥知母 10g，板蓝根 30g，全瓜蒌 15g，甘露消毒丹 30g（包煎）。4 剂。

患者服药后，口渴解，继以养阴益气之品调理半个月出院，无任何后遗症。

按：乙脑属"暑温"范畴，起病急骤，传变迅速，尤其是成人乙脑，病情往往较儿童为重。本例起病仅 3 天，即气营两燔，邪陷心包，热深厥深。治疗中先发制病，抓住高热、抽搐、昏迷三关，步步为营，重用清热、息风、豁痰之品，时时顾护其阴，争得了治疗的主动权，终使本例重型乙脑抢救成功。

[陈淑范.陈笑夫临床经验拾贝.江苏中医，1998，（9）：15-16.]

案例 12 童某，男，28 岁，农民。1962 年 8 月 20 日初诊。
主诉：头痛昏蒙如裹，形寒发热，胸脘胀闷，神倦嗜卧，纳食呆滞，咳嗽无汗。苔白腻，脉象滑而数。
诊断：湿温。
辨证：此乃由夏入秋，湿邪内郁，凉邪外束。
治法：透泄温化。
处方：淡豆豉 9g，苏梗 6g，荆芥 6g，苍术 9g，柴胡 4.5g，连翘 6g，刺蒺藜 9g，香白芷 6g，炒枳壳 6g，午时茶一块，六一散 12g（荷叶包煎）。2 剂。

二诊：患者寒少热多，头痛身胀，咳嗽面浮，溲少而黄，胸闷口渴。湿邪郁遏不达，拟用清利透泄，芳宣化湿之法。
处方：大豆卷 12g，佩兰 9g，苍术 6g，煨草豆蔻 6g，白豆蔻 6g，杏仁 9g，柴胡 4.5g，白蒺藜 9g，芦根 9g（与细辛 3g 拌打），连翘 6g，薄荷 6g，薏苡仁 12g，通草 3g，六一散 12g（荷叶包煎）。2 剂。

三诊：患者湿邪内郁有化热之势，投药身热不解，周身作胀，胸口痞闷。湿为阴邪，当以阳化，虽见热象，不可妄投寒凉，如"以水制火"，导致湿邪裹而不解反内陷，后患可畏矣。当清透解肌，泄邪渗湿。

处方：连翘9g，淡豆豉9g，苍术6g，大力子9g，白豆蔻6g，薄荷6g，茵陈9g，炒条芩6g，石菖蒲6g，葛根9g，芦根12g（与细辛3g拌打），六一散12g（荷叶包煎）。2剂。

四诊：患者湿温化热，热势渐张，津耗口渴，浑身胀疼，下午热甚，时有神昏谵语。舌绛边红，苔微黄。邪在气分，将入营分之象，治宜清热透泄化湿，兼清营开窍，以俾邪外达。

处方：玄参9g，鲜生地黄12g，鲜芦根12g，金银花9g，连翘9g，薄荷6g，淡豆豉9g，大力子9g，荆芥6g，淡竹叶6g，辰茯神9g，玉泉散12g，紫雪丹3g。分2次服。2剂。

五诊：患者胸前痦点透达，色泽晶莹，热势始减，胸脘痞满得宽舒，湿温之邪已外达。但湿邪黏腻，邪热不易一时清化，仍须益阴泄热，化湿逐邪。

处方：生地黄9g，玄参9g，知母6g，生石膏18g，甘草6g，粳米12g，淡竹叶6g，九节菖蒲6g（带心），连翘9g，薄荷6g，长茯神9g，琥珀屑3g（冲服），碧玉散12g（荷叶包刺孔煎）。2剂。

六诊：患者热减神清，知饥少食，内蕴湿温渐达于外，脉见小数，余邪未尽，不可疏忽，唯恐死灰复燃，循清热生津，增液撤残邪。

处方：生地黄12g，麦冬12g，玄参9g，鲜石斛12g，焦山栀6g，茯神9g，淡竹叶6g，连翘9g，大豆卷9g，天花粉9g，炙甘草6g，益元散12g（荷叶包煎）。2剂。

七诊：承前方生津增液泄热。前方去山栀、竹叶、连翘、大豆卷、益元散，加南沙参9g，橘红6g，冬瓜仁12g，谷芽12g，龟板12g。2剂。

八诊：患者湿温贼邪已解，但正气未复，胃气未振，仍见食少味乏脉细缓，以养胃生津，进一步冀以托邪。

处方：北沙参9g，麦冬9g，扁豆花6g，天花粉9g，制玉竹9g，茯苓10g，石斛6g，川郁金6g，薏苡仁12g，橘白6g，炒神曲、炒谷芽、麦芽各9g。3剂。

九诊：患者病体平复，调理善后，扶脾益胃健体力。

处方：潞党参12g，云茯苓12g，砂仁壳、豆蔻壳、新会皮、炙鸡内金、佛手片、炙甘草各6g，焦白术、怀山药、炒扁豆、炒谷芽、炒麦芽各9g，红枣5枚。5剂。

服4剂，再养肺胃保安康。

[徐坤三.陈溥泉先生治疗温病验案.光明中医，1998，（2）：41-45.]

案例13 陈某，男，46岁。1963年12月11日初诊。

初诊：素体薄弱，冬令当寒却暖，非时温邪侵袭，气温骤降，复感寒邪凑入。症见恶寒身热，热渐鸱张，无汗，身胀，胸闷，咳嗽气喘，痰黏不爽，口渴，苔黄质边尖红赤，脉滑数。

诊断：冬温

辨证：温邪内受，寒邪外束。

治法：辛凉透达

处方：麻黄 4.5g（石膏 30g 拌打），杏仁 9g，甘草 4.5g，连翘 9g，冬桑叶 6g，牛蒡子 9g，薄荷 6g，橘络 4.5g，防风 9g，荆芥 6g，淡竹叶 6g，白芥子 9g。2 剂。

二诊：患者服药后胸闷气逆稍平，但热势午后尤甚，痰黏稠而黄，溲少而赤，便燥干结，脉弦滑数，苔黄内燥质红。痰热交结，以防内热再发，以清热化痰。

处方：玄参 12g，鲜石斛 12g，海浮石 12g，炒莱菔子 12g，浙贝母 12g，淡黄芩 6g，连翘 6g，桔梗 4.5g，山栀 6g（淡竹沥一匙冲服），全瓜蒌 12g，冬瓜仁 15g。2 剂。

三诊：患者内热渐退，咳痰略有松爽，但仍便艰溲少而赤，前方去莱菔子、桔梗、全瓜蒌，加郁李仁 12g，瓜蒌仁 12g，通草丝 6g，润下而不伤阴，分消邪热以清里。继服 2 剂。

四诊：患者里热显减，咳嗽渐平，浊痰已转清稀，便通溲清，脉缓滑，黄苔渐退。但肺胃受温邪所炼，津液耗伤，还须润养肺胃益气阴以托余邪。

处方：川贝母粉 6g，辰麦冬 9g，天花粉 9g，葛根 6g，生薏苡仁 12g，炙枇杷叶 6g，南沙参、北沙参各 6g，制玉竹 9g，石斛 6g，太子参 9g，白芍 9g，生谷芽 12g。3 剂。

五诊：患者本体已虚，病后神乏，气阴未复，再进和养。

处方：太子参 12g，生白术 12g，怀山药 9g，扁豆花 6g，佛手片 9g，生薏苡仁、炒薏苡仁各 12g，葛根 9g，制玉竹 12g，麦冬 9g，橘白 6g，白茯苓 9g，生谷芽、炒谷芽各 12g。3 剂。

六诊：患者病体已安。但体虚之人易感外邪，冬不藏精易感温邪；还须益气生精，进一步康体，慎防深冬再感外邪。

处方：炙黄芪 12g，潞党参 12g，白茯苓 9g，焦白术 9g，炙甘草 6g，陈皮 6g，砂壳、豆蔻壳各 4.5g，炙鸡内金 9g，当归身 9g，枸杞子 12g，红枣 30g，炒麦芽、炒谷芽各 12g。5 剂。

［徐坤三.陈溥泉先生治疗温病验案.光明中医，1998，（2）：41-45.］